外科領域
リハビリテーション
最新マニュアル

宇佐美 眞 編集

協同医書出版社

装幀…岡 孝治

編集・執筆者

■編集
宇佐美眞（神戸大学医学部保健学科，医師）

■執筆（五十音順）
青山倫子（神戸大学医学部医学系研究科，臨床検査技師）
碇山泰匡（国立循環器病センターリハビリテーション部，理学療法士）
生田　肇（市立加西病院外科，医師）
上田裕一（名古屋大学大学院医学系研究科胸部機能外科学，医師）
宇佐美眞（神戸大学医学部保健学科検査技術科学，医師）
大久保吏司（神戸大学医学部附属病院リハビリテーション部，理学療法士）
荻野和功（聖隷三方原病院，医師）
荻野　均（国立循環器病センター心臓血管外科，医師）
尾谷寛隆（国立循環器病センターリハビリテーション部，理学療法士）
片桐伯真（聖隷三方原病院リハビリテーション科，医師）
久保典子（淀川キリスト教病院リハビリテーション課，理学療法士）
佐浦隆一（兵庫県立西播磨総合リハビリテーションセンター　リハビリテーション西播磨病院リハビリテーション科，医師）
杉元雅晴（神戸大学医学部保健学科理学療法学専攻，理学療法士）
高尾信太郎（兵庫県立成人病センター乳腺科，医師）
谷出晶子（神戸大学医学部保健学科医学系研究科，臨床検査技師）
多淵芳樹（神戸大学医学部保健学科，医師）
坪田紀明（兵庫大学健康科学部，医師）
寺師浩人（神戸大学医学部附属病院形成外科，医師）
中谷武嗣（国立循環器病センター臓器移植部，医師）
野口まどか（神戸大学医学部附属病院看護部，看護師）
布江田友理（神戸大学医学部医学系研究科，臨床工学技師）
福田敦子（神戸大学医学部保健学科看護学，看護師）
藤岡宏幸（神戸大学大学院医学系研究科整形外科学，医師）
藤島一郎（聖隷三方原病院リハビリテーション科，医師）
前山昭彦（埼玉医科大学総合医療センター麻酔科，医師）
松原貴子（名古屋学院大学人間健康学部リハビリテーション学科，理学療法士）
眞渕　敏（兵庫医科大学病院リハビリテーション部，理学療法士）
丸川征四郎（兵庫医科大学救急・災害医学，医師）
峰松　夫（国立循環器病センターリハビリテーション部，医師）
宮尾秀樹（埼玉医科大学総合医療センター麻酔科，医師）
宮崎哲哉（聖隷三方原病院リハビリテーション科，理学療法士）
三好真琴（神戸大学医学部保健学科医学系研究科，臨床検査技師）
村上里美（康生会武田病院リハビリテーション科，健康運動指導士（心臓リハビリテーション指導士））
矢田眞美子（神戸大学医学部保健学科，看護師）
山中一朗（康生会武田病院心臓血管外科，医師）
吉川雅治（名古屋掖済会病院心臓血管外科，医師）
脇田和幸（淀川キリスト教病院外科，医師）
脇田貴子（ジェスコ(株)，イラストレーター）

まえがき

　理学療法士，作業療法士が外科領域のチーム医療に参加することによって，合併症が減り，在院期間が短縮し，外科患者のQOLは大きく向上すると考えられている．これは，我が国においては急性期病床と慢性期病床の区分明確化，包括医療評価（diagnostic procedure combination：DPC）制度導入という診療制度の変化に対応するものでもある．また，欧米においても，疼痛コントロール，麻酔の工夫による外科的ストレス軽減，早期経腸栄養，早期離床を適切に組み合わせる enhanced recovery after surgery（ERAS）というプロトコールの有効性が明らかにされてきている．

　外科領域のリハビリテーションを行うためには，リハビリテーション医療従事者が外科の概要を理解している必要がある．しかし，整形外科の教科書は多数あるが，それ以外の外科領域のリハビリテーションを網羅した教科書は未だ出版されていない．

　本書は，それらをふまえて，理学療法士，作業療法士が，外科病態と外科領域のリハビリテーションを行うためのマニュアルとなるべく作成された．また，リハビリテーションの視点から見たマニュアルは，看護師にも有用と思われる．

　本マニュアルは2部から構成されている．前半は，手術毎にリハビリテーションの実際を述べ，後半では，それらの理解に必要な外科学総論と外科疾患をまとめてある．前半の内容に不明点があれば，後半に戻って病態，意義付け，必要性を理解することができる．最新の内容，具体的な記述，豊富な図表，巻末索引，欧文略語のフルスペルリストを含むコンパクトなマニュアルである．また，外科領域の講義を受ける機会がほとんどない理学療法士，作業療法士にとって難解と思われる内容には，用語解説を付記した．

　特に，前半の各執筆者には，施設の理学療法士，作業療法士と相談の上で，具体的かつ判り易い記述になるように依頼した．一部の方には，原稿が集まった段階で編者から加筆をお願いした．これらはひとえに執筆者のご尽力によるものであり，ここに深甚なる謝意を表する次第である．

　手軽にひもとける本書は，学生講義はもとより，診療の合い間に必要な知識を整理整頓し，また日々の診療に役立てていただけるものと確信している．多くの領域で活用されることを願って止まない．

2006年初秋
神戸大学医学部保健学科　宇佐美眞

目次

まえがき（宇佐美眞）　v

I. 外科領域のリハビリテーション

（＊用語解説）

I-1　周術期栄養管理とリハビリテーション……3
（宇佐美眞, 杉元雅晴, 三好真琴, 青山倫子, 松原貴子）
　体蛋白質喪失と生理機能障害　3
　外科侵襲反応と異化亢進　4
　静脈栄養（PN）と経腸栄養（EN）　4
　栄養アセスメントと栄養投与効果　7
　NST　8
　呼吸筋と栄養療法　8
　脳卒中と栄養療法　9

I-2　術前術後患者の呼吸リハビリテーション……11
（真渕　敏, 丸川征四郎）
　術中・術後の呼吸器合併症　11
　急性呼吸不全における病態評価　12
　術後呼吸不全に対する呼吸理学療法の基本　15
　術後呼吸理学療法の実際　18
　術後呼吸理学療法実施上の注意点　25

I-3　心臓手術後のリハビリテーション……27
（山中一朗, 村上里美）
　心臓手術後リハビリテーションの目的　29
　リハビリテーションチーム　30
　心臓手術後リハビリテーションの実際
　　―冠動脈バイパス術クリニカルパスを中心として―　31
　海外の心臓手術後リハビリテーション
　　―オーストラリアの場合―　38
　まとめ　41
　＊どちらの人工弁の方がいいの？
　　―機械弁 VS 生体弁―　…28
　＊進歩する冠動脈バイパス術　…29

I-4　血管手術前後のリハビリテーション……43
（碇山泰匡, 尾谷寛隆, 中谷武嗣, 荻野　均, 峰松一夫）
　大血管手術におけるクリニカルパス　43
　＊胸部大動脈瘤と脳血管障害　…53
　＊脊髄虚血と対麻痺　…53

I-5　四肢挫滅創のリハビリテーション……57
（藤岡宏幸, 松原貴子）
　挫滅が高度で四肢の機能再建ができない症例　57
　機能再建手術を行う症例　59
　高度の圧挫はあるが閉鎖性損傷の症例　61
　疼痛管理　62
　＊クラッシュ症候群　…61
　＊複合性局所疼痛症候群（complex regional pain syndrome：CRPS）　…63

I-6　乳がん術後のリハビリテーション……65
（脇田和幸, 脇田貴子, 久保典子）
　術前訪問　65
　術後当日より始める運動　66
　術後翌日より始める運動　66
　術後当日より始める運動（図解）　67
　術後翌日より始める運動（図解）　68
　術後3日目より始める運動（図解）　69
　術後4日目以降に始める運動（図解）　70
　センチネルリンパ節生検のみで腋窩廓清省略の場合　70
　植皮を行った場合　70
　退院後の運動, 日常のケア　71
　＊リンパ浮腫　…71
　＊蜂窩織炎　…71

I-7　緩和医療とリハビリテーション　73
(片桐伯真, 藤島一郎, 宮崎哲哉, 荻野和功)

緩和医療について　73
現場での取り組みと現状　77
緩和医療でのリハビリテーションの注意点　80
リハビリテーションアプローチ　82
利用可能な制度　85
緩和医療現場でリハビリテーションを実施するうえでのさまざまな問題　86
＊医療機能評価　…75

＊終末期リハビリテーション　…78
＊緩和医療での口腔ケア　…85

I-8　褥瘡のリハビリテーション　89
(佐浦隆一, 杉元雅晴, 寺師浩人, 野口まどか, 大久保吏司)

褥瘡の発症機序　89
褥瘡のリハビリテーション　93
＊ブレーデンスケール (Braden scale)　…91
＊DESIGN　…92

II. 外科領域リハビリテーションのための基礎知識

(＊用語解説)

II-1　麻酔　101
(前山昭彦, 宮尾秀樹)

麻酔とは　101
麻酔の流れ：1人の患者が麻酔を受けるまで　101
麻酔の種類　103
全身麻酔に使用される薬剤とその特徴　105
気道確保について　109
局所麻酔　111

＊麻酔導入　…105
＊麻酔維持　…105

II-2　術前後管理と合併症　121
(宇佐美眞, 谷出晶子, 福田敦子)

術前後合併症とリハビリテーション　121
手術患者へのインフォームド・コンセント　121
手術は侵襲的治療である　122
低侵襲手術　123
集学的治療　125
術前後合併症とその管理　125
消化器系の術前後合併症とその管理：局所管理　128
高齢者の手術　130

II-3　創傷治癒（創傷治癒過程, 褥瘡, ドレナージ）　133
(寺師浩人)

創傷治癒過程　133
褥瘡　141
ドレナージ　143

II-4　腫瘍　147
(多淵芳樹, 福田敦子, 矢田眞美子)

腫瘍の定義と分類　147
腫瘍の発生原因　147
腫瘍の発育と進展　149
腫瘍の症状と病態　151
腫瘍の診断　152
腫瘍の治療　153
終末期・緩和医療　157

II-5　臓器移植と人工臓器　161
(宇佐美眞, 布江田友理, 中谷武嗣)

臓器移植　161
人工臓器　166

II-6　対象となる疾患と手術：消化器　173
(生田肇)

消化器の手術　173
腹腔鏡下手術　183

＊消化器がん手術の切除範囲とリンパ節郭清　…178
＊消化器がん治療ガイドライン　…184

II-7　対象となる疾患と手術：心臓血管　187
(吉川雅治, 上田裕一)

虚血性心疾患　187
弁膜症　190
大動脈疾患　193
不整脈　196

先天性心疾患　196
　人工心肺　199
　＊心タンポナーデ　…189
　＊経皮的心肺補助法（percutaneous
　　cardiopulmonary support：PCPS）…189
　＊超低体温循環停止法　…194
　＊カテーテルアブレーション　…197
　＊ペースメーカー　…197

II-8　対象となる疾患と手術：呼吸器　201
（坪田紀明）
　肺，胸郭の基本的な解剖，生理　201
　手術　203
　外科的疾患と術式　207
　＊胸腔と腹腔　…203

　＊中皮腫　…210
　＊dumbbell type tumor　…212
　＊重症筋無力症　…212

II-9　対象となる疾患と手術：乳腺　213
（高尾信太郎）
　乳房切除術　218
　乳房温存手術　222
　センチネルリンパ節生検　226
　＊乳癌の所属リンパ節　…217
　＊胸筋温存乳房切除術　…218
　＊ドッグイヤー（dog ear）　…220
　＊乳房温存療法の適応　…223
　＊迅速病理診断　…225

　略語　229
　索引　231

I. 外科領域のリハビリテーション

I-1　周術期栄養管理とリハビリテーション

体蛋白質喪失と生理機能障害

　入院患者のうち50％近くが栄養不良状態にあるため，栄養管理は各種治療法の基本となる基礎療法である．図1に示したように，栄養素または生体構成成分が分解されエネルギーが放出されることを異化と呼び，栄養素から生体構成成分が合成されることを同化と呼ぶ．これまで種々の内分泌ホルモンや炎症性サイトカインが，さまざまな異化因子，同化因子とともに，外科疾患や呼吸器疾患の病態下において低栄養状態に関与することが明らかになってきている．体組成中の蛋白量を除脂肪体重（lean body mass：LBM）として測定した結果から，蛋白量減少は生理機能障害を引き起こすことが知られている（図2）．機能障害としては，骨格筋減少が最初のステップであり，次にアルブミンなどの内臓蛋白が減少し，免疫能が障害され，創傷治癒が遅延する．最終的には臓器障害が生じ，体蛋白の70％が喪失すると患者は死に至る．これを窒素死（nitrogen death）という．こ

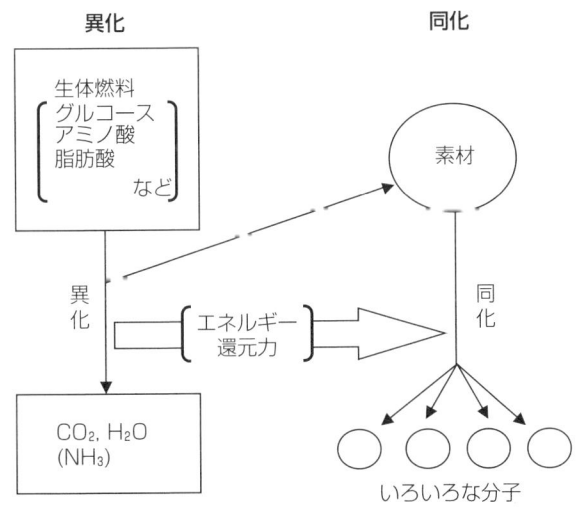

図1　異化と同化の関係
（藤田道也・編集：標準分子医化学．p62，医学書院，1997．より改変）

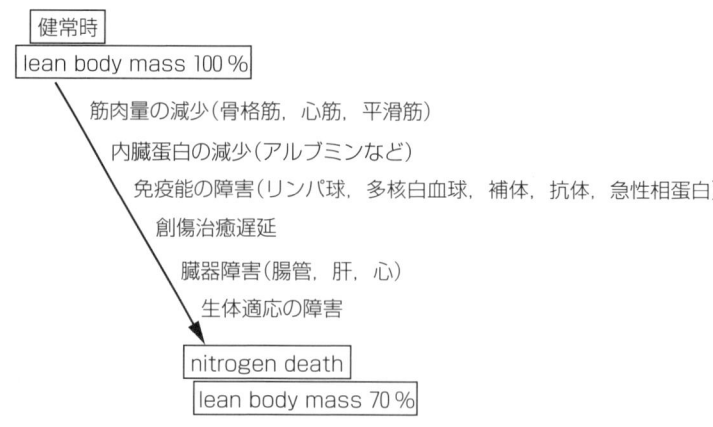

図2　除脂肪体重（lean body mass）の減少と窒素死（nitrogen death）

こでは，周術期（術前，術中，術後）栄養療法の考え方と実際について解説し，そこで培われた基本的な理解，呼吸筋と栄養との関連，およびリハビリテーション時の栄養療法の必要性に関する考えを述べる．

外科侵襲反応と異化亢進

　外科の患者が遭遇する外傷や手術後（この状態を外科侵襲 surgical stress と呼ぶ）には，飢餓とは質的に異なった著しいエネルギーの消費が生じる．飢餓に対しては生体は適応することができ，エネルギー消費を減らし体蛋白を保存する．しかし，侵襲にともなうカテコラミン，グルココルチコイドなどの内分泌反応や炎症性サイトカインなどの各種の体液性因子が増加することによって引き起こされる代謝ストレスには適応できない（「II-2　術前後管理と合併症」に詳述）．貯蔵型糖質であるグリコーゲン分解では1日分のエネルギー消費量も充足できないために糖新生を必要とする．糖新生の素材としては，異化反応により貯蔵脂肪から脂肪酸とグリセロールが放出される．また，骨格筋蛋白から分解された糖原性アミノ酸が肝臓に運ばれ，グルコースに変換され，創傷局所および中枢神経系においてエネルギーとして利用される（図3）．アミノ酸は創傷治癒のための素材として用いられ，アミノ酸の窒素は尿中に尿素として排泄されるため，尿中窒素を測定することで異化の程度を知ることができる．このエネルギー消費量増加と異化亢進の程度は，外科侵襲の程度に関連する．治癒に向かうと転換期を経て同化期に至り創傷が修復されその後に脂肪が蓄積するという時間経過を辿る（図4）．

静脈栄養（PN）と経腸栄養（EN）

　自ら経口摂取することができない重症患者に生じるこれらの代謝変化に対応するために

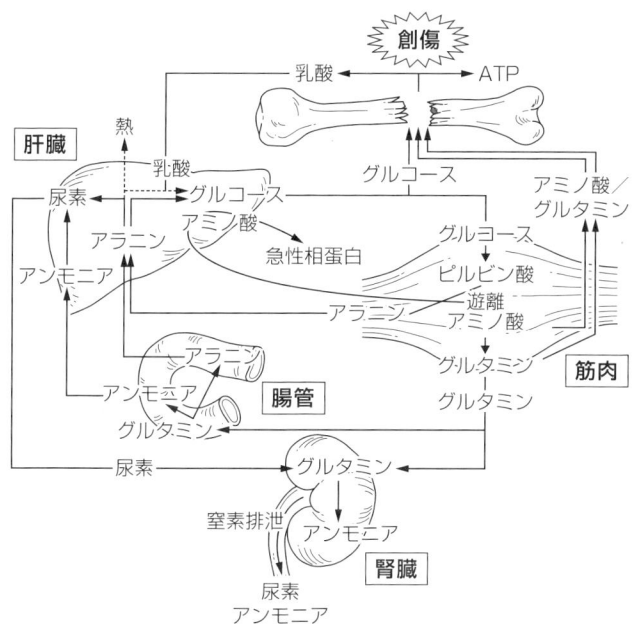

図3 外科侵襲下の異化亢進
(Fischer JE：Metabolism in surgical patients. Textbook of Surgery, Ed. Sabiston DC. p138, 1997. より改変)

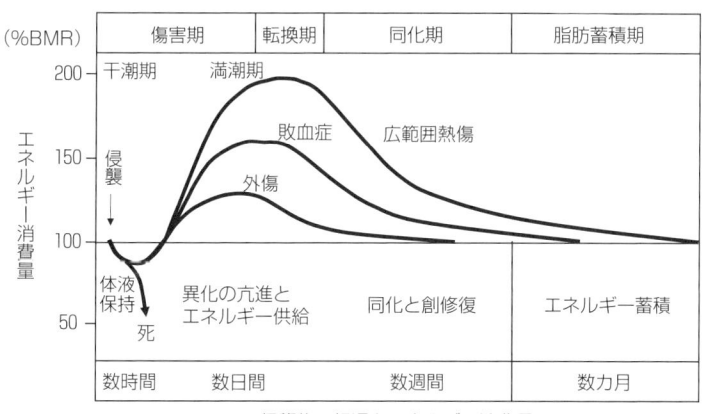

図4 侵襲後の経過とエネルギー消費量
(Long CL et al：JPEN 3:452-456, 1979. より改変)

は，非経口的な栄養投与が必要である．その投与ルートにより静脈栄養と経腸栄養 (enteral nutrition：EN) が用いられる (図5)．静脈投与は，投与部位により末梢静脈と中心静脈がある．栄養輸液製剤の浸透圧は血漿浸透圧より高く，浸透圧性静脈炎を引き起こすために，末梢静脈栄養 (peripheral parenteral nutrition：PPN) では1000 kcal/日が上限である．カテーテル先端を血流量が多い大静脈に留置する中心静脈栄養 (total parenteral nutrition：TPN) では，必要な全栄養を静脈投与することが可能である．在

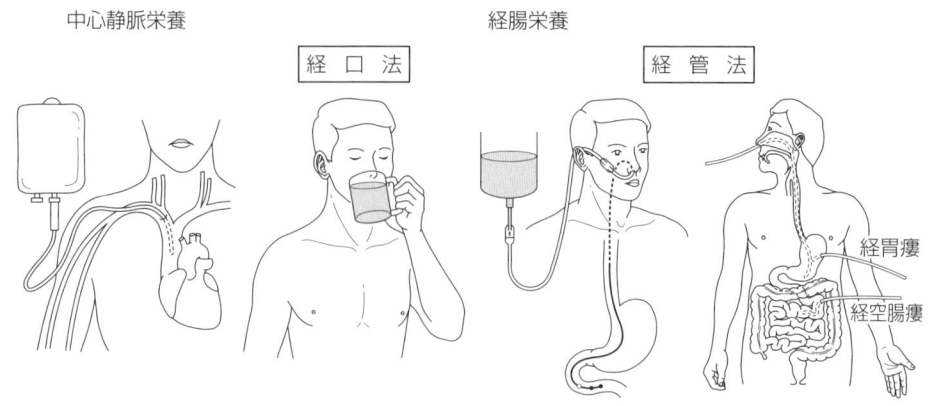

図5 中心静脈栄養・経腸栄養の投与経路
(碓井貞仁,他:日本臨床 59(S5):307, 2001. より改変)

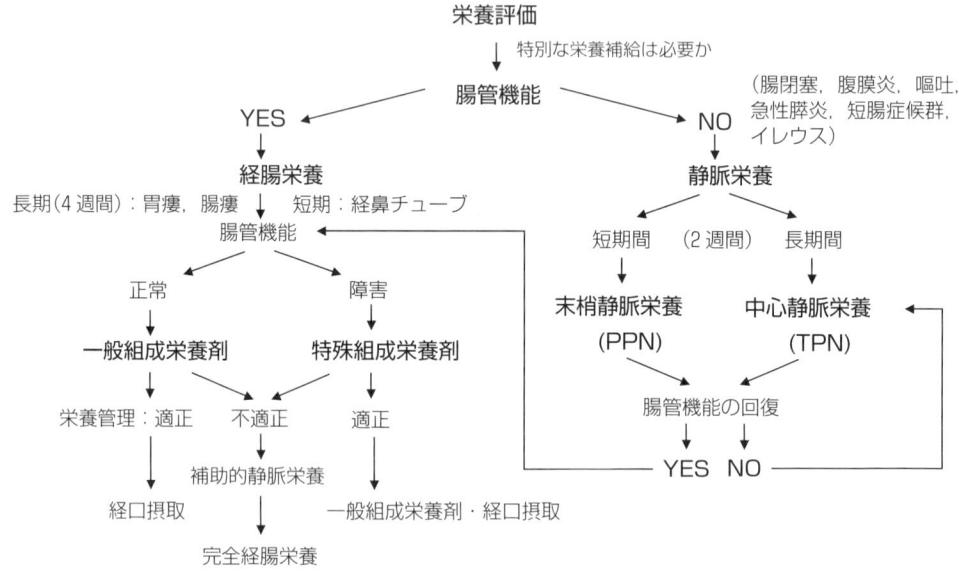

図6 投与経路の選択
(ASPEN ガイドライン:JPEN 17:7SA, 1993. より改変)

宅中心静脈栄養(home parenteral nutrition:HPN)を行うと,小腸機能がなくても長期にわたって生存できることから,HPN は人工腸管とも呼ばれる.他方,EN は,静脈栄養と比べて,投与経路が生理的で代謝上の合併症が少なく,施行・維持・管理が容易であるため経済的であり,かつ腸粘膜 integrity(成熟度・健常度)と腸管免疫を中心とする全身免疫系を維持できるために臨床的有用性が高い.急性期には可能な限り早期に EN 投与を開始することの有効性が明らかにされている.腸管が廃用する以前に投与を始めることが重要である.したがって,非経口栄養療法の選択は,EN が不可能な場合に限って静脈

経皮内視鏡的胃瘻造設術
PEG：percutaneous endoscopic gastrostomy
開腹術を必要とせず内視鏡と簡単な器具を用いて胃瘻を造設する方法

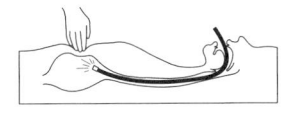
内視鏡により穿刺部位を決定する

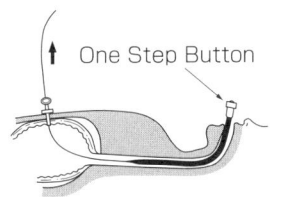
Pull法
チューブに結んだガイドワイヤーを引き，口，食道，胃へ引き込む

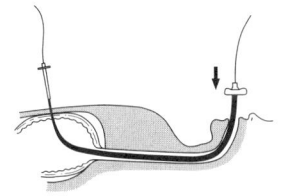
Push法
硬質シリコンチューブ内にガイドワイヤーを通し，口，食道，胃へ押し込む

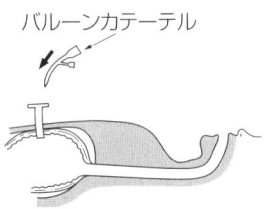
Introducer法
トロカール針で腹壁および胃壁を貫通し，バルーンカテーテルを挿入する

図7　経皮内視鏡的胃瘻造設術
(嶋尾仁・編集：看護＆介護ブックス，胃瘻造設PEG患者のケア・マニュアル．pp25-31，医学芸術社，2000．より改変)

栄養を行い，2週間以上の長期に及ぶ場合はTPNを選択するという図6のアルゴリズムで決定される．ENは経口摂取も可能であるし，カテーテルを留置する方法として，経鼻法，術中に胃内あるいは空腸内に留置する経胃瘻・経空腸瘻法がある（図5）．投与部位は患者の病態によって決められるが，消化管ホルモン分泌から考えるとできる限り上位から投与する方がより生理的である．瘻孔作成による投与は4週間以上の長期間の栄養療法を適応とすると考えられている．また，最近になって，開腹せずに内視鏡を用いて瘻孔作成が可能な経皮内視鏡的胃瘻造設術（PEG）が普及し始めている（図7）．外科患者のリハビリテーションに際しては，これらの栄養投与カテーテルが抜去するなどの事故が起こらないように十分な注意を要する．

栄養アセスメントと栄養投与効果

各症例の体重変化，上腕周囲長から算出する上腕筋周囲径（arm muscle circumference：AMC）で筋肉量を，上腕三頭筋部皮下脂肪厚（triceps skinfold thickness：TSF）で体脂肪量を，血中蛋白濃度で体蛋白量を，また尿中窒素排泄量で異化反応の程度を測定し，栄養状態の把握を行い，栄養状態を評価する．これを栄養アセスメントと呼ぶ．栄養アセスメントの結果に従い投与栄養を決定する．年齢，性別，体重から求めた基礎エネルギー消費量に，ストレス係数と生活活動係数を掛けて投与エネルギー量を決める．病態によって，三大栄養素（macronutrient）である糖質・アミノ酸・脂質の割合と，微量養分

(micronutrient) であるビタミン・微量元素投与量を決定する．栄養投与時期，投与ルート，栄養素材の選択，血糖管理の設定などの栄養療法の工夫について臨床試験が行われており，侵襲反応や異化反応の抑制，免疫能改善，術後合併症低減，在院期間短縮，生存率改善などに栄養投与が有用であることが，多数の前向き比較臨床試験により明らかにされている[2]．はじめに述べたように栄養療法はすべての治療の基礎療法であり，特に周術期栄養管理の是非は，患者の予後に直結するものである．

NST

栄養療法を行う患者のスクリーニング，栄養アセスメント，投与栄養内容の決定，投与ルートの選択，それらの適切な管理と合併症の予防，実施状況の把握と再評価といった一連の業務は専門的な知識が必要である．それを病院内の各部署で担うのは難しくまた非効率的であるために，医師，看護師，薬剤師，管理栄養士，臨床検査技師，理学療法士，言語聴覚士，ソーシャルワーカーなどの多様な職種がチームを組んで，それにあたる栄養サポートチーム (nutritional support team：NST) が機能する病院が増え始めている．NSTは，infection control team (ICT)，褥瘡チームや嚥下障害リハビリテーションチームなどとも有機的に結合し，周術期栄養管理で培われたノウハウを，低栄養が病態と関連する各種疾患に試みつつある．リハビリテーションの対象となる高齢者においては，自力で摂食可能な者の割合は低い．自力での摂食が可能としても，特に療養型医療施設の高齢者では，偏食，味覚障害，咀嚼能力の低下，誤嚥，嚥下障害などの栄養摂取上大きな障害となる要因を伴う者の割合は高率である．また，それによる消化吸収の障害や精神機能障害など，栄養管理に伴う問題は多岐にわたり，NSTは今後ますます重要になると考えられる．

呼吸筋と栄養療法

慢性閉塞性肺疾患 (choronic obstructive pulmonary disease：COPD) では，低栄養があり，肺機能とは独立した予後因子とされ，栄養療法は重要と考えられている[3]．低リン，低カルシウム，低カリウム，低マグネシウム血症は横隔膜の収縮力を減少させるため，それらの改善による効果も期待される．栄養療法による呼吸筋への効果は，筋量の増加ではなく，張力増加によるものである．筋機能の回復は，筋重量の回復よりも早いことが，神経性食思不振症患者で明らかにされ，同様のメカニズムで栄養療法は呼吸筋機能を改善する可能性がいわれている．COPDへの呼吸リハビリテーションの効果は明らかであるが，栄養療法がそれをさらに促進する可能性が考えられる．

脳卒中と栄養療法

嚥下障害のある急性期脳卒中に対する早期ENの効果を調べた多国籍多施設共同無作為化試験結果（FOOD trial）が報告されている[4]．

入院後7日以内にENを開始した症例と，しなかった症例を83施設859例で比較すると，早期ENによって死亡率は5.8%（95%信頼区間（CI）-0.8〜12.5，P=0.09），予後不良は1.2%低下し，他方，誤嚥性肺炎は増加しなかった．この結果は，前述した周術期栄養療法での早期ENの有効性のメカニズムとよく一致する結果である．急性期脳卒中は外科侵襲ではないが，内分泌ホルモン，炎症性サイトカインや，種々の同化因子，異化因子が作用するための栄養障害があり，しかも腸管からの栄養療法が必要であることを示唆している．重症の外科侵襲で有効性が明らかになっているアルギニン，ω-3系多価不飽和脂肪酸，核酸などの薬理効果のある栄養成分を含有する免疫増強経腸栄養製剤を用いることで，より有効な結果が得られる可能性が想定される．

また，PEGと経鼻栄養法の47施設321症例を用いた比較では，PEGによって死亡率は1.0%，予後不良は7.8%（0.0〜15.5，P=0.05）増加している．本検討ではPEGの負の効果に関するメカニズムは明らかでない．しかし，低栄養の高齢者あるいは疾病に随伴する低栄養に対するPEGの効果に関する欧米の論文は，日本での急激な普及とは異なった批判的なものが現時点では多く，今後の検討課題と考えられる．

スポーツ医学では適切な栄養療法により筋力が増強する報告があるが，在院期間を短縮させ，患者のQOLを上げるための急性期リハビリテーションと，その効果を促進する栄養療法という考え方は未だ端緒についたところであり，両者の歩み寄りと新しい方法の開発に期待される．

文献
1) 日本静脈経腸栄養学会・編集：コメディカルのための静脈・経腸栄養ガイドライン．南江堂，2000．
2) 宇佐美眞，他：栄養障害と栄養効果．外科 66:1117-1112, 2004.
3) 中村秀範，他：呼吸筋と栄養．栄養—評価と治療 22:33-37, 2005.
4) Dennis MS et al：Effect of timing and method of enteral tube feeding for dysphagic stroke patients (FOOD): a multicentre randomised controlled trial. Lancet Feb 26;365: 764-72, 2005.

（宇佐美眞，杉元雅晴，三好真琴，青山倫子，松原貴子）

I-2　術前術後患者の呼吸リハビリテーション

　近年，急性期医療技術の飛躍的な進歩に伴い，これら高度な技術を駆使した集中的な全身管理が，重症例に対してもチーム医療を積極的に取り入れて展開されている．リハビリテーション医療の領域でも，発症直後から集中治療のチーム医療に参画し，急性期呼吸理学療法を中心とした早期リハビリテーションが一般化しつつある．このようにチーム医療や早期理学療法が求められる背景には，急性期は病態が不安定なため人工呼吸器をはじめとする多くの生命維持装置のサポートが欠かせず，患者側からみれば画一的・非選択的な環境に従属することがある．このような環境では，人間が本来備えている自律（立）的な活動が抑制されており，その克服には残されている機能を基盤にして「新しい機能体系」を再構築することで，日常生活に近づけるという復興の手法が強く求められる．

　術後患者では，手術侵襲による機能抑制，術後疼痛，あるいは術中・術後の呼吸器合併症とその治療のため，ベッド上の安静を強いられる．特に，鎮痛・鎮静薬や人工呼吸器装着患者では「身体と肺の自然な動きを抑制し，肺を非日常的で非生理的な状態」に強くかつ長時間にわたって固定される．このような患者に対する早期呼吸理学療法は，呼吸運動のみを治療対象とするのではなく，肺の生理学的あり方が治療対象である．患者に自律（立）的機能を付加して「日常的な身体と肺の動き」をベッド上で再現することを目標に実施される．さらに，早期呼吸理学療法では呼吸器合併症だけではなく，脱適応，廃用性症候群を予防する可能性も期待される．

術中・術後の呼吸器合併症

　術中の呼吸器合併症として肺水腫，無気肺，胸水貯留，気（血）胸の発症頻度が高く，胸部X線写真で発見できる．しかし，原因不明の肺胞浸潤陰影を認めることが少なくない．これらを胸部CT画像で確認すると，背側肺に限局した浸潤と無気肺が混在した像であり，気管支の支配領域に関係なく，胸壁に沿って三日月形もしくは半円形に肺底部から肺尖部方向に連なるのが特徴である．この変化は下側肺障害（dependent lung disease）と呼ばれ，筋弛緩薬投与の全身麻酔下での人工呼吸で背側横隔膜運動が抑制されたこと，背側に血流が増加し換気が抑制されたこと，気道分泌物が背側に沈降したこと，背側の肺毛細血管透過性が亢進したこと，安静仰臥位が持続したこと，などが発症の要因となる．

特に，全身麻酔中に発症する下側肺障害に類似した無気肺は，全身麻酔開始10数分で形成されるとされている．

術後の呼吸器合併症は，手術の原因となった原疾患，手術の術式や時間など侵襲の大きさ，易感染性などによってさまざまであるが，肺水腫，無気肺，胸水貯留に加えて肺炎・気管支炎，敗血症に伴う急性呼吸促迫症候群（acute respiratory distress syndrome：ARDS），人工呼吸による肺気腫など，より重症な合併症の頻度が増加する．下側肺障害は，病態が重篤になるほどその発症要因が増加して，合併しやすくなる．

急性呼吸不全における病態評価

呼吸理学療法の実施にあたっては，患者の病態を把握することが重要である．これは，呼吸理学療法の手技の選択，実施の頻度を決定するためだけでなく，実施した呼吸理学療法の効果判定にも欠かせない．病態評価にあたっては，血液生化学検査，画像所見，ベッドサイドモニタリングなどの臨床検査（表1）と，視診，触診，打診，聴診による理学的所見，原疾患や病歴とを関連づけて解釈することが重要である．そして，評価した結果は，呼吸理学療法によって期待される効果，危惧される合併症を予測するために活用すべきである．

呼吸器系

非観血的，定量的にベッドサイドで得られる呼吸に関する情報は多くない．自発呼吸数は最も簡便に得ることができる定量的パラメータであり，呼吸数の増加と患者の死亡率には正の相関関係が認められることから，全身状態の重症度評価にも用いられる．

呼吸パターンは，呼吸障害の部位と程度の評価に重要であり，他の検査で代用困難な情

表1　把握すべき主な所見

バイタルサイン：呼吸数，脈拍数，血圧，体温，意識レベル
生理学的検査：
循環系：心電図，血圧（動脈圧），心エコー，肺動脈カテーテル，中心静脈圧
呼吸系：呼吸機能（呼吸数，換気量，換気力学），動脈血ガス分析，パルスオキシメータ，
カプノメータ，胸部X線・CT画像
神経系：頭蓋内圧，脳波，誘発電位
血液生化学：
血算：赤血球数，白血球数，ヘマトクリット値，ヘモグロビン，血小板数
臓器機能：血清蛋白，血糖，肝機能，腎機能
体液バランス：水分出納（尿量，排液量，輸液量），電解質，体重
薬物療法：鎮静・鎮痛薬，カテコールアミン，向神経薬

表2 急性呼吸不全の理学所見

1) 視診・触診
   ①呼吸数と呼吸リズム：呼吸数は正常範囲か（12～16回／分）
   ②呼吸の各時相：吸気短縮（粘膜炎症，肺実質障害）
                 吸気延長（上気道狭窄，喉頭浮腫，舌根沈下）
                 呼気延長（末梢気道狭窄，喘息，気管支炎）
                 休止期消失（反射的な呼気の開始）
   ③呼吸パターン：腹式優位（上気道狭窄，胸郭異常）
                 胸式優位（横隔膜麻痺，腹満）
                 片側優位（片側の肺病変）
                 努力性呼吸，胸腹部の協調運動の解離
   ④胸郭拡張性：左右差，部分的拡張不全，肋間陥没（無気肺）
   ⑤胸壁胸郭の観察：呼吸補助筋使用，呼吸筋萎縮，皮膚光沢
   ⑥その他：口すぼめ呼吸，鼻翼呼吸，舌根沈下，チアノーゼ
2) 打診・聴診
   ①打診：水平濁音界，鼓音，横隔膜位置，胸水，気胸
   ②聴診：副雑音，伝達音，音声振盪

報を含んでいる．吸気・呼気の時間比，呼吸リズム，左右胸郭および横隔膜（あるいは上腹部）の呼吸運動と位相（協調性）のズレ，肋骨陥没，補助呼吸筋の収縮などが観察点である．

呼吸困難や急性呼吸不全を特徴づける呼吸理学所見を表2にまとめた．これらは呼吸不全による動脈血ガス値の変化に先行して発現することが多く，注意深い観察が望まれる．たとえば，下葉無気肺では下部胸郭の拡張不良と時間遅れ，同部の肋間陥没，横隔膜呼吸運動の低下と時間遅れ，背側の気管支伝達音の聴診と打診による濁音などを認める．このような繊細な変化を見逃さず，病態変化を逸早く把握してこそ，呼吸理学療法の担い手としての呼吸理学療法士の能力が認められる．

放射線画像所見も呼吸理学療法のための病態把握に欠かせない情報源である．肺水腫，無気肺，胸水貯留，気（血）胸，肺炎・気管支炎，急性呼吸促迫症候群（ARDS），肺気腫など，合併頻度の高い病変についてはその特徴的所見を理解しておくことが望まれる．また，気管チューブ，胸腔や腹腔のドレナージチューブ（カテーテル），モニタリングカテーテル，消化管内誘導チューブ，導尿カテーテルなどについても，先端位置，走行を確認すべきである．すべての検査所見がそうであるようにX線所見も経時的に比較することが重要である．呼吸理学療法の対象となる頻度の高い無気肺を特徴づける所見を表3にまとめた．無気肺が当該肺領域の体積減少であることを理解すれば，これらの所見が発現する機序を理解することができるはずである．

人工呼吸器で調節呼吸が行われている患者では，通常では人工呼吸器のモニター画面

表3　無気肺の胸部X線写真における特徴的所見

・肺血管・気管支の走行の収束（走行の広がりが狭くなる）
・X線透過性の低下（白い陰影が出現，増強する）
・無気肺側の横隔膜挙上（無気肺側へ引かれる）
・無気肺側への縦隔偏移（無気肺側へ引かれる）
・無気肺に隣接する肺葉の拡張（血管走行が広がる，葉間陰影が移動する，X線の透過性が亢進する）
・肋間間隙の狭小化（肋骨間距離が狭くなる）

表4　人工呼吸中の換気力学的評価

換気量：一回換気量（VT），自発呼吸回数（f），分時換気量（MV）
コンプライアンス（CL）
　：静的コンプライアンス（CST）= VT/(EIP-PEEP)（ml/cmH$_2$O）
　：動的コンプライアンス（CDYN）= VT/(PIP-PEEP)（ml/cmH$_2$O）
気道抵抗（RAW）=（PIP-EIP）/VI
グラフ：圧・容量（pressure-volume）曲線

に，一回換気量，分時換気量，気道内圧が表示されている．これらの値から気道抵抗，コンプライアンスを推定できる．人工呼吸中の換気力学的評価（表4）は，呼吸理学療法の効果判定に有用であり積極的な活用が望まれる．

パルスオキシメータによる酸素飽和度（SpO$_2$）や呼気二酸化炭素モニターによる二酸化炭素分圧（P$_{ET}$CO$_2$）は，呼吸理学療法実施中の呼吸機能への影響をリアルタイムに表示するパラメータとして重要であり，合併症を回避するためにも取り入れることが推奨される．

循環器系

術後急性期の患者，重症患者，人工呼吸や血液浄化中の患者では，循環動態が不安定なため心電図モニターが必須である．呼吸理学療法が循環負荷を増す場合は，心拍数の増加，不整脈の出現を伴うことが多い．循環器系術後や心機能低下を伴う場合，高血圧を合併している場合には，動脈圧連続モニタリングのもとに呼吸理学療法を行うべきである．

血圧や脈拍が安定していても，それが強心薬や昇圧薬によって維持されている場合は，呼吸理学療法の適応に考慮が必要である．また，循環血液量が不足している場合も呼吸理学療法で循環動態が急激に悪化する可能性が高く，事前に把握すべき対象である．

運動器系

術後患者は，全身麻酔や鎮静鎮痛薬のため，あるいはモニターコード，輸液ライン，誘

導チューブなどのため，また強い疼痛や嘔気のため安静仰臥位が長時間維持されることが多い．これによる影響は肺機能に留まらず，短時間に筋力低下，関節可動域制限をもたらすことが知られている．特に，術前の病悩期間が長い場合や全身的な消耗が著しい場合には，急速に運動能力の低下が現れる．このため，原疾患や術前のADLに注目するとともに，一般的な理学療法評価と同様に四肢体幹の筋力，関節可動域，ベッド上基本動作などの運動機能評価も忘れてはならない．呼吸理学療法の本質が，このような非日常的で非生理的な身体の固定常態を開放することであることからも，運動機能評価の重要性が理解できる．

術後呼吸不全に対する呼吸理学療法の基本

　術後呼吸不全は，多くの場合，原因治療と呼吸理学療法が奏効して呼吸状態が回復すれば肺機能はほぼ健常時の状態に改善できる．これは急性呼吸不全に対する呼吸理学療法が，肺機能障害の進展防止を目的とする慢性呼吸不全に対する呼吸理学療法と大きく異なる点である．両者の呼吸理学療法には理論的根拠，手技の目的と適用に共通点は多いが，基本的に異なるものと理解すべきである．特に，急性呼吸不全では気道開存と肺胞換気の改善が目的であって，慢性呼吸不全で重視される呼吸筋トレーニングは必要ではない．
　術後呼吸不全に用いられる呼吸理学療法の具体的な方法には，リラクゼーション，体位ドレナージ，呼吸介助，運動療法（全身調整運動），モビライゼーションが挙げられる．以下に，それぞれの目的と実施の原則を解説する．

リラクゼーション
　呼吸障害を合併した患者では，呼吸補助筋と全身の筋肉の過緊張や疼痛を伴っている．
　筋緊張が増強すると，呼吸パターンが乱れ，呼吸運動に余分なエネルギーが消費され，換気の効率が低下する．リラクゼーションに用いられる基本手技は，マッサージ，ストレッチ，弛緩促進である．これらによって筋緊張と筋疼痛が緩和され，心理的なリラクゼーションも得られれば，呼吸パターンの正常化がもたらされる．
　呼吸困難に対しては，どのような体位であれ患者にとって最も安楽な姿勢が選択されるべきであり，施術者が理想とする体位を強制すべきでない．リラクゼーションが奏効すれば，呼吸補助筋収縮が抑制され，酸素消費量の軽減が得られる．

体位ドレナージ
　術後に人工呼吸を必要とする患者や重症状態の患者では，無気肺を合併することが少なくない．このような患者では，いったん無気肺を合併すると改善が困難で，改善しても再

発する傾向がある．また，改善されない無気肺が肺炎を併発することも少なくない．このため，体位ドレナージは，無気肺の改善と肺炎合併を予防するために重要な手技である．

体位ドレナージは，血圧低下，疼痛の増強，局所肺病変でのPaO_2低下などを合併することもあるが，その普遍的な効果を加味すればすべての呼吸不全患者に適応すべきである．体位ドレナージを実施するにはマンパワーが必要であるが，人手がないので実施しないのは許されない．工夫することで安全で人手がかからない方法も可能である．選択可能な体位として，（半）側臥位，（セミ）ファーラー位，座位，腹臥位などがある．患者の病態に応じて体位の角度と頻度を拡大し，早期に運動療法に移行する．

一方，体位ドレナージに残されている大きな問題点は，目的に適した体位，体の角度，実施間隔と持続時間，回数がまったく不明なことである．多くは経験的に決定されている．

①側臥位は，完全な90°左右の側臥位よりも前傾の側臥位が望ましい．看護では背側にクッションや枕を当てた30〜40°の側臥位に保持することが少なくないが，この体位では肺体積の2/3くらいはドレナージされない．体幹がずり落ちて仰臥位になりやすい．下側肺障害では背側肺領域のドレナージが目的であるため，腹側にクッションや枕を置いて患者が抱き込むように当てると，前傾側臥位が維持され体位ドレナージの効果が発揮される．

②セミファーラー位・座位は，脊柱のアライメントが立位と同じになるよう直立させるか，少し前傾であぐら座位か，ベッドから両下肢を下垂した端座位が理想的である．セミファーラー位で，ずり落ちた半座位，猫背の体位を目にすることが多いが，これらでは体幹が過度に屈曲して横隔膜運動が制限されるので，肺底区の換気の抑制が起こり無気肺形成の要因となる．なお，上腹部術後では猫背で疼痛が減少するので，患者はこの姿勢を好むので注意が必要である．

③仰臥位は，術後急性期では最も長い時間維持される体位である．筆者らの施設では「仰臥位禁」という指示がある．これは仰臥位を完全に禁止するものではなく，処置や治療，評価測定など必要に応じて仰臥位をとるが，それ以外は仰臥位とは異なる体位にすることを意味する．合併症予防のためにも長時間の仰臥位を避けることが重要である．

腹臥位療法と体位呼吸療法

腹臥位療法は，主に下側肺障害の改善を目的とした呼吸理学療法の重要な手技である．体位は，末梢気道に貯留物の沈降が起きた体位（発症体位）と反対の体位（治療体位：通常は腹臥位）とする．その治療効果は，貯留物の重力と線毛運動の相乗効果による誘導とともに，肺自体や心臓の重みによる肺胞・末梢気道の圧迫閉塞を改善することによって得

られる．

　体位をとるうえで重要なポイントは，横隔膜呼吸を阻害することのないよう下部胸郭と上腹部の圧迫を避けることである．クッションで上胸部と腸骨部で荷重を支えるか，細長いロールパッドを体幹に沿って置き，軽く側臥位にする．腹臥位の持続時間は，おおむね20分以上で患者が無理なく我慢できる範囲とする．経験的には30〜60分前後になることが多いが，移動した貯留物が健常側気管支に流れ込むのを防ぐため，患者が我慢できても120分以内にとどめる．

　体位呼吸療法は，腹臥位と吸気を促進する呼吸介助手技を組み合わせて構成されている．腹臥位によって下側肺障害部位を最も高くすることで，この部位には胸腔内圧が最も低い圧（陰圧）になる．この状態で，さらに自発吸気を用手的に促進するといっそう強い陰圧が閉塞された肺胞にかかり再拡張が得られる可能性が高まる．この場合の肺胞の再拡張には，末梢気道や肺胞の間に存在する側副気道が重要な役割を担っている．

呼吸介助手技

　呼吸介助手技には呼気を介助する方法と，吸気を介助する方法がある．

　呼気を介助する目的の第1は，呼気流速を速め気道分泌物の移動を促進することである．第2は，安静呼気以上の深呼気を行い次の吸気量を増加させることである．大きな吸気は，胸腔内に強い陰圧をつくるため閉塞した細気管支の末梢肺胞に強い陰圧がかかり，側副気道を通って吸入ガスが閉塞肺胞へ流入し，次の呼気で閉塞原因の分泌物を押し出すことができる．第3は，この大きな吸気量によって大きな咳嗽が可能になる．第4は，呼気介助で呼気時間が延長することで，次の吸気開始が遅れるため中枢性呼吸ドライブを増大し，呼吸リズムの調節が可能になる．術後呼吸不全の呼吸困難における浅く頻回な呼吸パターンや，疼痛による協調運動障害の改善に有効である．

　なお，末梢気道を閉塞する分泌物は，その末梢肺胞に含気がなければ，いくら胸郭を圧迫しても移動することはない．また，胸郭圧迫により胸腔内圧が上昇して末梢気道の内圧以上になると，その末梢気道は押しつぶされて閉塞しエアートラップが起こる．深吸気を行わずただ単に胸郭圧迫するだけの呼気介助（特に，分泌物を搾り出すことをイメージした過度な胸骨圧迫［いわゆるスクイーズ］）では，しばしば喘鳴を伴う呼気努力や酸素飽和度の低下を伴うが，この現象は末梢気道が押しつぶされたことによって生じたものであり，過度な呼吸介助による合併症と言える．

　吸気を介助する方法は，呼気時の介助と同様に呼吸パターンに合わせ安静吸気位を越えて，胸郭の弾性を利用し深吸気を促進するものである．まず，他動的に深く長い呼気を緩徐に行い，続いて最大深吸気を促す．最大吸気位を保持し吸気時間を延長させることにより胸腔内陰圧を増強し，側副気道のガス流量の増加，肺胞の再拡張，肺胞換気の増加が期

待できる．患者の協力が得られるなら吸気に協調した深呼吸を反復するのが効果的である．吸気介助手技による自発吸気の促進は，肺胞が備える自己修復機能である「相互依存性」を最大に引き出す最も重要な手技である．

ハフィングと咳嗽

術後の気道分泌物の排出には，ハフィングと咳嗽が有用な方法である．有効な咳嗽は，大きな吸気，正常な声門機能，呼気筋群の強い収縮力がなければ行えない．これに比べてハフィングは，有効な咳嗽ができない術後患者にも利用できることが利点である．ハフィングは全肺容量に近い吸気努力をさせ，その後，2呼吸以上のポーズを入れ，続いて努力性の呼気を行わせる．呼気に際し「ホ，ホ，ホ」あるいは「ハ，ハ，ハ」と発声させる．

患者自身の両前腕から手掌で下部胸郭，腹部を覆うように固定・保持させ，ハフィングや咳嗽の呼気に合わせ下部胸郭や腹部を軽く圧迫して呼出圧を高めるといっそう効果的である．

運動療法とモビライゼーション

呼吸機能改善だけでなく四肢体幹の運動機能にも目を向け，可能な限り四肢の可動域運動や全身調整運動を目的に，他動運動，介助運動，自動運動を病態に合わせて実施する．そして，急性期を脱して循環動態や全身状態が安定すれば可及的速やかにモビライゼーションを開始する．床上基本動作から始め，座位，下垂座位，立位，足踏み，歩行へと進め早期離床を図る．人工呼吸器装着中であっても運動療法は可能である．早期に人工呼吸器が離脱可能な症例は離脱後に運動療法を開始する方が効果的である．人工呼吸器離脱の見込みがたたない症例ほど早期に開始することが，廃用性症候群の予防につながる．たとえ絶対安静が指示されても，関節可動域の他動，介助運動は可能時期があり，運動療法を完全に禁ずる理由はない．運動療法の開始は合併症の発症を確認してからでは遅い．可及的早期に開始することが望ましい．

術後呼吸理学療法の実際

上腹部手術の術後

上腹部開腹術は，筋弛緩薬投与下の全身麻酔（硬膜外麻酔が併用されることが多い）で行われること，術中は仰臥位が継続されること，呼気補助筋である腹直筋群を損傷することが特徴であり，術中からPaO_2の低下を伴う．術後には，さらに全身麻酔薬の影響，疼痛による呼吸抑制が加わり，呼吸機能は強く障害される．このため適切な鎮静が行われなければ呼吸運動は抑制され，肺活量の低下，PaO_2低下が顕著になる．

[上腹部開腹術の特徴]
(1) 全身麻酔中に発生する PaO_2 の低下

全身麻酔中に発生する PaO_2 低下は，背側下後方に発生する下側肺障害に類似した無気肺，機能的残気量（FRC）の減少，換気血流比（V_A/Q_C）の低下が主な病態と考えられている．

①機能的残気量（FRC）の減少：機能的残気量が低下すると PaO_2 は低下する．全身麻酔後の機能的残気量は，肥満，仰臥位，筋弛緩薬投与下の人工呼吸，上腹部手術で大きく減少する．筋弛緩薬投与下の全身麻酔の影響により，横隔膜が弛緩して腹圧によって背側横隔膜が胸腔側（肺底部）へ圧迫され移動することが主要な原因である．これによって肺底部の換気不全が生じ無気肺や含気量低下により機能的残気量が減少する．また，横隔膜に手術操作による侵襲が加わると，横隔膜機能の低下や肺底部の圧迫による含気量の低下が顕著になる．さらに術中に同一体位が続くため，心臓や肺自身の重みが下方の肺実質を圧迫し，換気不全を助長し機能的残気量が減少すると考えられる．

また，重力に引かれて肺血流が下側肺領域に偏って流れ，同部位の血流量が増加し肺胞と末梢気管支を圧迫する．敗血症などで透過性が亢進した状態では，肺水腫が好発し機能的残気量の減少はいっそう著しくなる（図1）．

②換気血流比（V_A/Q_C）の低下：血流量の増加した下側肺領域では，肺胞換気量の減少とクロージングボリューム（CV）の増加が起こる．クロージングボリュームの増加は，呼出できるはずの呼気ガスが，呼出し終わらないうちに末梢気道が閉塞してしまうことで生じる現象である．

下側肺領域では肺水腫，肺うっ血，気道分泌物貯留のため換気量が著しく低下する．このため換気血流比（V_A/Q_C）は低下し，それに伴い PaO_2 も低下する．この血流は肺内シャントとも呼ばれ，吸入酸素濃度を100％に上げても PaO_2 は改善しない．

(2) 疼痛による呼吸抑制（図2）

術後，一回換気量は低下し呼吸数は増加する．呼吸抑制の程度は手術侵襲の度合で異なり個人差が大きい．小手術であるほど全身麻酔は浅く，術後早期に覚醒する．これに比例して疼痛管理の重要性が増すので，覚醒し疼痛を訴える前に予防的な除痛処置が必要である．鎮痛薬を投与して呼吸数が減少し，一回換気量が増加する現象をしばしば経験する．術後の肺活量と一秒率は，ともに術前値の約50％に抑制されているが，鎮痛薬投与によって肺活量は術前値の約60％にまで改善し，機能的残気量は約80％に改善するとされている．

(3) 肺活量の低下（図3）

上腹部の開腹術後では，肺活量の低下が著しく，持続時間も長い（一秒率は下腹部手術で最も抑制される）．この原因として，①術後腹腔内組織の膨化による腹圧の上昇，②腹

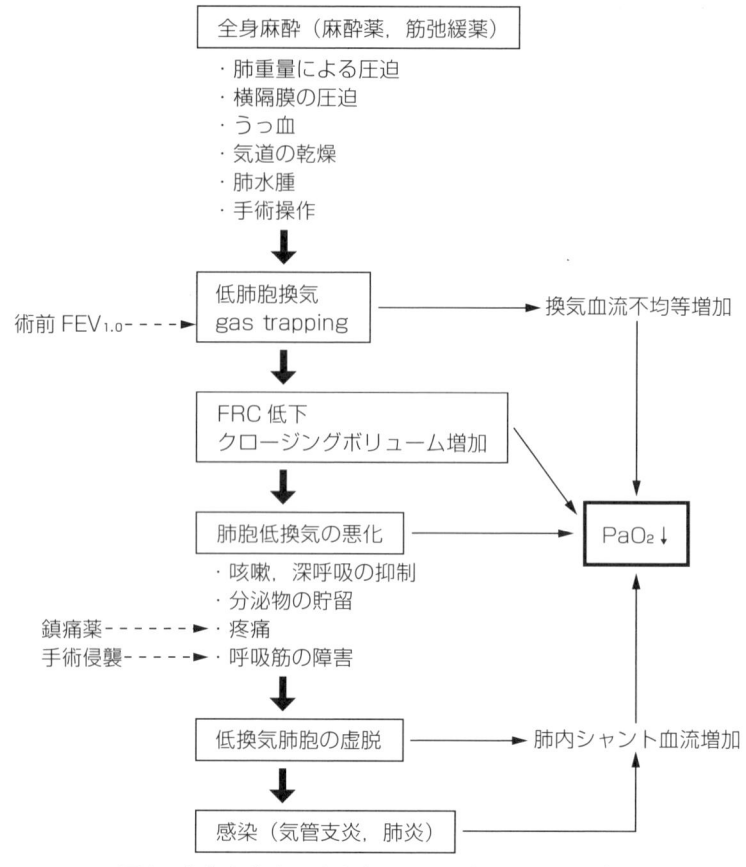

図1　全身麻酔中に発生するPaO_2低下のメカニズム

圧上昇に伴う横隔膜の挙上，③横隔膜挙上による胸郭コンプライアンスの低下，④気道内分泌物の貯留や圧迫による無気肺，⑤手術操作による腹筋群の伸張制限，⑥術後疼痛による呼吸抑制などが考えられている．上腹部手術後は術後呼吸器合併症を起こす危険性が高い．合併症に特異的なものはないが，種類は多い（表5）

[術後呼吸理学療法]

　基本的な呼吸理学療法が要求される．術直後は疼痛のため胸式優位の呼吸パターンになる．疼痛と筋力低下のため横隔膜呼吸（腹式呼吸）が困難になるので，下部胸郭の呼吸介助手技による呼吸パターンの是正と，横隔膜刺激手技による両側下葉・背側の換気を促す．

　気道内分泌物が確認された場合には，十分な疼痛管理のもとに手術創を保護した喀痰の呼出を促す．気管挿管患者では蘇生バッグで深吸気を行った後，強制呼気介助法あるいは気道刺激によって咳嗽を誘発するのも有効である．気管チューブ抜管後は，自発呼吸によ

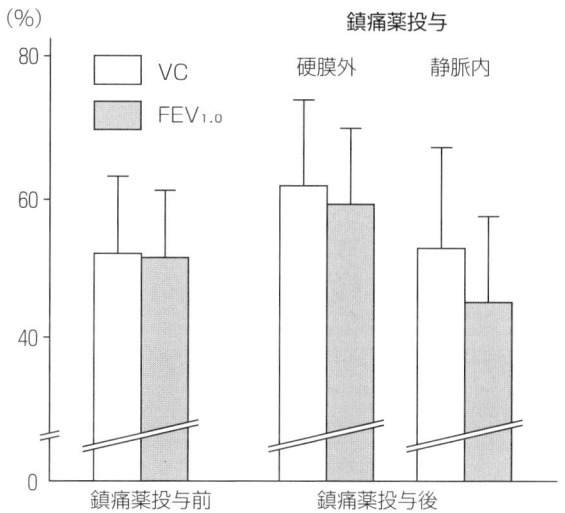

図2 鎮痛による呼吸機能の改善

疼痛によって肺活量(VC),一秒量($FEV_{1.0}$)が抑制されていたことがわかる.しかし,それ以上に強力な抑制因子が存在する.(値は術前値を100として表現している.松下芙佐子:呼吸 7:179-184, 1988. より改変)

表5 上腹部開腹術の一般的な術後合併症

①全身麻酔に伴う合併症
　中枢性換気抑制,筋弛緩剤による換気抑制,気道乾燥
②術中の一定体位による下側肺障害の発生
　分泌物貯留,無気肺,肺水腫,換気不全
③横隔膜の切開,損傷
　血胸,気胸,換気不全
④疼痛による呼吸抑制,咳嗽抑制
　換気不全,分泌物貯留,無気肺
⑤誤嚥性肺炎
　消化管の麻痺,呑気,NGチューブの閉塞による嘔吐
　胃酸,胆汁の誤嚥

る深吸気に続いて有効な咳嗽やハフィングを促し,呼吸介助手技を併用する.

　体位ドレナージは,術中体位を考慮して,下側肺障害の治療に有効な体位を選択する.術後はドレーンの挿入部,挿入方向により体位が制限されることがあり,手術手技,操作を念頭に置いて体位変換を実施する必要がある.

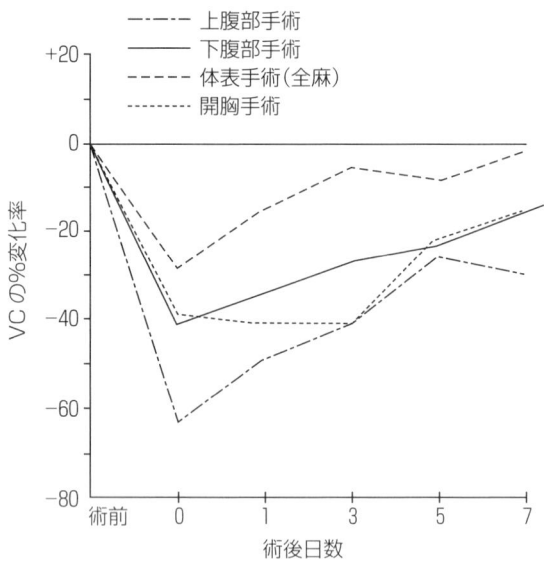

図3 手術部位別にみた術後肺活量抑制の経時的変化
(Ali J et al：Am J Surg 128：376-382, 1974. より改変)

食道手術の術後

　開胸・開腹を伴う手術は，食道がん根治術，肝がん根治術，横隔膜直下の巨大腫瘍摘出術などである．なかでも食道がん根治術の術後患者は，術前から化学療法・放射線療法による体力低下，食物通過障害による低栄養状態などのため全身状態が不良なことが多い．さらに，開胸・開腹操作による手術侵襲，長時間にわたる全身麻酔管理などにより，呼吸器系の合併症を発生する頻度が高く，術前術後の綿密な呼吸理学療法が不可欠である．

[食道手術の特徴]

　開胸・開腹操作が行われるため換気障害は必発である．全身麻酔の影響，創部痛，肋間筋の攣縮，創部の固定や腹部膨満による横隔膜や呼気補助筋の運動抑制が起こり，上腹部の術後と同様に，肺活量，一秒率および機能的残気量の減少が顕著に起こる．また，標準的な根治術は多くの場合，左側臥位で行われ下側の左肺に気道内分泌物のたれ込みや貯留が起こる．手術側の肺には物理的な侵襲が加わる．また，縦隔内のリンパ節郭清操作が高度であると，気管・気管支の粘膜血流が障害され，感染性の粘調な分泌物が増加し貯留する．さらに頸部の喉頭反回神経周囲のリンパ節にも郭清操作が及ぶため，反回神経麻痺を起こしやすく，咳嗽反射が高度に障害され喀痰の自力喀出が困難になる．こうして術後には多彩な合併症が発生する．呼吸理学療法の実施に先立って，合併症の有無とその原因を把握する必要がある（表6）．

表6 頻度の高い術後合併症

合併症	原因
①気胸，皮下気腫	肺リーク，縦隔ドレーンからの空気逆流
②胸水	滲出液，胸管リンパ瘻
③無気肺，換気不全	分泌物貯留
④低血圧，心房細動，上室性不整脈	再建食道が圧迫，炎症の刺激作用
⑤急性呼吸不全による低酸素血症	手術操作，侵襲による肺水腫，肺炎
⑥開胸側無気肺，含気量低下	開胸側の自発呼吸運動の抑制
⑦重症感染	縫合不全，縦隔炎，腹膜炎，膿胸
⑧肝不全，腎不全	敗血症，抗生剤

[術後呼吸理学療法]

食道手術は侵襲が大きく，換気不全は必発である．このため呼吸理学療法の最大の目的は呼吸器合併症の予防である．合併症が発生してから対応するのではなく予防に重点をおいて，術直後から計画的な呼吸理学療法の展開が必要である．

術後の特徴は，気道内分泌物の貯留と開胸側胸郭の呼吸運動低下である．体位ドレナージと咳嗽で排痰を試み，カテーテルでの喀痰吸引も併用する．同時に呼吸介助の諸手技を駆使して換気の改善に努める．特に，開胸創部とその下方（横隔膜側）の胸郭は，物理的な可動域制限（肋骨骨折，肋間縫縮，肋間筋と神経の障害），さらに創部の疼痛によって自発呼吸運動が高度に抑制されている．したがって，自発的な咳嗽や深呼吸を強制するのではなく，身体的な疲労や精神的な不安を招来しないように，支援的手技，愛護的手法で実施する．

体位ドレナージは全身状態が安定していれば，術直後から行う．術中の体位が左側臥位であれば右側臥位から開始し，1～2時間ごとに左右の体位変換を実施する．頸部に手術操作が加えられた場合には，再建食道の吻合不全を考慮し，頸部の過伸展は避ける．全身状態が安定すれば，翌朝からギャッジアップして座位をとらせる．しかし，上室性不整脈の頻発，血圧低下，血圧動揺など，循環動態が不安定な場合は施行時の状態の変化に十分な配慮が必要である．

心臓手術の術後

呼吸器系と循環器系は密接な関係にあるので，どちらか一方が機能が障害されると，もう一方の機能も障害される．心臓手術患者は，術前から一般外科患者とは異なった病態にあり，呼吸理学療法が制限されることが多い．病態を無視した呼吸理学療法が心停止など取り返しのつかない事態をまねくことを十分に理解しておくべきである．

[術後循環不全]
(1) 低心拍出量症候群 (low cardiac output syndrome：LOS)

さまざまな原因で，心拍出量が低下した状態である．心筋障害，心タンポナーデ，重度の不整脈，低酸素血症，電解質異常などが頻度の高い原因である．症状は，末梢循環不良，冷汗，全身倦怠感，不穏，貧血，チアノーゼ，低血圧，中心静脈圧の上昇などが出現する．LOSの程度にもよるがバイタルサインの変化が発見の契機となる．

冠状動脈バイパス術 (coronary artery bypass graft：CABG) では術後の血行動態は比較的良好であるが，LOSになると呼吸不全に陥りやすい．また，呼吸不全が発症して低酸素血症となっても，LOSと同様の病態になることがある．

弁置換術では開心術による手術侵襲，弁機能の回復などが心臓への負担に関与し心機能低下に伴うLOSに注意が必要である．

(2) 不整脈

心臓手術では，なんらかの形で不整脈が発生する．不整脈の発生は，体動や興奮など精神的な動揺がきっかけになることが多く，心身ともに安静が大切である．重篤な不整脈は，心拍出量を著しく低下させ生命に危険を及ぼす．また，低酸素血症も不整脈の原因となり，酸素療法を効果的に実施することが大切である．

[術後呼吸障害]

全身麻酔による呼吸障害は他の疾患でも起こり得る．CABGや弁置換術などでは一時的に心臓を停止させ，体外循環で灌流が維持される．侵襲が大きいため呼吸障害を起こす頻度が高い．体外循環がうまく機能しなければ，間質性肺水腫，肺うっ血，微小無気肺を招来しやすく，肺内シャント血流が増大し，肺酸素化能が障害される．

開心術後の横隔膜の動きは，左側で低下することが多い．これは同側の横隔膜神経麻痺に特徴的な症状である．横隔膜の片側麻痺があっても人工呼吸器からのウィーニングは可能であるが，心不全を合併するとウィーニングは困難になる．横隔膜神経麻痺の理学所見として，胸式呼吸，頻呼吸，片側胸郭拡張不良が認められる．

心臓術後の無気肺は下葉（特に左下葉S6およびS10）に好発する．肥大した心臓による左下葉の圧迫，仰臥位のため重力の影響による背側への気道内分泌物の貯留，背側の横隔膜運動の制限による下肺野の換気不全，心不全による肺毛細血管透過性の亢進などにより下側肺障害を伴うこともある．

[術後呼吸理学療法]

術直後には心機能が低下し，肺うっ血，肺水腫を発症しやすい．呼吸理学療法が身体的負荷となれば心機能の悪化を招く．さらに体位ドレナージ（排痰法）でも，低酸素血症，不整脈，気管支攣縮，疼痛などを合併しやすい．安静時に比較し，酸素摂取量の大幅な増加が認められ，心筋酸素需要の指標である2重積（収縮期血圧×心拍数）の増加がみられ

る．

　頭低位にすると不整脈が発生しやすい．左胸郭（心臓部）へ軽打（percussion）でも高率に発生する．ペースメーカーを使用している場合は，胸郭に振動や軽打を加えると頻脈を生じやすい．心拍出量の低下がみられる場合やIABP（intra-aortic balloon pumping 大動脈内バルーンパンピング）を施行している場合も，同様に振動や軽打で心電図波形が乱れIABPが同期せず循環動態が不安定になる．このように心臓術後では頭低位による体位ドレナージや胸郭への軽打などが過度になると，疼痛，筋スパスムス，息こらえ，気管支攣縮，不快感を誘発し，呼吸抑制をきたすので愛護的に行うべきである．負担の少ない体位と負荷にならない呼吸介助法を選択すべきである．

　明らかな心不全が診断されれば，呼吸理学療法は禁忌である．心不全は，頭低位，体位変換，咳嗽，気管吸引，疼痛により誘発されやすく，呼吸理学療法はカテコールアミンで心不全を改善してから施行すべきである．気管吸引では低酸素血症，頻脈，不整脈が高率に起こるので，心電図モニター，パルスオキシメータのモニターが必須である．もちろん，重症不整脈やショックにも呼吸理学療法は禁忌である．

　術後には心機能が抑制されているので，胸腔内圧上昇による静脈還流障害が致命的な低血圧や頻脈をきたすことがある．上述した呼吸介助法や蘇生バッグ加圧による陽圧深呼吸，バッキング，息こらえは過度にならないよう注意し，施行時は必ず心電図，動脈圧，パルスオキシメータなどをモニタリングしつつ施行する．

　術後の中枢神経障害は，よく経験する合併症である．脳梗塞，脳出血，脳浮腫などがみられる．原因は左心房内血栓が遊離して生じた脳梗塞，体外循環中の脳灌流圧低下，空気塞栓，出血傾向，低酸素症などが原因として頻度が高い．麻酔からの覚醒遷延，異常反射，痙攣などで気づかれる．術後は麻酔の影響や鎮痛鎮静薬のため意識レベルが低下し，しばしば中枢神経障害の発見が遅れる．意識レベル，対光反射，健反射，四肢の運動などのチェックも怠ってはならない．

術後呼吸理学療法実施上の注意点

　呼吸理学療法の実施にあたって注意すべき点は多い．呼吸運動にのみ注意を向けるのでは，安全な呼吸理学療法は行えない．心電図，血圧，心拍，酸素飽和度，呼吸数，自覚症状の異常を早期に発見できるよう適切なモニタリングが不可欠である．人工呼吸器の作動状況の把握も重要である．重症患者では気管内吸引，咳嗽，体位ドレナージ，他動運動でも低酸素血症を招くので，パルスオキシメータの装着は必須である．さらに，呼気二酸化炭素モニターや換気モニターは異常の早期発見に有効で，呼吸理学療法にも有用な所見が提供される．

特に，体位変換では，循環動態や肺酸素化能が急激に変化する可能性があるので，疾病や病態によって禁忌とされる体位は正確に把握しなければならない．不用意な体位変換は呼吸運動や体動を抑制するばかりでなく，気管チューブの圧迫や屈曲，点滴ルートや各種ドレーンの閉塞，抜去などのトラブルを招き，重大な結末を迎える危険性もある．

　呼吸理学療法を円滑に進めるためには，十分なマンパワー（チームアプローチ）によって，慎重に実施することが望まれる．腹臥位，立位ではラインやチューブトラブルが発生しやすいので，必要な人員を確保してから開始する．

　また，疼痛を伴う患者では，鎮痛処置が有効な間に迅速に，疲労や苦痛が蓄積しない範囲で実施することも重要である．さらに，気管挿管に対する苦痛は呼吸理学療法の実施と継続を妨げるばかりか，これをおして実施すると精神的に苦痛を与え，呼吸理学療法や看護への拒否反応や夜間譫妄などの心理的混乱の一因になるので，慎重な対応が求められる．

参考文献
1) 兵庫医科大学呼吸リハビリテーション研究会・編：最新　包括的呼吸リハビリテーション．メディカ出版，2003.
2) 丸川征四郎・編：ICU のための新しい肺理学療法．メディカ出版，2002.
3) Martin L（古賀俊彦・監訳）：臨床の肺生理学．東海大学出版会，1991.

　　　　　　　　　　　　　　　　　　　　　　　　　　　　（真渕　敏・丸川征四郎）

I-3　心臓手術後のリハビリテーション

　他の外科領域のリハビリテーションとは異なり，心臓手術後のリハビリテーションは，急性心筋梗塞や狭心症などの虚血性心疾患や慢性心不全などのリハビリテーションの延長線上で発達してきており，他の外科手術後リハビリテーションとは一線を画する．しかしながら，急性心筋梗塞後などのリハビリテーションとも多少異なっている．開心術を受けるに至った基礎疾患が虚血性心疾患である場合，心筋梗塞巣の修復過程の理解に基づいたプログラムであることや長期臥床・長期入院による弊害防止，冠危険因子是正による2次予防等が目的である点では同様であるが，手術を受けたことに関する精神的な問題，グラフト開存に関する問題など，開心術独特の問題が存在する．また，基礎疾患が心臓弁膜症の場合は，術前から存在する心不全状態の改善が主たる目的であり，この意味ではむしろ慢性心不全に対するリハビリテーションに類似している．

　心臓手術後のリハビリテーションについては，1996年厚生省（当時）研究班（班長：斉藤宗靖）のガイドライン[1]に続き，2002年には日本循環器学会から「心疾患における運動療法」に関するガイドライン[2]も発表され，その中で，心臓手術後リハビリテーションはかなり具体的に示されている．また，診療報酬の面でも整備されつつあり，1988年に発症3カ月以内の急性心筋梗塞に対して，心疾患理学療法料として335点が設定された．1992年には心疾患リハビリテーションと名前が変わり，1996年の改定で530点となった．この時に対象疾患の一つとして心臓手術後が加わり，期間も術後6カ月まで延長された．現在は一日550点算定が可能である．しかし，心臓手術後のリハビリテーションを算定するには心疾患リハビリテーションの承認施設であることが必要となってくる（表1）．そのため心臓手術後のリハビリテーションが必要と感じている施設は多いようだが実際算定している施設は少ないと報告されている[3]．

　このように，外科領域にあって心臓手術のリハビリテーションはきわめて異質であり，心疾患リハビリテーションとともに歩んできた結果，進んだ一面ももっている．ここでは，1996年[1]，2002年[2]のガイドラインを参考に，冠動脈バイパス術を中心として我々の実践・経験をふまえた具体的方法を述べる．

表1　心疾患リハビリテーションの施設基準

1. 特定集中治療室管理もしくは救命救急入院の届け出を受理されており，当該治療室が心疾患リハビリテーションの実施上生じた患者の緊急事態に使用され得ること．または，循環器科もしくは心臓血管外科を標榜する保健医療機関であって，当該診療科の医師が常時勤務しており，緊急手術や緊急の血管造影検査を行える体制が確保されていること．この場合，緊急の事態の発生を回避するため，当該療法は専任の医師の監視下に行われるものである．
2. 当該療法を行うために必要な次に掲げる装置・器具を専用トレーニングルームに備えている．
   ①酸素供給装置
   ②除細動器
   ③心電図モニター装置
   ④ホルター心電図
   ⑤トレッドミル
   ⑥エルゴメーター
   ⑦血圧計
3. 担当の医師および担当の理学療法士または看護師がそれぞれ1人以上配置されており，医師1人あたりの患者数は1日15人程度が望ましい．ただし，配置理学療法士については回復期リハビリテーション病棟の常勤理学療法士との兼任はできない．

2004年4月改定内容
厚生労働省

[用語解説]

どちらの人工弁の方がいいの？　―機械弁 VS 生体弁―

弁膜症の患者に行う手術としては，人工弁置換術が最も一般的だが，人工弁にもいろいろな種類がある．機械弁は，金属や炭素を使って作られた弁で，耐久性は群を抜いて優れている．しかしながら，血栓弁や塞栓症の合併症を起こさないように，ワーファリンという薬を毎日一生涯服用しなくてはいけない．一方，生体弁は，豚や牛などの弁や心膜を使って作られたもので，ワーファリンなどの抗凝固剤を服用する必要はないものの，耐久性は平均10～20年といわれており，若年者では再手術を必要とする．このため，日本では，妊娠，出産する可能性のある女性や高齢者に主として用いられている．近年，生体弁の耐久性が著しく向上し，再手術も安全に行えるようになったため，米国では抗凝固剤内服に縛られない生体弁を選択する患者が多くなってきており，生体弁置換術は過半数を優位に超え，その割合は年々増えている．一方，日本では，生体弁が普及してきているというものの，未だ機械弁を選択する患者の方が多い．日本は国民皆保険で薬を安価に入手でき，どんな地域でも抗凝固剤を処方，コントロールできる病院があるとういう恵まれた環境が，その一因かもしれない．あなたが選ぶとしたら，どちらの人工弁にしますか？

進歩する冠動脈バイパス術

冠動脈バイパス術は，狭窄病変の末梢側の冠動脈に，下肢の静脈グラフトや内胸動脈グラフトを吻合して血液が心筋によく流れるようにする手術で，30年前に確立した術式だが，10年ぐらい前から胸骨を正中切開せず，肋間をわずかに開けて行う術式（MIDCAB：ミッドキャブ）や体外循環を用いないで行う術式（OPCAB：オプキャブ）が盛んに行われるようになってきた．この術式によって高齢者や透析患者の脳合併症は軽減し，早期に回復するようになった．特にOPCAB手術は，冠動脈を固定する道具（スタビライザー）や心臓を脱転させて心臓の裏の血管を露出させる道具（ポジショナー）が進歩し，普及したこともあり，日本では，主流の術式になりつつある．さらには，胸に小さな穴を開けて手術をする内視鏡下手術もでてきた．1999年にはロボットを用いた内視鏡下冠動脈バイパス術も成功し，ロボット手術時代の到来かと思われたが，冠動脈吻合技術の難しさやロボットが高額であるため普及するには至っていない．この分野の進歩は著しく，今後も目を離すことができない．

心臓手術後リハビリテーションの目的

WHOの定義によると，心臓病患者のリハビリテーションとは「患者が可能な限り，良好な身体的・精神的・社会的状態を確保するのに必要な行動の総和であり，患者自身の努力により社会生活・地域生活において，できる限りまともな地位を確保することである」と定義している[4,5]．言い換えれば，疾病の進行を阻止し，身体機能の向上，心理的・精神的安定の回復と維持を図り，生活を価値あるものへと変えていくことである．

また，開心術後1週間目からの有酸素運動は，安全かつ感染の憎悪や死亡率を増加させることなく施行でき，バイパスの開存率を改善すると報告されている[6]．

冠動脈バイパス術後のリハビリテーションは，最大酸素摂取量，心拍数，201Tlのuptake[7]，換気量―二酸化炭素排出量関係，最高酸素脈[8]などの運動耐容能を改善し，冠危険因子である収縮期及び拡張期血圧[9]，喫煙率[9]，中性脂肪[10]，HDLコレステロール[10]，総コレステロール[11]，血糖値・インスリン抵抗性[12]なども改善すると報告されている．また，その結果として，グラフト開存率の改善[6]や再入院の回数が減じ，入院時医療費が削減できる[13]といわれている．2002年ガイドライン[2]でも，表2のごとく身体効果が示されている．

表2 運動療法の身体効果

項　目	内　容	ランク
運動耐容能	最高酸素摂取量の増加	A
	嫌気性代謝閾値増加	A
症状	心筋虚血閾値の上昇による狭心症発作の軽減	A
	同一労作時の心不全症状の軽減	A
呼吸	最大下同一負荷強度での換気量減少	A
心臓	最大下同一負荷強度での心拍数減少	A
	最大下同一負荷強度での心仕事量（二重積）減少	A
冠動脈	冠狭窄病変の進展抑制，軽度の退縮	B
	心筋灌流の改善	B
	冠動脈血管内皮機能の改善	B
中心循環	最大動静脈酸素格差の増大	B
末梢循環	安静時，運動時の総末梢血管抵抗減少	B
	末梢動脈血管内皮機能の改善	B
骨格筋	ミトコンドリアの増加	A
	骨格筋参加酵素活性の増大	A
	骨格筋毛細管密度の増加	A
	II型からI型への筋線維型の変換	A
冠危険因子	高血圧，脂質代謝，糖代謝の改善	B
自立神経	交換神経緊張の低下	A
	圧受容体反射感受性の改善	B
血液	血小板凝集能低下	B
	血小凝固能低下	B
予後	冠動脈性事故発生率の減少	A
	心不全憎悪による入院の減少	B(CAD)
	生命予後の改善	B(CAD)

(木之下正彦，他：日本循環器学会1998-1999年度合同研究班：循環器病の診断と治療に関するガイドライン：心筋梗塞二次予防に関するガイドライン．Jpn Circ J 64 (Suppl VI)：1081-1127, 2000. より)

リハビリテーションチーム

　スタッフは図1に示すように各業種から成り立ち，包括的な心臓手術後リハビリテーションが施行できる体制が望ましい．

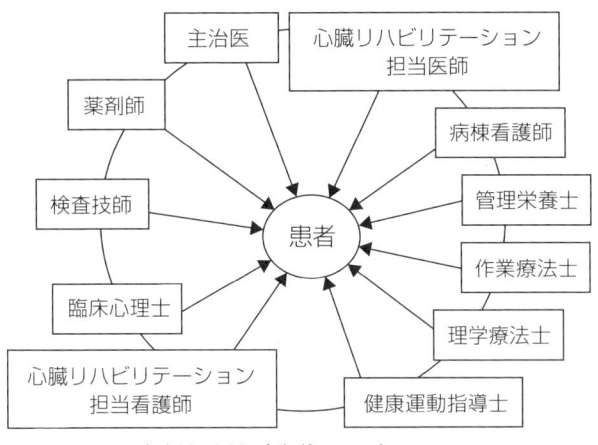

図1 包括的心臓手術後リハビリテーション

心臓手術後リハビリテーションの実際
―冠動脈バイパス術クリニカルパスを中心として―

入院中（図2）
[術前説明]
　目的：術前患者は，術後の自分の状態に対して不安が強い．リハビリテーションのプログラムを経時的に具体的に示すことによって，不安が解消され，術後リハビリテーションをスムーズに開始することができる．
　方法：手術前に術後のリハビリテーションの目的やプログラム内容を具体的に説明する．絵や写真，ビデオなどを用いて説明できればより効果的である．

[患者情報収集]
　目的：プログラム内容の決定や生活指導を行うための重要なデータである．
　方法：手術前の不整脈・心不全・心機能の状態や整形外科的疾患，糖尿病や高血圧などの合併症の有無・喫煙習慣や運動習慣などの生活習慣，手術後の不整脈・心不全・心機能の状態・残存病変などの情報を得ることでプログラムの変更や生活指導の内容を考慮していく．

[プログラム開始時の注意][1)]
①発熱がなく，炎症反応が順調に改善傾向を示していること．
②胸部や大腿部など，創部に炎症所見がないこと．特に胸骨正中切開創に縦隔炎などの所見がないこと．
③体重は術前とほぼ同等，ないしそれ以下になっていることが望ましい．
④ヘモグロビン9g/dl以下では通常の運動療法に若干の変更を要する．9g/dl以上で

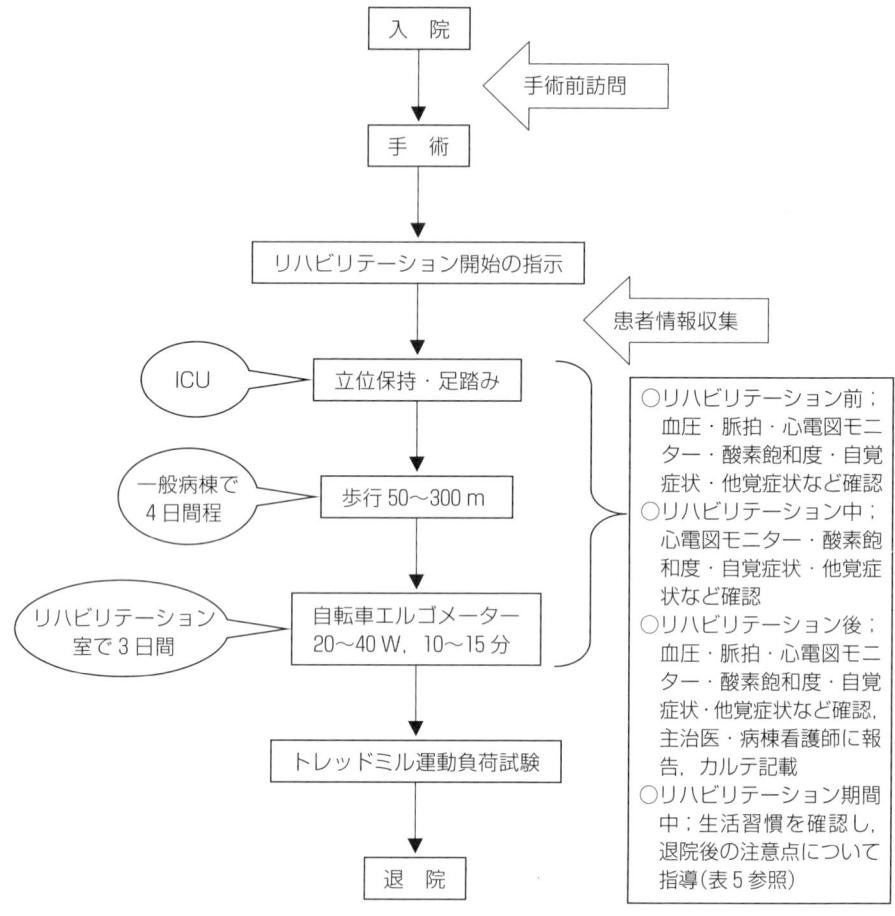

図2 入院中の流れ（康生会武田病院）

```
入院 ← 手術前訪問
 ↓
手術
 ↓
リハビリテーション開始の指示 ← 患者情報収集
 ↓
[ICU] 立位保持・足踏み
 ↓
[一般病棟で4日間程] 歩行50～300m
 ↓
[リハビリテーション室で3日間] 自転車エルゴメーター 20～40W，10～15分
 ↓
トレッドミル運動負荷試験
 ↓
退院
```

○リハビリテーション前；血圧・脈拍・心電図モニター・酸素飽和度・自覚症状・他覚症状など確認
○リハビリテーション中；心電図モニター・酸素飽和度・自覚症状・他覚症状など確認
○リハビリテーション後；血圧・脈拍・心電図モニター・酸素飽和度・自覚症状・他覚症状など確認，主治医・病棟看護師に報告，カルテ記載
○リハビリテーション期間中；生活習慣を確認し，退院後の注意点について指導（表5参照）

も貧血の改善傾向を確認する．

⑤術後1週間程度から心膜液が貯留する例があり，運動療法に支障のないものであることを確認する．

⑥一時的ペーシングワイヤーの留置やペーシング自体はリハビリテーションの禁忌とはならない．

［メディカルチェック・カルテ記入］

目的：手術侵襲のため心機能は術直後低下する．その後，心臓修復の効果もあいまって回復してくる．プログラムの進行を行うにあたり，このように刻々と変化する心臓の状態を把握することは重要であり，適時メディカルチェックが必要である．また，プログラム状況をカルテ（図3）に記載することにより，どのスタッフも状況把握をすることができ包括的心臓手術後リハビリテーションにつながる．

表3 冠動脈バイパス術後リハビリテーションプログラム
（康生会武田病院）

ステージ	訓練内容
1	立位・足踏み
2	50 m
3	100 m
4	200 m
5	300 m
6	自転車エルゴメーター 20W 10分間
7	自転車エルゴメーター 30W 15分間
8	自転車エルゴメーター 40W 15分間
9	トレッドミル運動負荷試験

方法：プログラム進行前後に血圧・脈拍・自覚症状・他覚症状（必要に応じて心電図モニタリング，酸素飽和度）を確認する．プログラム進行中にも必要に応じて上記の内容を確認する．問題点が生じた場合には心臓リハビリテーション担当者から主治医・病棟看護師に連絡をとれるシステムづくりが必要である．終了後にはプログラム進行状況を心臓リハビリテーション担当者から主治医や病棟看護師に報告して，カルテ（図3）にも記載する．

［プログラム内容］

我々の冠動脈バイパス術後クリニカルパスのプログラムを一例として紹介する（表3，図4）．術後1日目から行い，術後10～14日間で退院できるプログラムとした．2002年日本循環器学会「心疾患における運動療法」に関するガイドライン中の開心術後リハビリテーションプログラム（表4）[2]と比較して，かなり早い設定になっているが，術後2週間で身のまわりのことが自分でできる程度の運動能力を目指して作成した．しかし，高齢者や糖尿病患者が増加する現状では，筋力の低下や創部の治癒遅延などスムーズにプログラムの進行を行えない場合も多いと考えられる．また，冠動脈バイパス患者は術後の心房細動や創部痛によるプログラムの障害も考えられるため，状況に応じたプログラム変更も重要である．

［患者教育］

目的：近年，入院期間は短縮傾向にあるため，生活指導不足や患者不安がみられる．指導内容を簡潔かつ的確にまとめて，患者に十分理解してもらう必要がある．

方法：表5に示す指導のポイントを，日々のリハビリテーションに適時もりこむ．クリ

時間 #	内容	時間 #	内容	
				術後1日目 WBC RBC Hb Ht Pl Na K Cl BS BUN Cre T.Bil GOT GPT LDH CPK AMY TP ALB CRP CPK-MB
		術前体重： kg 体重： kg （前日比： kg）		

術後1日目		
処置	□抜管（ ： ） → □発声確認 ◇吸入（ ）（ ）（ ） □NGチューブ抜去（ ： ）□ガーゼ交換 □S/G・Vシース抜去（ ： ） □IVH抜去（ ： ） □Aライン抜去（ ： ） ◇ヘパロック（ライン： ）（ ）（ ）（ ）	
点滴・注射	・ホスミシンS 1g ⎫ DIV 　5%ブドウ糖 50ml ⎭ （ ・ ・ ） ・ザンタック1A iv 　　　　　　　　　　（ ・ ・ ）	・パンスポリン 1g ⎫ DIV 　5%ブドウ糖 50ml ⎭ （ ・ ・ ） ・ソルダクトン 1A iv 　5%ブドウ糖 10ml （ ・ ・ ）
検査	採血（深夜/印） 痰培（深夜/印） 胸部レントゲン（印） UCG（印） 酵素採血 （時間/印 ） 12chECG（時間/印 ） □体重測定	
排泄	バルンカテーテル（抜去可） □バルンカテーテル抜去（ ： ） □自尿確認（ ： ） □尿器・ポータブルトイレ設置	
栄養・内服	絶食 抜管後3時間後より氷片のみ → ムセなければ飲水可 （ ）から食事あり （ ）から内服開始	
心臓リハビリ	立位・足踏み 実施時間（ ： ～ ： ） 時間／血圧／脈拍／SaO₂／自覚症状／印／特記事項 印	
清潔	□全身清拭 陰部洗浄 □病衣・ドロシーツ交換 □下着着用 ◇洗面（ ）（ ）（ ）	
教育・指導	□深呼吸・排痰指導 □ナースコールの設置と説明	
バリアンス	有（コード： ）・無／印 有（コード： ）・無／印 有（コード： ）・無／印	

図3 記録用紙（康生会武田病院）

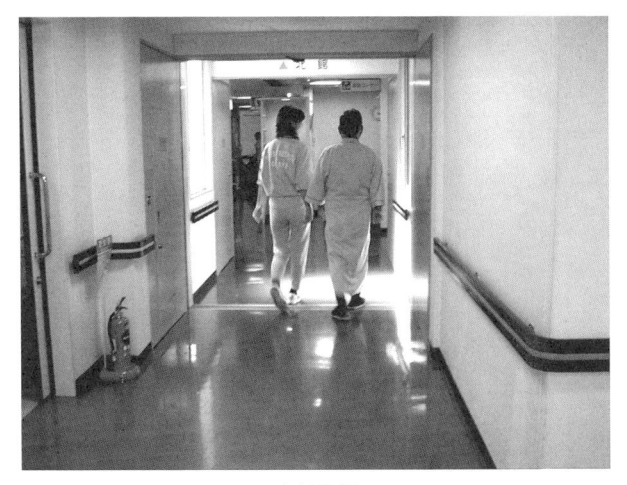

病棟歩行

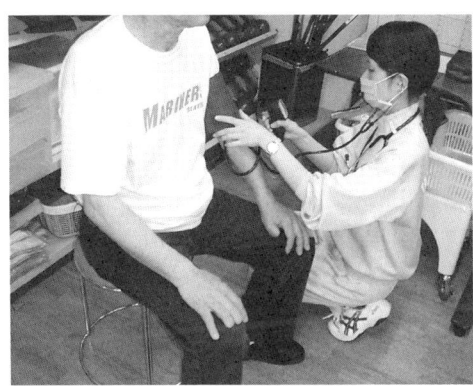

血圧測定 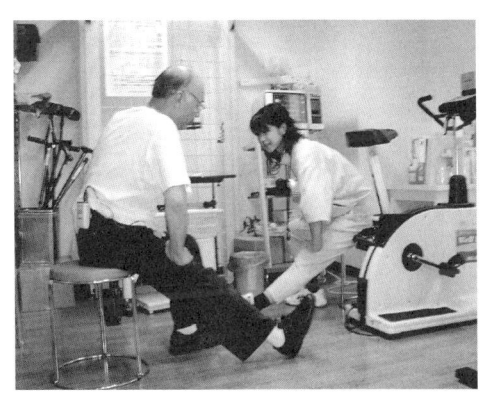　　　　　　　　　準備体操

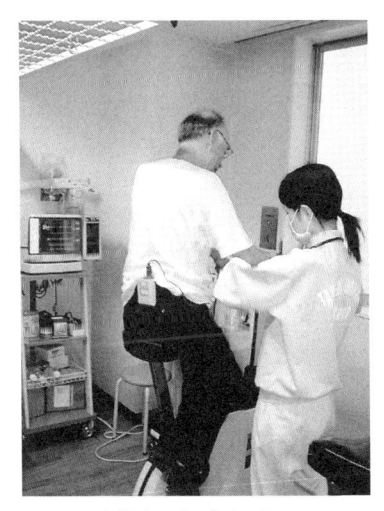

自転車エルゴメーター

図4　心臓手術後リハビリテーション風景（康生会武田病院）

第Ⅰ部　外科領域のリハビリテーション

表4　心筋梗塞・開心術後急性期のリハビリテーションプログラム

ステージ	病日(3週間)	病日(2週間)	リハビリテーションの場所	運動負荷検査など	リハビリテーション活動（病棟内動作）	リハビリテーション活動（運動療法）	看護・ケア	食事	娯楽
Ⅰ	1~3	1~2	CCU・ICU	自動座位負荷 立位負荷	臥位・安静 受動座位 自分で食事		全身清拭	水分のみ 普通食（半分）	テレビ・ラジオ可
Ⅱ	4~6	3	CCU・ICU		座位自由 歯磨き	ベッドに座って足踏み	立位体重測定 介助洗髪		
Ⅲ	5~7	4	一般病棟	30~50m歩行負荷	セルフケア 病棟内自由 室内便器使用	ベッドから降りて室内歩行	検査は車椅子		新聞・雑誌可
Ⅳ	6~8	5~6	一般病棟	100~200m歩行負荷	トイレ歩行可		検査は介助歩行	普通食	
Ⅴ	7~14	6~7	一般病棟	（心肺）運動負荷試験 —運動強度設定—	病棟内自由	監視型運動療法（ATレベルまたは最大負荷の40~60%強度）			
Ⅵ	15~16	8~10	運動療法室	必要に応じ運動強度の再設定	シャワー可				ロビーで談話
Ⅶ	17~21	11~14	運動療法室	（心肺）運動負荷試験 —評価—	入浴可	退院指導（運動・食事・服薬・生活・復職・異常時の対応など）			

（木之下正彦, 他：日本循環器学会1998-1999年度合同研究班：循環器病の診断と治療に関するガイドライン：心筋梗塞二次予防に関するガイドライン．Jpn Circ J 64 (Suppl Ⅵ)：1081-1127, 2000. より）

表5　患者教育

《心臓リハビリテーション担当者・病棟看護師が指導》
・心筋梗塞とは
・日常生活の注意点について
　入浴，排泄，嗜好品（タバコ，飲酒，カフェインなど），内服，活動など
・発作時の対処について
・運動療法について
・食事療法について
・薬について

ニカルパスに組み入れたり，独自の生活指導冊子などを作成することにより詳細な指導が可能となる．また，カルテに指導した内容や患者の理解度を記入しておくと，どのスタッフにも指導の有無や理解度の確認をすることができ，再指導も容易となる．

外来のリハビリテーション（図5）

入院期間の短縮化が進み，患者は疾患や二次予防について十分に理解できない状態で退院することが予想される．また，胸部正中創の疼痛やグラフト採取による下肢や前腕の浮腫・疼痛などが未だ強い状態で早期退院となるため，在宅療養中は活動量の低下や精神的不安定が続くこともある．そのため，退院後も運動指導などの生活指導を行う必要があるが，現在の外来診療では各患者に応じた詳細な生活指導をすることは難しく，外来での心臓手術後のリハビリテーションが重要となってくる．開始前の説明としては，患者の交通機関や生活状況などを考慮し，回数や時間設定，外来のリハビリテーションに参加するまでの運動療法や体調不良時は休息をとることや外来受診の必要性の説明を行う．

［メディカルチェック］

目的：入院中の患者の状況変化は病棟の看護師などにより知ることができるが，退院後は生活習慣が変化しており，状況変化の把握は，患者自身からの情報のみである．したがって，さらに注意深く情報収集する必要がある．

方法：プログラム進行前には血圧・脈拍・心電図モニタリング・体重・内服状況・日常生活状況・自覚症状・他覚症状などを確認する．プログラム進行中も脈拍・心電図モニタリング・自覚症状・他覚症状や必要に応じて血圧などを確認する．終了後は血圧・脈拍・心電図モニタリング・自覚症状・他覚症状などを確認する．また，外来診療時に随意時心肺運動負荷試験などを行い，運動量を決めていくことも大切である．

［運動療法］

運動の種目・強度・頻度を2002年ガイドライン[2]より表6に示した．運動負荷試験や運動療法を行う際には，開心術後の胸骨正中切開部に過度の負担をかけないように十分注

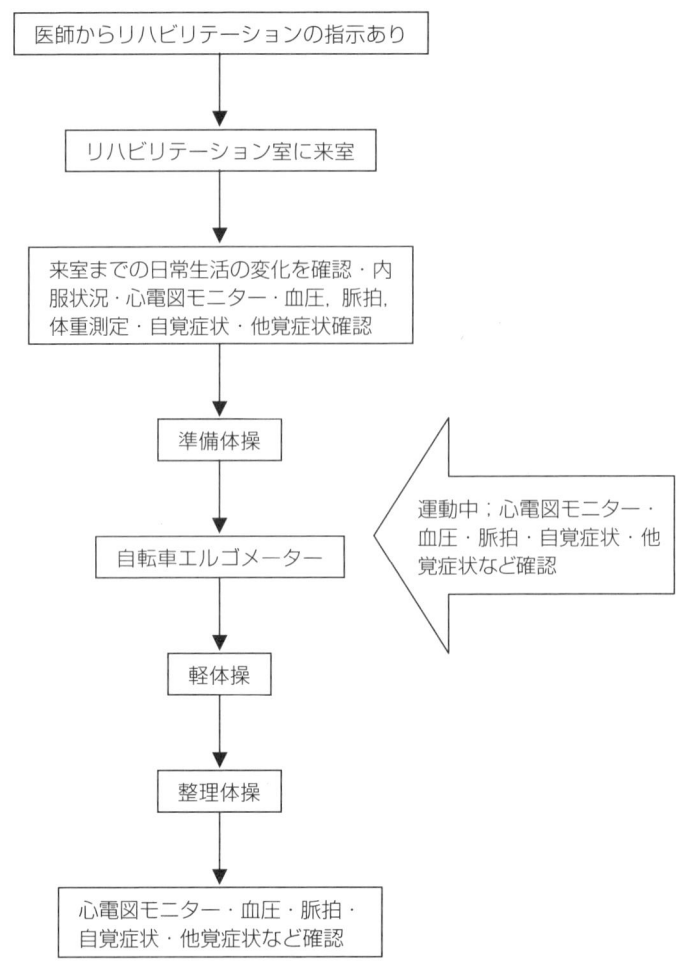

```
医師からリハビリテーションの指示あり
        ↓
リハビリテーション室に来室
        ↓
来室までの日常生活の変化を確認・内
服状況・心電図モニター・血圧,脈拍,
体重測定・自覚症状・他覚症状確認
        ↓
準備体操
        ↓
自転車エルゴメーター  ← 運動中;心電図モニター・
        ↓              血圧・脈拍・自覚症状・他
軽体操                 覚症状など確認
        ↓
整理体操
        ↓
心電図モニター・血圧・脈拍・
自覚症状・他覚症状など確認
```

図5 外来リハビリテーションの流れ（康生会武田病院）

意する必要がある．また，術後は安静時でも心拍数が速い反面，心拍応答の低下から運動負荷による心拍数の増加が少ない．適正な運動量を設定するにあたっては，このことを十分考慮する必要がある．また，脈拍に影響を及ぼすβ遮断薬やジギタリスなどの服用の有無もチェックする必要がある．

海外の心臓手術後リハビリテーション
　　—オーストラリアの場合—

　オーストラリアで心臓手術とその術後管理を2年あまり研修する機会があった．欧米での心臓リハビリテーションの一端を紹介する．

表6 運動の方法

	有酸素運動	レジスタンストレーニング
種目	自転車エルゴメーター・トレッドミルなど	等速度性運動
強度	多段階運動負荷試験やランプ負荷試験での設定 　心肺運動負荷試験の使用可能な施設は嫌気性代謝閾値（AT）近傍（最大運動能力の50～70％）で行う Karvonen法での設定 　｛予測最大心拍数（220－年齢）－安静時心拍数｝×（0.4～0.6）＋安静時心拍数 ※Karvonen法は開心術後1カ月以降に用いる方が安全である	8～10種目をリズミカルに行う（開心術後3カ月間は1kg以上の負荷はさけるようにする）
頻度	週2～3回（各施設の状況に応じて在宅での運動を含み，行っていくこともよい）	

(木之下正彦，他：日本循環器学会1998-1999年度合同研究班：循環器病の診断と治療に関するガイドライン：心筋梗塞二次予防に関するガイドライン．Jpn Circ J 64 (Suppl VI)：1081-1127, 2000. より改変)

王立ホバート病院（タスマニア州立大学付属病院）心臓胸部外科のリハビリテーション（図6）[14]

　心臓手術患者の入院日数は通常8日間で，前週金曜日の午前中に心臓胸部外科外来を受診し，診察，検査を行う．また，外来リハビリテーション看護師からパンフレットやビデオで説明がある．手術前日に入院し，さまざまな職種と同様に担当する理学療法士が診察し，術後のリハビリテーションについて説明する．術後1日目は，4回，術後2, 3日目は2回の理学療法を行い，術後4日目以降は必要に応じて作業療法士（職業訓練士）が作業療法を行う．

オースチン病院（メルボルン大学付属病院）心臓外科の早期退院プログラム（図7）[15]

　オースチン病院でも通常術後1週間で退院するが，1993年から，表7に示す一定の基準を満たす心臓手術患者を術後4日目に退院させるプログラムを試みている．術後1日目に集中治療室から一般病棟のステップダウン部屋へ移った段階で，早期退院プログラムを担当している熟練看護師と心臓外科医とが相談して適応を決める．退院前に十分な説明が本人と家族に行われた後，術後4日目に退院する．術後5日目と6日目は，早期退院プログラム担当看護師が電話で状態を確認し，術後7日目に患者宅を訪問し，診察，メディカル

第Ⅰ部　外科領域のリハビリテーション

理学療法　←──── 理学療法士
　　　　　←---- 職業訓練士

第1病日　第2病日　第3病日　第4病日　第5病日　第6病日　第7病日　第8病日

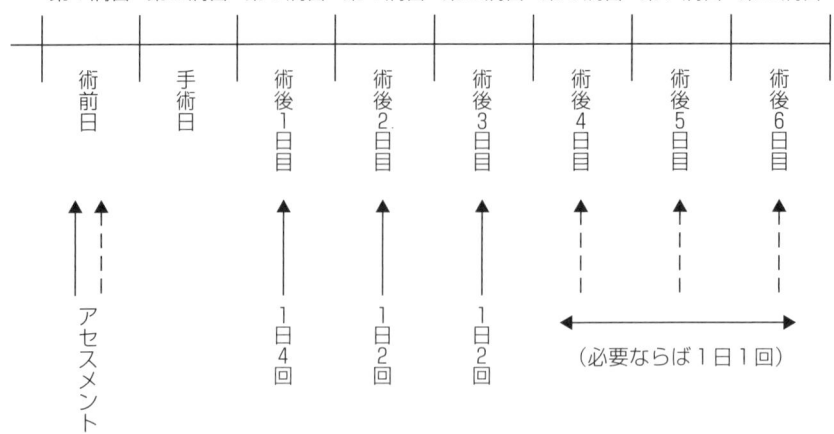

術前日　手術日　術後1日目　術後2日目　術後3日目　術後4日目　術後5日目　術後6日目

アセスメント　　　1日4回　1日2回　1日2回　（必要ならば1日1回）

図6　王立ホバート病院心臓胸部外科早期退院プログラム

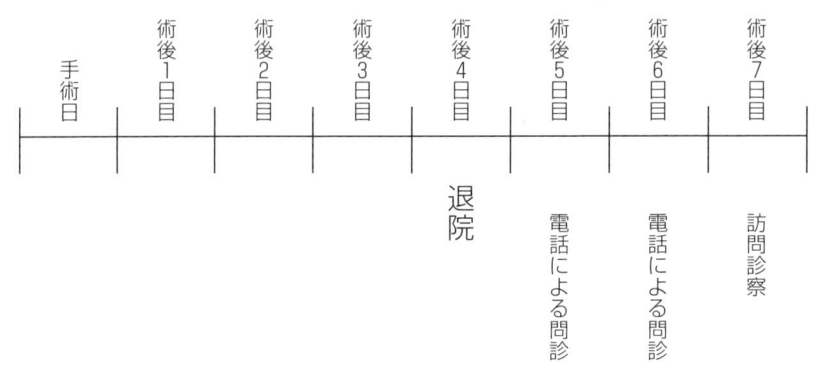

手術日　術後1日目　術後2日目　術後3日目　術後4日目　術後5日目　術後6日目　術後7日目

退院　電話による問診　電話による問診　訪問診察

図7　オースチン病院早期退院プログラム

表7　オースチン病院（メルボルン大学付属病院）早期退院プログラム適用基準

- 不整脈がない
- 創傷治癒良好
- 肺機能の改善
- 平均的な運動能
- 酸素飽和度90％以上
- 発熱なし
- 痛みがコントロールされている
- 早期退院に納得している
- 一人暮らしではない
- 電話が利用できる
- 訪問する看護師が1時間以上で行ける地域の居住者
- 同居介護者が早期退院に納得している

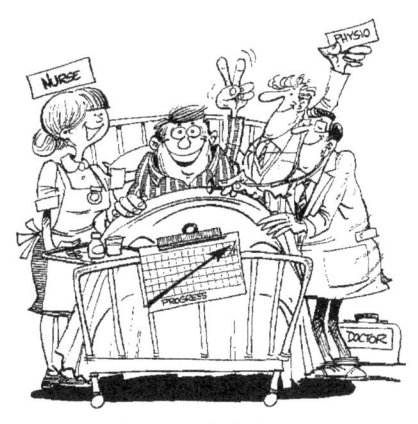

図8 ホバート病院での術後管理ガイドラインより

チェック，創部確認および問診を行い，問題がなければかかりつけ医師にその後のフォローアップを委ねる．1993年から1995年の早期の検討では，全患者の45％に適応され，満足度や不安度などの主観アンケート調査でも通常退院より良好な結果であった．1997～1998年でも50％の患者に適応されており平均入院日数は7日台まで短縮された．

日本と欧米の心臓手術リハビリテーションの違い

心臓手術の周術期管理は日本と比較しても大差はない印象であったが，その後の回復期に歴然とした差を感じた．図8はホバート病院での術後管理ガイドラインの挿絵だが，患者を取り囲んでいるのが医師，看護師とさらにPHYSIO（理学療法士や作業療法士）であることに注目してほしい．他の職種も患者にさまざまに関与するわけだが，理学療法部門は医師や看護師に匹敵する大きな立場である．機能回復のうえでの看護師の役割は日本となんら変わらないが，さらに機能回復を促進する原動力は理学療法士らである．彼らは独立して患者に関わるが，時に医師や看護師に助言して相談にのる．退院後リハビリテーションにも関与し，リハビリテーション看護師が地域のリハビリテーションのネットワークに連絡をとりながら患者の指導にあたる．日本では，未だそこまでのシステムが確立されていないのが現状である．この領域での量的，質的充実を切に希望する．

まとめ

術前後で心肺機能があまり変化しない他の外科疾患と異なり，心臓手術はダイナミックに心肺機能が変化する．それは，心臓手術の内容，心機能，術後の時期によっても変わってくる．プログラムを進めていくうえで，このことを十分理解し安全で効率よいリハビリテーションをめざしてほしい．心臓リハビリテーションは新しい学問であり，その研究は始まったばかりである．また，日本では心臓手術後リハビリテーションを行っている施設

は未だ少なく[3]，欧米と比べてかなり遅れをとっている．これからリハビリテーションに取り組んでいこうとする若い諸君の健闘を大いに期待する．

文献
1) 齋藤宗靖，他：厚生省循環器病委託研究5公-3『循環器疾患のリハビリテーションに関する研究』班：『循環器疾患のリハビリテーションに関するガイドライン』(1994年～1996年度報告)，1996.
2) 木之下正彦，他：日本循環器学会1998-1999年度合同研究班：循環器病の診断と治療に関するガイドライン：心筋梗塞二次予防に関するガイドライン．Jpn Circ J:64 (Suppl VI):1081-1127, 2000.
3) 小山照幸，他：心臓術後心臓リハビリテーションの現状と課題—外科医の立場から—．心臓リハビリテーション 6:91-93, 2001.
4) World Health Organization Technical Report Series 270: Rehabilitation of patiens with cardiovascular disease. Report of a WHO Expert Committee, 1964.
5) WHO Working Group: Program for the physical rehabilitation of patients with acutemyocardial infarction. Frieburg/Br March, 1968.
6) Dubach P et al: Optimal timing of phase II rehabilitation after cardiac surgery. The cardiologist's view. Eur Heart J 19 Suppl 0:035-037, 1998.
7) Froelicher V et al: A randomized trial of the effects of exercise training after coronary artery bypass surgery. Arch Intern Med 145:689-692, 1985.
8) Adachi H et al: Short-term physical training improves ventilatory response to exercise after coronary arterial bypass surgery. Jpn Circ J 65:419-423, 2001.
9) Hedback BE et al: Cardiac rehabilitation after coronary artery bypass grafting: effects on exercise performance and risk factors. Arch Phys Med Rehabil 71:1069-1073, 1990.
10) Agren B et al: Improvements of the lipoprotein profile after coronary bypass surgery: additional effects of an exercise training program. Eur Heart J 10:451-458, 1989.
11) Hoad NA: Management after coronary by-pass graft surgery: a rehabilitation course induces life style changes which may improve long term graft survival. J R Army Med Corps 135:135-138, 1989.
12) Dylewicz P et al: Beneficial effect of short-term endurance training on glucose metabolism during rehabilitation after coronary bypass surgery. Chest 117:47-51, 2000.
13) Ades PA et al: Cardiac rehabilitation participatiom predicts lower rehospitalization costs. Am Heart J 123:916-921, 1992.
14) Clnical pathways in the Royal Hobart Hospital. personal communication.
15) Kim Lumsden: Day four discharge after cardiac surgery: I'd like to see that! Early discharge program in cardiac surgery at the Austin and Repatriation medical center. peronal communication.

（山中一朗・村上里美）

I-4　血管手術前後のリハビリテーション

　血管疾患の中で治療手段として手術を要するものには，大動脈瘤，大動脈解離，末梢血管疾患（末梢動脈疾患・末梢静脈疾患），肺血栓塞栓症などがある．その中でも，リハビリテーションの対象となる代表的なものとして，大動脈瘤・大動脈解離に対する人工血管置換術後が挙げられる．日本胸部外科学会の全国調査によると，本邦における胸部および胸腹部大動脈瘤ならびに大動脈解離に対する手術数は，1993年は年間2,447例であった[1]が，2002年には7,036例[2]と，この10年間に急速に増加していた．これは，患者数の増加のみならず，超音波検査，CT，MRなどの検査機器の普及による発見率の増加，脳・脊髄保護法や体外循環法などの進歩や，術中出血量の減少などによる手術成績の向上により，ハイリスク症例に対しても積極的に手術が行われるようになったことなどが原因といえよう．

　対象患者の高齢化，術前・術後の障害像の多様性などから，大血管手術前後におけるリハビリテーションは重要な位置を占めている．ここでは，大動脈瘤，大動脈解離など大血管手術前後のクリニカルパス，リハビリテーションの実際およびリハビリテーション関連領域について概説する．

大血管手術におけるクリニカルパス

　従来の血管手術後のリハビリテーションは術後安静期間解除後のデコンディショニング（後述）改善目的で行われてきた．近年では，各施設独自のリハビリテーションプログラムやクリニカルパスの導入によって術前より医療スタッフが積極的に介入し，術後早期離床から早期退院を目指した取り組みが行われている．筆者の勤務する施設では，クリニカルパスの進行は医師，看護師主導で行われており，理学療法士は，術前・術後合併症重複例やクリニカルパス逸脱例に対応している．

手術前管理について（緊急手術を除く）
　術前には，瘤破裂予防として血圧コントロールが最も重要である．血圧の日内・日差変動や，体動に伴う血圧変動のチェックを行うことで，過度な血圧上昇を回避する．胸部大動脈瘤であれば胸背部症状，腹部大動脈瘤であれば腹部症状を観察する．また，胸部大動

脈瘤の場合には，瘤の圧迫による反回神経麻痺（嗄声，嚥下障害）に対する観察が必要である[3]．

手術後管理について

術後早期には，循環動態および呼吸状態の安定化を図ることが重要となる．上行大動脈置換や弓部置換で正中切開により体外循環を行った場合には，注意深い心肺機能のモニター監視が必要である．下行大動脈置換を左開胸で体外循環を行った場合には，気道出血や無気肺，血胸など呼吸器合併症を伴いやすい．また，胸腹部大動脈瘤で横隔膜を切離した場合には横隔膜運動の制限による換気不全を伴うことがある．急性大動脈解離例や破裂による緊急手術では，術前後ともに血行動態は不安定である．術前から身体的予備能の低下している高齢者では種々の合併症を有している場合が多く，また手術侵襲も大きくなることが多いため術後の管理は重要である[4]．一般的に胸部・腹部大動脈瘤手術の場合には，手術野確保の点から広範囲に開胸・開腹されていることが多く，創部痛やドレーン挿入部の疼痛が血圧上昇をきたす因子となりうる．過度な血圧上昇は人工血管吻合部からの出血の原因ともなるため，目標血圧の設定は重要である．創部痛やドレーン挿入部の疼痛は，深呼吸や有効な咳嗽の制限因子となり，呼吸不全の原因となる．したがって，積極的な鎮痛を図るとともに，呼吸方法の指導や咳嗽時の創部保護を積極的に行う必要がある[3]．

大血管手術前におけるリハビリテーション

緊急手術の場合のみならず，待機的手術例の場合にも術前には降圧療法が行われており，主治医により許可された安静度以上の運動負荷は病態の進行をきたす恐れがあることから，リスク管理上，積極的なリハビリテーションの実施や理学療法士の介入が困難な場合が多い．待機的手術例で，脳血管障害や整形外科的疾患の既往がある場合などには，後述のような厳重な血圧管理のもとに関節可動域・筋力・日常生活活動（activities of daily living：ADL）の維持もしくは改善目的で理学療法を行う．

手術前血圧管理

待機的手術の場合には，血圧上昇に伴う瘤破裂や偽腔拡大を防ぐ目的で降圧療法が行われ，おおむね収縮期血圧100～130 mmHgがコントロール範囲とされている．なお，心拍数に関しては120 bpmが上限とされている．この時期に理学療法士が介入する場合には，安静度の確認とともに収縮期血圧の上限値を把握した上で運動機能や動作能力の評価を行い，急激な，あるいは持続的な血圧上昇を回避しうる日常動作の指導が必要となる．したがって，腹筋群の収縮を伴うブリッジ動作や持続的な下肢伸展挙上（straight leg rising：SLR）のような最大運動機能・能力の直接評価は避けるべきであり，患者・家族への問診

にとどめる.

大血管手術後患者の特性

術直後の患者は臥床状態にあることが多く,これが以下に述べるようなさまざまな問題を引き起こしうる.

[安静臥床の及ぼす影響]

日常生活におけるさまざまな活動は,生理的・身体的機能を維持する上で重要な役割を果たしている.長期間に及ぶ臥床状態は,こうした機能維持刺激を減少させる.安静臥床は,各種病態や重症度に応じて適切に行われれば重要な治療手段の一つとなりうるが,その反面,臥床期間の長期化などで,さまざまなデコンディショニング(次項参照)を引き起こす[5].

[デコンディショニング]

デコンディショニングとは,安静臥床や活動制限などに起因した身体の生理的な変化を指す.すなわち,日常生活における諸活動への非適応状態のことである.デコンディショニングによる身体的・精神的機能への影響[6]を表1に示す.また,術後患者のデコンディ

表1 デコンディショニングの影響

・運動能力の低下
・心拍数反応の低下
・血圧調節の障害
・骨格筋量・筋力の低下
・呼吸機能の低下
・窒素・カルシウムの負バランス
・循環血液量・血清蛋白の減少
・心理的障害(不安,抑うつ)

(後藤葉一:心臓リハビリテーションとは.HEART nursing 11:16-20, 1998. より改変)

表2 デコンディショニングを規定する因子

・元来の運動生理学的機能
・疾患の重症度
・手術侵襲の程度
・創部痛
・術前・術後の安静臥床期間
・合併症の有無
・貧血の程度
・栄養状態 など

(松尾善美:胸部外科術前後のコンディショニング.理学療法 19:1203-1210, 2002. より改変)

ショニングを規定する因子[7]を表2に示す．

［手術後疼痛の及ぼす影響］

　大血管手術後患者は，胸骨正中切開，左開胸，後腹膜アプローチなどの到達法による手術侵襲を受けており，術後早期には創部痛を訴えることが少なくない．創部痛自体が運動制限の原因となりうるため，薬剤の使用も含めて，疼痛を早期に軽減する方法を検討する必要がある．

大血管手術後におけるリハビリテーション

［情報収集および評価］

　緊急手術の場合はもちろんであるが，待機的手術の場合でも術前から理学療法士が介入できることは必ずしも多くない．手術後，介入可能となった際にはさまざまな情報を把握しなければならない．大血管術後に必要な情報収集項目[8]を表3に示す．

［リハビリテーションの実際］

　通常，クリニカルパスに沿う内容で全身調節運動を行う．しかし，術前から何らかの運動機能障害を有している症例，高度のデコンディショニングを呈している症例，脳血管障害や脊髄障害などの合併症例，遷延する低栄養状態などからクリニカルパスを適用できない症例も存在する．これらのクリニカルパス逸脱例に対するリハビリテーションは，臥床期には術後早期からの呼吸理学療法，関節可動域運動，筋力増強運動を主に行う．離床期に入るとベッド上での起居動作や座位保持獲得に向けた理学療法，そしてADL拡大に欠くことのできない立ち上がり・立位保持・移乗動作・歩行などを含めた理学療法が患者の状態に応じて行われる．

　なお，術後患者は記銘力低下などの高次脳機能障害を呈する場合がある[9]．リハビリテーション実施前の説明やプログラム立案時に留意しておくべきであろう．

［リハビリテーション実施時のリスク管理および配慮すべき事項］

　リハビリテーションのみならず，運動負荷を行う際には，バイタルサインのチェック，ルートやライン類の整理，至適血圧レベルの維持は不可欠となる．血圧については，収縮期血圧が上限値設定範囲内に収まるような動作を指導するなどの細心の注意が必要となる．また，運動時の過剰な心拍数上昇など心拍変動への対応も必要である．ドレーン挿入部や術創部から発する疼痛への対処，リハビリテーション実施に対するモチベーションの持続への配慮も必要である．大血管手術患者におけるこれらの要点を表4に記す．

［呼吸理学療法］

体位変換：仰臥位管理の場合には，機能的残気量の減少，換気血流比の変化，横隔膜機能の変化などから下側肺障害を引き起こしやすい．したがって，可能な限り術後早期から頻回の体位変換を行う必要がある．体位変換には仰臥位，半側臥位，側臥位，半腹臥位，

表3 大血管術後の情報収集に必要な項目

間接的情報	直接的情報
背景因子	症候・症状の評価
●年齢 ●性別 ●既存疾患 　・脳血管障害 　・整形外科的疾患 　・心疾患 ●発症前の活動状態	●バイタルサイン 　・血圧 　・心拍数 　・経皮的酸素飽和度 　・呼吸状態 　　　呼吸数 　　　一回換気量 　・水分バランス
医学的情報	●意識状態 ●コミュニケーション能力 ●関節可動域 　・他動的関節可動域 　・自動的関節可動域 ●筋力 ※中枢神経合併症が示唆される場合には,下記項目を追加 ●脳血管障害：臨床病型・病巣の把握 ●脊髄障害：髄節レベルの把握 ●高次脳機能 　・失語 　・失行 　・病態失認　など ●片麻痺運動機能 　・Brunnstrom recovery stage test ●筋緊張 　・深部腱反射 　・クローヌス 　・安静時筋緊張 　・姿勢筋緊張 ●感覚機能 　・表在覚 　・深部覚 　・異常感覚（しびれ） ●協調運動（失調） ●体幹機能 ●不随意運動 ●病的反射
●診断名 　・大動脈瘤 　　　胸部大動脈瘤 　　　胸腹部大動脈瘤 　　　腹部大動脈瘤 　・大動脈解離 ●病因 　・大動脈瘤 　　　動脈硬化性 　　　外傷性 　　　炎症性 　　　感染性 　　　先天性 　・大動脈解離 　　　動脈の脆弱性 　　　高血圧 　　　Marfan症候群 ●手術関連項目 　・手術時間 　・術中出血量 　・人工呼吸器管理期間 　・周術期合併症 　　　呼吸不全 　　　腎不全 　　　消化器合併症 　　　吻合部仮性動脈瘤 　　　低心拍出量症候群 　　　中枢神経合併症 　　　　脳血管障害 　　　　脊髄障害（対麻痺）	
●安静度 ●投薬状況 ●検査・治療スケジュール ●栄養状態 ●睡眠-覚醒リズム ●今後の方針	基本動作能力の評価
	●ベッド上動作 ●立ち上がり〜歩行 ●転倒・転落の危険性および対応方法
	ADL評価
	●Barthel index ●機能的自立度評価（FIM）

（尾谷寛隆, 他：脳血管障害に対する理学療法のキーポイント. 理学療法 19:821-827, 2002. より改変）

表4 リハビリテーション実施時のリスク管理および配慮すべき事項
—大血管手術後患者の場合—

バイタルサインのチェック：
・表情を観察し，また自覚症状についても聴取する．

ルート・ライン類の整理：
・点滴，ドレーン，バルーン，経鼻栄養などのルートの安全を確認する．
・ライントラブルを回避するようにセッティングする．
〔心肺機能モニター（心電図，経皮的酸素飽和度など），ベッド操作リモコン，ナースコールなどの各種ライン類〕

血圧変動への対応：
・至適血圧レベルを把握，徹底する．
☞ 一般的に，安静時収縮期血圧は90～130 mmHgが望ましく，運動時収縮期血圧上昇は30 mmHg以内に留まるようにする．ただし，実際の至適範囲については主治医との相談が必要である．
☞ 収縮期血圧が上限値内に収まるような動作方法を指導する．
☞ 動作ステップアップ時には動作前，中，後に血圧測定を行う．
☞ 過度な血圧上昇が認められた場合には直ちに練習を休止（中止）し，主治医に報告する．
☞ 過度な血圧の上昇は人工血管吻合部からの出血を来たす原因ともなるために，筋収縮時間を短くする，過剰な負荷（抵抗）をかけないなどの注意が必要である．
☞ 座位，立位で20～30 mmHg以上血圧が低下する場合には，主治医に報告する．対処方法として，弾性ストッキングの使用を検討する．
☞ 残存解離，残存瘤がある場合には，さらに厳密な収縮期血圧の上限値の設定を行う．

心拍変動への対応：
☞ 運動時心拍数が120 bpmを超える場合や，安静時よりも30 bpm以上上昇する場合には，主治医に報告する．運動時の過剰な心拍数上昇は，運動様式または運動負荷量の調節により回避できることもある．
☞ 重症不整脈出現時には，直ちに中止し，主治医に報告する．

リハビリテーション実施時における配慮すべき事項：
・ドレーン挿入部の疼痛や創部痛の有無について把握する．
・疼痛の出現様式および程度を評価する．
　①疼痛が出現する姿勢
　②疼痛の誘因となる動作
　③疼痛の程度
・理学療法開始当初は持続した運動，動作が困難な場合が多いことより，以下の配慮を行う．
　①患者の疲労度が少ない時間帯を選定する．
　②運動と運動との間には十分な休息を挟みながら行う．
・リハビリテーションに対するモチベーションを維持させる．
〔マイナス要因ではなくプラス要因を常に提示する〕

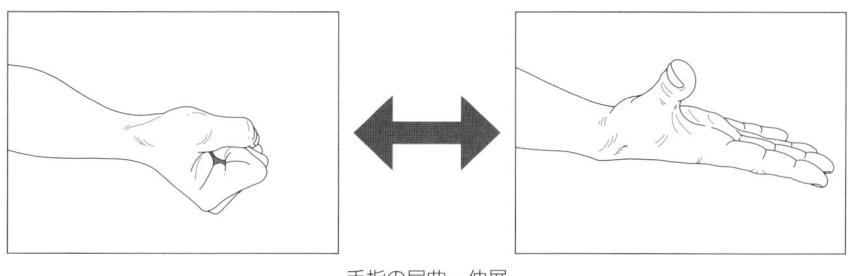

手指の屈曲・伸展

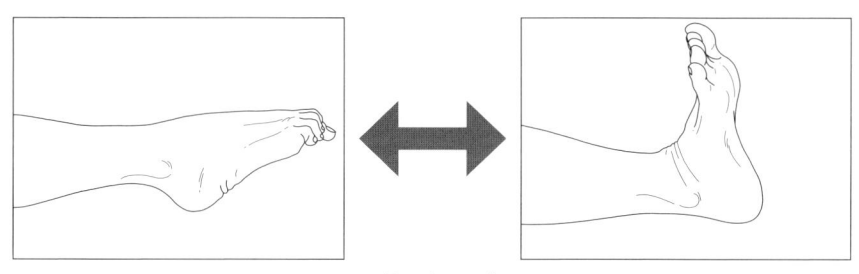

足関節の底屈・背屈

図1　四肢末梢部の運動

腹臥位があり，患者の状態や各種機器類の配置状況に応じて体位を考慮する．

　用手的呼吸介助法：呼吸相に合わせて，用手的な胸郭への圧迫，圧迫の解除を繰り返すことにより，呼気，吸気を促し，肺内換気を改善させることを目的にして行う．胸郭の生理的運動を阻害しないように注意する．急激な力で行った場合には，疼痛をきたすために注意が必要である．

［関節可動域運動］

　術後，鎮静が行われている場合や，意識レベルの低下により自動運動が困難な場合には，関節可動域制限をきたすことがあるので注意を要する．他動・自動運動時の関節可動域に加えて，被動抵抗，筋の伸展性についても評価を行い，看護師との連携のもとに継続的な関節可動域運動を実施する．

［筋力増強運動］

　術前には，関節可動域の評価と平行して筋力検査を行い，筋力の程度を把握しておくことが望ましい．術後は，創部痛などにより十分な筋力を発揮できない場合が多いので考慮が必要である．また，肩関節や股関節など大関節の筋力増強運動を行った際に創部痛が誘発されることがある．その際には，大関節に対しては自動介助運動から開始することに加えて，手指の屈曲・伸展，足関節の底屈・背屈など四肢末梢部の自動運動や抵抗運動も積極的に取り入れる（図1）．創部痛の軽減とともに患者の状態に合わせて運動負荷量を増やすことが必要である．

表5 基本動作練習実施上の要点

動作	要点
ベッド上動作 (離床期)	・ベッド付属品(ギャッジアップリモコン・ベッド柵)の有効利用 ・側臥位からの起き上がりを指導 ・端座位バランス評価の際にはエアーマットの影響も考慮
立ち上がり・立位 (ADL拡大期)	・ベッド柵・手すりを使用する ・立ち上がり動作を用いた筋力増強も視野に入れる
歩行 (移動手段獲得期)	・歩行器を使用する際には,高さを調節する ・筋力増強運動と歩行練習を組み合わせることで歩行距離の増大を図る ・看護師との連携も必要

[基本動作練習]

術後早期にADLを拡大する際には,創部痛などにより動作に介助を要する場合が少なくない.したがって,各動作を評価し,最小の疲労度でかつ極力患者自身の力で動作を遂行できるような方法を指導していく必要がある.なお,基本動作練習を行う際の要点を表5に示す.

安全なベッド上動作の確立:術後安静度の拡大に伴い,自力での体位変換(寝返り),ギャッジアップを用いたベッド上座位,自力での起き上がり〜ベッド上座位もしくは端座位などのベッド上動作が許可される.これら一連の動作を自力で行うことが困難な場合には,その原因の分析結果を踏まえたうえで動作方法の指導が必要となる.身体的侵襲の大きな大血管手術後に自身の身体を自由に動かせない場合の精神的落胆は計り知れない.一方で,「自分の力」で状況を好転させうることに気づいていただくことはリハビリテーションを展開していくうえで重要なステップである.

術後,ベッド上動作を安全にかつ早期に確立することは,患者の身体機能の向上のみならず精神的負担を軽減するためにも必要である.転倒・転落の危険性を十分に評価したうえで,ベッド柵やギャッジアップのリモコンなどを積極的に使用することも一つの方法である.

起き上がり動作では,仰臥位からの起き上がりに比べて側臥位からの起き上がりの方が血圧上昇を回避できるため,最初に側臥位からの起き上がりを指導する.なお,動作中に息を止めないように指導することも血圧上昇を回避する点で重要である.また,ベッド上長座位から端座位までの動作方法も評価し,必要があれば指導を行う.

端座位は,頻度の高い姿勢であると同時に立ち上がりの開始姿勢であることから,立位・歩行へと至る前段階として重要である.端座位バランスが不良な場合には,その原因を評価したうえで必要な理学療法を行う.褥瘡予防目的でエアーマットを用いている場合

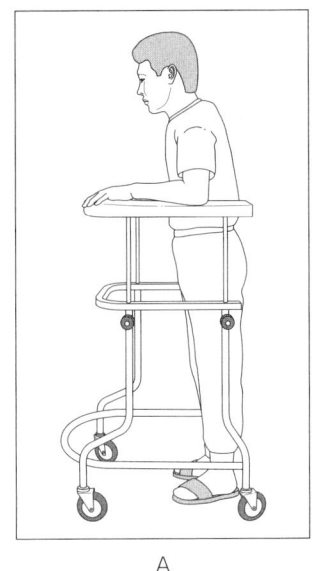

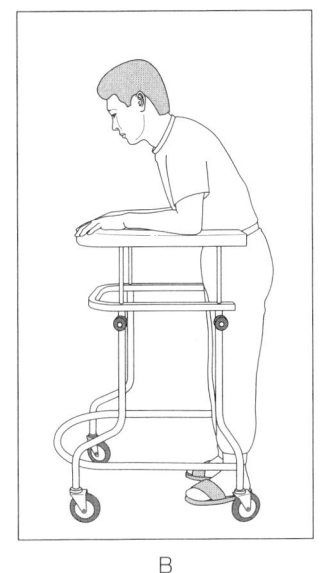

A	B	C
適度な高さ	低すぎるために，体幹が屈曲している．上肢・体幹筋の筋収縮を伴い，創部痛を誘発しやすい．	高すぎるために，側胸部の皮膚・軟部組織の伸張を伴い，創部痛を誘発しやすい．

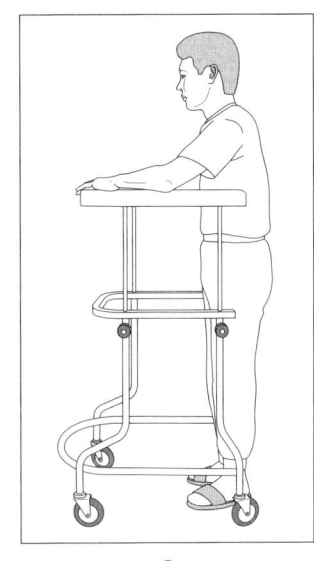

図2　歩行器の高さを設定する際の要点

には，それ自体が端座位バランス不良の一因となりうるために，エアーを抜いた状態での端座位バランスの評価も行う．

立ち上がり～立位保持：ADLを拡大するためには，生活の場をベッド上以外の場所へと広げていく必要がある．最初の段階としては，ポータブルトイレの使用などがそれにあたる．また，立ち上がりを行う際には，ベッド柵・手すりなどの使用も検討する．

体幹筋力・下肢筋力の低下は，立ち上がりのように身体を重力に抗して重心位置を高くする動作の阻害因子となる．したがって，ベッド上あるいは端座位での体幹・下肢筋力増強運動も考慮される．しかし，これらの筋力増強運動において立ち上がり～立位保持に必要な筋のすべてを網羅することは患者の体力からみても困難なことがある．そのような場合には，立ち上がり動作そのものを繰り返すことによって筋力増強を図るという方法もある．

歩行：立位保持から短距離歩行が可能となった段階で，室内洗面台や病棟内トイレまでの歩行を行う．歩行時のバランスが不安定な場合には歩行器を積極的に使用するが，その高さを設定する際には上肢・上部体幹への荷重状態や創部痛回避の点から注意を要する．その要点を図2に示す．

歩行距離の増大は各段階での負荷試験によって判断され，それに伴って患者の活動範囲も拡大する．歩行距離の増大が困難な場合には，患者の疲労度に応じて筋力増強運動と短距離の病棟内歩行練習を1日に数セット組み合わせることで，最終的に歩行距離の延長を図る．早期に病棟内歩行が確立できるよう，病棟内での継続的なリハビリテーションのメニューを作成し，看護師と積極的な連携を図り，これを実施することが重要である．

リハビリテーション実施上の阻害因子

術前からの阻害因子としては，術前の低いADLレベル，脳血管障害・整形外科的疾患の既往などがある．また，周術期における阻害因子としては，残存解離・残存瘤，遷延する低栄養状態，術後呼吸不全，周術期の脳血管障害や脊髄障害などの合併症が挙げられる．これら主要臓器に障害をきたした場合には，術後から個々の障害像に応じた理学療法プログラムを展開する必要がある．

[呼吸不全]

一般的に手術部位の違いによって肺合併症の頻度が異なることが知られており，近年の報告では胸部，上腹部，下腹部，四肢の順とされている．また，手術侵襲が横隔膜に近いほど術後呼吸機能の低下率は大きいとされる[10]．胸部・胸腹部大動脈手術後に特に問題となるのは，左反回神経麻痺と横隔神経麻痺であり，これらは，術後の誤嚥，肺炎や呼吸不全の原因となることから長期人工呼吸器管理を要する症例も多い．急性呼吸促迫症候群（ARDS）に陥った場合の予後は不良である[4]．以上のことから，術後における呼吸理学療法は，呼吸不全の回避，もしくは改善目的に術後早期から行われる必要がある．

[脳血管障害]

脳血管障害の成因：上行および弓部大動脈手術に多くみられる合併症で，術中の当該血管内の動脈硬化性プラークや，血栓による脳への塞栓，術中の低血圧，体外循環・循環停止時間の延長など脳実質の灌流不全が原因で起こる．こうした術後脳梗塞の発生は，頸動脈狭窄性病変の程度，術後の心房細動，心筋梗塞後の不安定狭心症，脳梗塞や一過性脳虚血発作の既往などと関連する[4]．

術後脳血管障害に対するリハビリテーション：術後，脳血管障害を発症した場合には，早期からの理学療法介入が重要である．理学療法開始時点では意識レベルの低下や高次脳機能障害などによって詳細な理学療法評価が困難な場合が多いが，可能な範囲で運動麻痺，感覚障害などの程度を把握し，関節可動域の維持・改善，筋力低下の予防などを図る必要がある．安静度の拡大に伴って，通常の脳血管障害の場合と同様に理学療法を進める．脳血管障害急性期には脳血流を一定に保つ自動調節能（autoregulation）が障害されている場合が多く，他動的な頭部挙上などの姿勢変換により脳血流低下を惹起する可能性もある．表情，コミュニケーション状態の把握に加えて動作前・中・後の血圧管理は慎重

に行われなければならない．各種動作練習が可能になった段階では，過剰な血圧上昇を避ける目的で動作時の血圧測定を行い，血圧上昇がみられる時には介助量を少し多くするなどの工夫が必要である．遷延する重度意識障害例では，更衣，排泄，移乗時の介護者の負担を軽減する目的で，継続的な関節可動域運動が必要となる．また，呼吸器合併症予防目的で，ギャッジアップ座位や車椅子座位などを積極的に行う．

[脊髄障害（対麻痺）]

脊髄障害の成因：下行および胸腹部大動脈瘤の手術に際して，脊髄虚血による脊髄障害（対麻痺）を併発することがある．これは，大動脈手術の範囲，大動脈遮断時間，再建された肋間動脈，術後の腎不全，消化器合併症などとの関連性が指摘されている．脳脊髄圧は全身麻酔および大動脈遮断により進行性に上昇し，脊髄灌流圧の低下を招く一方，脊髄内酸素飽和度は大動脈遮断とともに低下し，遮断時間の延長とともに脊髄虚血障害の危険性が高くなる．対麻痺発生は側副血行路の状態，大動脈遮断中の脊髄虚血の程度や時間，再建分岐動脈の開存などと密接な関連をもっている[4]．

術後脊髄障害に対するリハビリテーション：術後，対麻痺を発症した場合には，下肢の

[用語解説]

胸部大動脈瘤と脳血管障害

周術期脳合併症の原因として最も大きい原因は，粥状硬化の強い大動脈弓部を手術するために，粥腫からの塞栓が避けられないからである．もう一つの原因として，分離体外循環や脳循環停止が必要であるため，全脳虚血が生じることがあげられる．粥状硬化巣からの塞栓の予防のためには，術前や術中に超音波などで粥状硬化病変の状態を把握して，処置する部分を慎重に選択する必要がある．

最近，胸部動脈瘤の脳保護法として，逆行性脳灌流法が脚光を浴びている．これは頸静脈から酸素化した血液を送り込むことにより，脳の低酸素状態を改善し，動脈側に流れ込んだ塞栓を洗い流せるのではないかという発想から始まったものである[13]．

脊髄虚血と対麻痺

広範囲下行および胸腹部大動脈置換術を行う際の大きな問題の一つは，大動脈再建中の脊髄および腹部臓器保護である．一般に，常温で20分間の大動脈遮断は脊髄虚血を惹起するのに十分であり，大動脈再建中またはその後，脊髄血行が障害されると対麻痺が発生し，患者の予後を大きく左右する．脊髄血行の温存を図るためには，特に高齢者や広範囲動脈瘤では積極的にAdamkiewics動脈（大前根動脈）を含むと考えられる第8胸椎～第2腰椎レベルの肋間動脈，腰動脈を再建することが重要である[14]．また，脊髄虚血後の再灌流障害も対麻痺の発生に関与するとされている．さらに，遅延性の対麻痺は運動神経細胞のアポトーシスにより誘導されると報告されている[4]．

表6 必要カロリー量の算出方法

■必要カロリー (kcal/day)

基礎エネルギー消費量（BEE）× Activity factor × Stress factor

BEE＝Harris-Benedictの式より算出

男性：66 ＋（13.7 ×体重kg）＋（5.0 ×身長cm）－（6.8 ×年齢）
女性：655 ＋（9.6 ×体重kg）＋（1.7 ×身長cm）－（4.7 ×年齢）

Activity factor＝1.0〜1.8　安静：1.0，歩行可能：1.2，労働：1.4〜1.8
Stress factor＝1.0〜2.0　重症度・術後病期・状態に応じて

（東口髙志，他：低栄養をいかにして是正するか．Journal of Clinical Rehabilitation 14：424-431, 2005. より）

関節拘縮を予防する目的で関節可動域運動から開始する．重度の感覚障害を伴い運動時の疼痛が知覚されにくいことから，関節可動域運動は愛護的かつ慎重に行われなければならない．急激な関節運動は異所性骨化，骨折，筋断裂など重篤な障害を生み出す原因となる．安静度の拡大に伴い，完全対麻痺，不全対麻痺などによる体幹・下肢機能や残存能力を考慮した上で，外傷性脊髄損傷の場合と同様に理学療法を進める．起き上がり動作や車椅子駆動などの際には，創部痛を訴えることがあり注意が必要である．また，術後脳障害の場合と同様，動作時の血圧管理は重要である．

［栄養管理］

術後患者の栄養状態はリハビリテーションのみならず治療全般に影響を及ぼす．気管内チューブが挿入されている期間は経鼻栄養が行われる．気管内チューブが抜去されれば経口摂取を開始するが，反回神経麻痺などにより嚥下障害を伴う場合には，慎重な嚥下訓練を行う必要がある．また，長期呼吸器管理の場合には中心静脈栄養を開始し，慎重に経鼻栄養を開始する．脳障害を併発し，人工呼吸器管理が極めて長期間に及ぶ場合には，胃瘻増設なども考慮される[4]．

患者の栄養摂取量と必要エネルギー量の関係を知ることはリハビリテーションを進めていくうえで有用な情報となる．栄養摂取量は，入院患者の場合には一日の食事の内，主食，副食をそれぞれ何割摂取したかによっておおよその見当をつけることができる．また，必要カロリー量は表6の計算式によって算出可能である[11]．必要エネルギー量を摂取できない症例で，疲労感や倦怠感を訴える場合には，リハビリテーションメニューの再検討を要する場合がある．患者の回復段階に応じて必要十分なカロリー量が投与されてこそ，効果的，かつ効率的なリハビリテーションを進めることができる．

血管手術後，クリニカルパスに沿った患者のリハビリテーションのみならず，クリニカルパスを逸脱した患者のリハビリテーション目標をも達成するためには，医師，看護師，

理学療法士，作業療法士，言語聴覚士，医療ソーシャルワーカーなど多くの医療スタッフの協業が不可欠であり，さらに患者や家族の理解と協力が重要である．特にデコンディショニングが著明な場合や術後重篤な合併症を発症した場合には，長期間にわたるリハビリテーションが必要となるために，患者自身あるいは患者家族に動作能力が改善していることを実感していただけるような配慮が必要である．また，中期・長期的な予後については，術後患者の社会復帰に関して検討の余地が残されているのが現状である[12]．患者の生活の質（quality of life：QOL）の向上を血管術後リハビリテーションの最終的な目標とするならば，入院中のみならず，退院後にも各医療スタッフが必要に応じてそれぞれの専門性を生かした対応をとることが必要である．

文献

1) 日本胸部外科学会学術委員会：1993年度日本胸部外科学会学術調査報告．日本胸部外科学会雑誌43：139-146, 1995.
2) Isao Yada et al：Thoracic and Cardiovascular Surgery in Japan during 2002 − Annual Report by The Japanese Association for Thoracic Surgery −. The Japanese Journal of Thoracic and Cardiovascular Surgery 52：491-508, 2004.
3) 山口紀子，他：クリニカルパスに基づいた看護，大動脈瘤・大動脈解離の臨床と病理（由谷親夫・他編集）．pp131-160, 医学書院, 2004.
4) 国立循環器病センター心臓血管部門・編集：新心臓血管外科管理ハンドブック．pp255-287, 南江堂, 2005.
5) 間嶋満：身体活動量の低下と循環系の廃用性変化．Monthly Book MEDICAL REHABILITATION 10：1-5, 2001.
6) 後藤葉一：心臓リハビリテーションとは．HEART nursing 11：16-20, 1998.
7) 松尾善美：胸部外科術前後のコンディショニング．理学療法19：1203-1210, 2002.
8) 尾谷寛隆，他：脳血管障害に対する理学療法のキーポイント．理学療法19：821-827, 2002.
9) 杉本啓子，他：心臓・大動脈手術後の高次脳機能の変化．臨床神経学35：606-610, 1995.
10) 鰤岡直人，他：臥床はなぜ呼吸に悪いのか．呼吸と循環46：253-259, 1998.
11) 東口高志，他：低栄養をいかにして是正するか．Journal of Clinical Rehabilitation14：424-431, 2005.
12) 田林晄一：心臓・大血管手術患者の長期管理：社会復帰をどううながすか．循環器専門医5：329-334, 1997.
13) 山口武典・監修：心原性脳塞栓症．pp221-222, 医学書院, 2003.
14) 国立循環器病センター・編著：循環器疾患の治療指針．p597, 丸善, 1997.

（碇山泰匡・尾谷寛隆・中谷武嗣・荻野　均・峰松一夫）

I-5　四肢挫滅創のリハビリテーション

　四肢挫滅創は労働災害や交通災害，地震などの自然災害によって起こることが多く，受傷直後に病院に救急搬送され，直ちに治療が行われる．患者は健康に社会生活を営んでいて突然の外傷によって大きな障害を強いられる場合が多いので，障害の受容などの心理的，社会的および経済的サポートを必要とする．したがって，病院に搬送されて最初に治療にあたる外科医，入院後に接する看護師，そして，リハビリテーションを担当するセラピストが十分に連携して治療にあたる必要がある．

　四肢挫滅創には，①挫滅が高度で四肢の機能再建ができないため切断術および断端形成術を行う症例，②挫滅はあるが神経や血管の修復および骨接合術などを行って患肢の機能再建手術を行う症例，③高度の圧挫はあるものの開放性損傷や明らかな骨折がない症例などがある．本稿では，代表的な症例を示し，実際の治療およびリハビリテーションの要点について述べる．

挫滅が高度で四肢の機能再建ができない症例

　挫滅が高度で四肢の機能再建ができない症例には，手指が野菜や肉をミンチにする機械に巻き込まれて高度に挫滅されたうえに完全に切断された症例（図1A），脱穀機に巻き込まれ，前腕から手指まで連続性はあるものの，広範囲な組織欠損と挫滅をきたした症例（図1B），高電圧で感電して一瞬のうちに手指から前腕部の皮膚や筋肉などの軟部組織の壊死をきたした症例（図1C），などがある．このような症例では，創からの出血によるショックや感染などの危険も高いので，救急救命処置や全身管理を必要とする．四肢の挫滅が高度なため，患肢の機能再建手術の適応はない．指のみの挫滅切断の症例では，ショックに至ることは少ないが，組織欠損が大きい場合には，患肢の機能再建を行うことは困難である．したがって，挫滅が高度な症例では切断術および断端形成術が行われる．

　切断術後のリハビリテーションにおいて，早期より実施されるべきことは断端の形成と管理である．弾性包帯による断端部の形状確保と形成を行い，腫脹を防ぐ[1]．また，患肢の関節可動域拡大や筋力増強などの訓練を並行して行うことで，拘縮予防や断端成熟を促進することができる．これらの断端管理は，術後の動作・能力レベルを向上させるだけでなく，速やかな義肢作成と義肢装着訓練につながる．

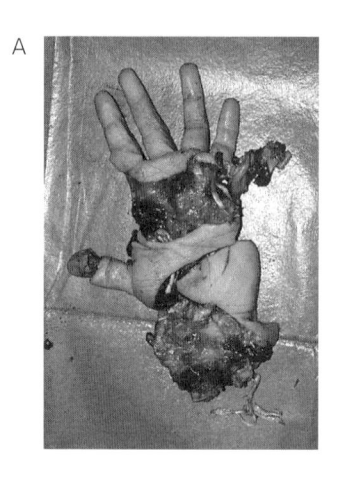

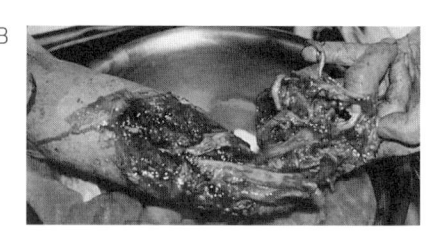

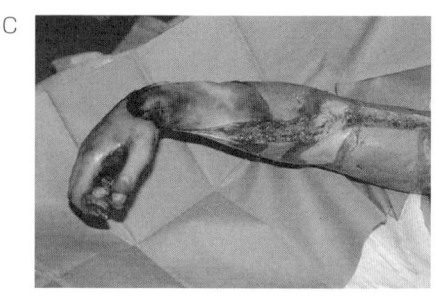

図1
A：ミンチを作製する機械に巻き込まれて前腕から挫滅切断された症例
B：脱穀機に巻き込まれて前腕から手指まで広範囲な組織欠損と挫滅をきたした症例
C：高電圧による感電のため上肢の皮膚や筋肉などに広範囲の壊死をきたした症例．前腕部で減張切開を行った．

　四肢の切断においては，上肢と下肢の場合ではそれぞれに要求される機能が異なるので，リハビリテーションの実施計画も分けて考える必要がある．下肢切断では，義足装着による起立歩行や移動能力の向上が目標となるので，切断肢に義足装着や荷重ができるまでの術後早期の段階から，関節可動域の保持と拘縮予防，残存筋の筋力訓練，松葉杖歩行訓練などを行う必要がある[1]．創の感染や腫脹などがなくなり，切断端の状態が落ち着いてくれば，できるだけ早期に義肢を装着して訓練を行っていく．

　これに対して，上肢切断では，切断側が利き手でない場合には，まず，利き手交換を行う．利き手交換のリハビリテーションは受傷直後から病室でもできるので，身近な日常生活動作などから開始して，徐々に巧緻性を要する動作の訓練を行う．この間に，個々の患者の年齢や性別，生活習慣などによる特徴を把握して，今後の計画をたてる．また，切断側が非利き手でも，缶を開ける動作や爪切り動作など残存する利き手のみでは行うことが難しい日常生活動作もあるので，これらを訓練しながら，患者とリハビリテーションの計画をたてる．上肢における義肢は下肢と比較すると，患者が十分に使いこなせないこともあるが，切断端の状態に応じて，義肢装着の訓練も行う．

機能再建手術を行う症例

　四肢の完全切断の症例でも，鋭利な刃物による受傷で創部の挫滅が比較的少ない症例（図2A）では，再接着術を行う．再接着術では，骨接合，血管吻合，神経縫合，腱縫合などを順に行い，切断された四肢への血流を受傷から6時間以内で再開する必要がある．うまく再接着術が行われた症例では手術直後には，切断されていた手が血流再開のためやや赤い色調を呈する（図2B）．

　外観上，腱の連続性が保たれている場合でも，高度な圧挫を受ければ，骨折に加えて神経や血管の損傷をきたすことがある（図3A，B）．このような症例では，完全切断に対する再接着術と同様の手術を行い，血流を受傷から6時間以内で再開する．また，ベルトコ

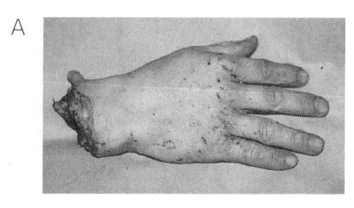

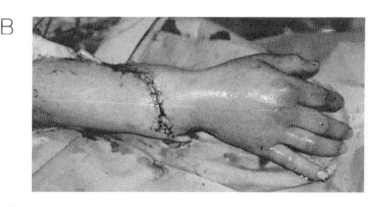

図2
A：紙を裁断する鋭利な機械で前腕を完全切断された症例
B：再接着手術直後．切断されていた手が血流再開のためやや赤い色調である．

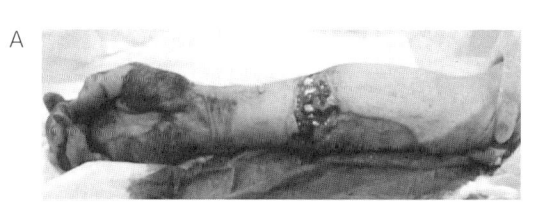

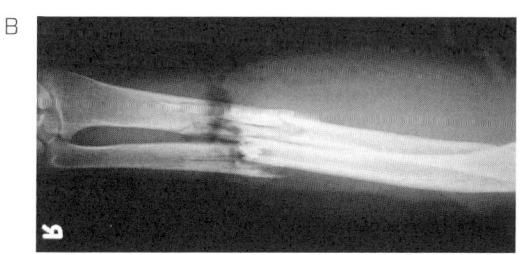

図3
A：リフトと壁に前腕中央部をはさまれ，橈骨および尺骨骨折に神経および血管などの損傷を合併した症例
B：レントゲン上，橈骨および尺骨骨幹部の粉砕骨折を認める．

ンベヤーやローラーなどの機械によって皮膚などの軟部組織が手や前腕から手袋を脱ぐように剝がされる皮膚剝脱損傷（degloving injury）では，機能再建手術を行っても術後に徐々に皮膚などの壊死をきたすことがある（図4A，B）．皮膚剝脱損傷では，受傷直後には腱の連続性が保たれているので，手指の自動運動が可能であるが，術後の経過中に皮膚や軟部組織の壊死や関節拘縮などが起こるため，運動機能が思うように回復しないことがある．

　機能再建手術を行った四肢の挫滅創の症例では，治療を行った四肢の術後の血行動態が安定していることが予後を左右する．手術術式によってリハビリテーションの開始時期や方法が異なるので，手術を担当した主治医と十分に連携をとってリハビリテーションの実施計画をたてることが必要である．

　血行再建手術や神経縫合を行った症例では術後1～3週間は安静として，患肢挙上により腫脹の軽減に努める．血行動態が安定している症例や術後の安静期を脱した症例では，創の感染予防や腫脹のコントロールに加え，瘢痕や拘縮の予防・管理，筋の再教育と残存筋力の改善，知覚再学習などの機能障害に対するリハビリテーションを行う必要がある

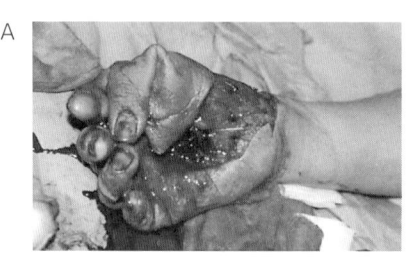

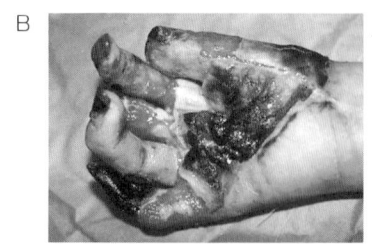

図4
A：製麺機に巻き込まれて手の皮膚剝脱損傷をきたした症例
B：手術を行ったが，手指や手掌部などに壊死を生じた．

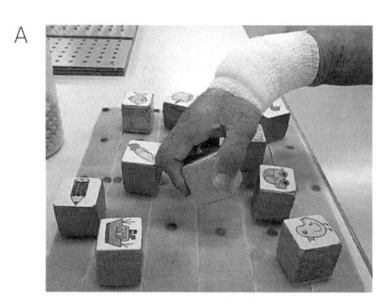

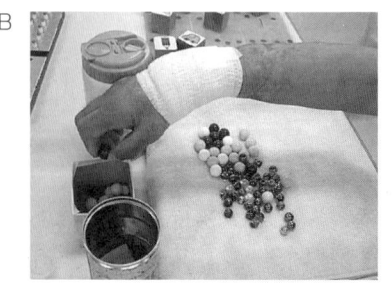

図5
A：図3で示した症例のリハビリテーション．創はまだ治癒していないが，包帯を巻いた状態でリハビリテーションを行っている．
B：ビー玉を利用して小さなものをつまむ巧緻運動訓練を行っている．

(図5)．腱縫合を行った症例では，縫合した腱が屈筋腱であるか伸筋腱であるか，あるいは，腱損傷の部位や数などによって症例ごとにリハビリテーションの実施計画をたてる．断裂した腱の再建術後リハビリテーションにおいては，腱の滑走性（tendon excursion）を確保することが再断裂や癒着の危険性を減らし，機能改善をもたらす．また，機能改善を待つことなく，動作・能力を改善するためのアプローチも並行して行い，歩行やリーチ動作など残存する四肢において「できる」日常生活動作（activities of daily living：ADL）を増やしていくことが重要である．

四肢の機能再建手術が行われた症例でも，低下あるいは消失してしまった機能に対しては装具（上肢の場合はスプリントを含む）による代償が必要となり，装具を装着したうえでの機能・動作訓練を追加する．特に，手の機能再建に関しては，手がもつ構造的・機能的特殊性から，粗大な機能の向上だけでは不十分であるので，巧緻性をも含めた総括的な手のリハビリテーションであるハンドセラピーをチーム医療によって行う必要がある．できるだけもとの身体的，社会的活動レベルに近づけることが理想であり，それによって社会的参加を容易にすることができる．

高度の圧挫はあるが閉鎖性損傷の症例

地震などの災害で倒壊した建物などによって四肢をはさまれた場合，はさまれている部分では圧挫や絞扼があるが，それより末梢では骨や神経，腱の損傷は免れることがある．しかし，圧挫された部位より遠位では血流障害をきたし，救出された後，急性腎不全などを発症するクラッシュ症候群に至ることがあるので全身状態の管理に注意を要する（図6）．

［用語解説］

クラッシュ症候群
クラッシュ症候群は，震災や爆破テロなどにより倒壊した建造物の下敷きになり，四肢が長時間の圧迫を受ける際に発生する重篤な病態である．圧挫により筋肉の損傷や虚血が生じているため，救出による圧迫の解除が骨格筋細胞の膨張と筋区画内圧の上昇を引き起こし，局所の腫脹や新たな循環障害，細胞虚血をきたす．また，すでに壊死に陥っている細胞からは細胞逸脱物質が全身へ循環し，高カリウム血症，高ミオグロビン血症をおこし，全身的なショックや急性腎不全などのさまざまな症状を呈する．したがって，災害や事故において長時間の四肢圧迫が確認されている場合には，本症候群に対応するため，現場に医師を派遣し，救出前に駆血帯の装着や大量の点滴を行うことが望ましい．

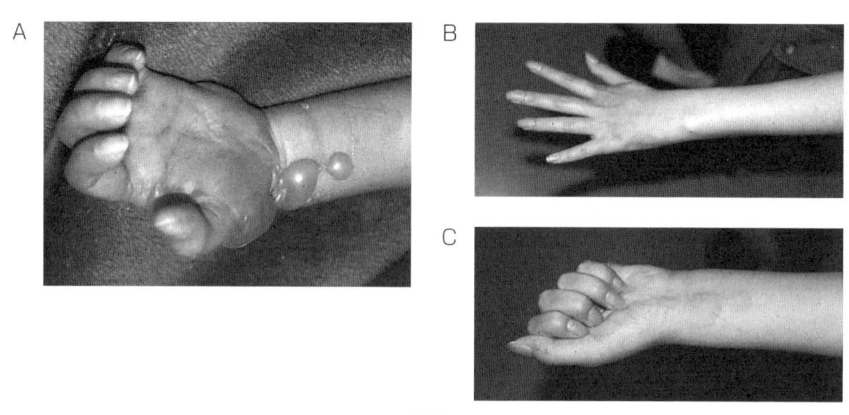

図6
A：倒壊した家屋に上肢をはさまれた症例．循環障害のため前腕部に腫脹と水疱形成があり，手指はintrinsic minus positionとなっている．
B，C：受傷から約4カ月で手指の自動運動が改善した．

　救出された時点では，四肢末梢まで血流が再開されているが，救出までの時間が長時間にわたる症例では，虚血により四肢の筋肉などが壊死し，不可逆的な変化を起こしているため予後が不良である．しかし，四肢の血流が安定して再開された症例では，機能回復に期待がもてるので，骨折のない神経麻痺症例に対するリハビリテーションに準じて行う[2,3]．

疼痛管理

　四肢の外傷後に持続する広範囲に及ぶ痛みを放置すれば慢性痛につながることが明らかにされている[4,5]．なかでも，複合性局所疼痛症候群（complex regional pain syndrome：CRPS）は組織や神経のなんらかの傷害が既往歴にある場合に生じる異常痛で，組織の損傷が治癒しても続く特異的な慢性痛である．CRPSにはtypeⅠ（旧症候群名：反射性交感神経性ディストロフィー，reflex sympathetic dystrophy：RSD）やtypeⅡ（Causalgia）がある．CRPSは，大きな挫滅創のみならず比較的軽微な外傷後でも発症することがある．幻肢痛やCRPSの痛みは機能回復の予後と社会復帰を大きく左右するので，特異的な痛みを生じさせないように，早期からの疼痛管理は非常に重要となる．

　四肢挫滅創では，初期治療に始まり，疼痛管理，心理的および経済的サポートなどを含めて患者の社会復帰を目指した総合的なリハビリテーションが重要である．

[用語解説]

複合性局所疼痛症候群（complex regional pain syndrome：CRPS）
CRPSは組織や神経の障害によって，痛覚系に可塑的変化が生じることで起こる悪循環のひとつとされている．痛みが持続的に生じ続けると，痛覚系と他の神経系との間に通常にはないコネクションができ，刺激と興奮が繰り返されることで，その歪みは神経回路に一種の記憶として残る．つまり，交感神経や触覚が興奮しても，それを痛みとして感じるようになってしまう．CRPSにはtype Iとtype IIがある．CRPS type Iは反射性交感神経性ディストロフィー（reflex sympathetic dystrophy：RSD）と呼ばれていた病態で，何らかの組織への障害がもとで生じる異常痛であり，傷害部を越えて痛みが拡がりやすい．一方，CRPS type IIはカウザルギー（Causalgia）と呼ばれていたもので，末梢神経傷害後に主に傷害された神経の支配領域に生じる痛みのことである．これらの痛みに対して，現在のところ有効な薬剤は見つかっておらず，認知行動療法や運動療法などのリハビリテーションが有効とされている．

文献
1) 武智秀夫：切断のリハビリテーション．標準リハビリテーション医学・第2版（津山直一・監修，上田敏，明石謙，緒方甫，安藤徳彦・編集）．pp448-455, 医学書院, 2000.
2) 金谷貴子，他：阪神大震災における上肢麻痺症例の検討．中部整災誌 39:485-486, 1996.
3) 八木正義，他：阪神淡路大震災において下肢麻痺を呈した症例の検討．中部整災誌 39:487-488, 1996.
4) 中田眞由美：作業療法士のためのハンドセラピー入門（鎌倉矩子，山根寛，二木淑子・編集）．pp17-54, 三輪書店, 2001.
5) 熊澤孝朗：痛みのメカニズム，理学療法MOOK3・疼痛の理学療法（鈴木重行，黒川幸雄・編集）．pp2-14, 三輪書店, 1999.

（藤岡宏幸・松原貴子）

I-6 乳がん術後のリハビリテーション

　乳がん術後のリハビリテーションプログラムとしては乳癌研究会（現在の日本乳癌学会の前身）作成のものがあり，術後早期は創部の安静に努め，数日経ってから腕肩の運動を徐々に始めるというものであった．教科書でも手術後数日間は運動範囲に制限をつけていたものが多い．当時は胸筋合併乳房切除術（「II-9　対象となる疾患と手術：乳腺」で詳述）が標準術式であり，切除皮膚範囲も大きく，皮弁も薄層が主流であったため皮弁壊死や創の離開を予防することに主眼がおかれていた．

　現在は乳房温存術と胸筋温存乳房切除術が乳がん手術の大半を占め，皮弁も厚くなっているため，上記の合併症の心配はほとんどないといってよい．むしろ早期からの積極的な運動療法により肩関節の拘縮を防ぎ，早期に手術前の状態に復帰させるよう努めるようになってきている．

　肩関節の可動域制限は，腋窩リンパ節郭清と大胸筋切除が最も影響する．乳腺の切除範囲はあまり影響しない．大胸筋を切除する手術は最近ほとんど行われない．腋窩郭清は現在も標準手術に含まれる．腋窩郭清はリンパ節を周囲の脂肪組織ごと切除するもので，腋窩や腕に向かう細かい神経やリンパ管も同時に切断されてしまい，肩関節の運動障害だけでなく腕の感覚障害，リンパ浮腫といった合併症の原因となる．

　最近はセンチネルリンパ節生検（「II-9」で詳述）の普及により腋窩リンパ節郭清を省略するケースも増加している．その場合には腋窩郭清による合併症はほとんどなく，術前の説明と術後の評価指導のみで十分なことが多い．

　当院の通常手術（乳房温存術または胸筋温存乳房切除術で，腋窩郭清も行った場合）前後のリハビリテーションの進め方を記述する．

術前訪問

　評価：手術前日までに筋力，ROM，腕の周径の計測をしておく．
　指導：手術の影響による肩関節と上肢の運動障害などの説明をする．過度の不安を与えないことも重要である．術後のリハビリテーションプログラムについてもパンフレットを見せながら説明するが，あまり詳しく説明しても混乱をまねくため，手術翌日からのことは簡単な説明にとどめ，手術当日麻酔が覚めたらすぐに手・肘のパンピングをすることを

強調しておく．

術後当日より始める運動

［患側上肢の浮腫予防］
・手指関節の屈伸運動
・肘関節の屈伸運動
　筋収縮を促すようゆっくり行う．
　完全伸展時・完全屈曲時にさらに力を入れる．

術後翌日より始める運動

［リラクゼーション］
運動に対する恐怖心や痛みが原因で肩関節・肩甲帯周囲が過緊張となりやすく関節可動域制限にもつながりやすいため行う．

［関節可動域訓練］
はじめは自動介助にて行い，痛みに応じて随時関節可動域の角度を拡げていく．自動介助が可能となれば自動運動，抵抗運動と進めていく．
肩関節外転・外旋の要素の入った複合運動は痛みやつっぱり感を伴いやすいため時期を少し遅らせて行う．目安としては術後3日目から開始する．
・肩関節屈曲運動（背臥位・座位）
　術後翌日は屈曲位で行うほうがよい．
　最初は肘屈曲位で行い，可能となれば肘を伸展位で行う．
・肩関節外転運動（背臥位・座位）
　肘屈曲位で外転する．
　最初は肘屈曲位で行い，可能となれば肘を伸展位で行う．
　術部の位置・侵襲によってはつっぱり感が強いため痛みに応じて行う．
・肩関節伸展運動
・頭上滑車運動
・肩関節外転・外旋運動
　頭の後ろで手を組み，肘の開閉運動を行う．
　手を組めなければ手掌を耳につけて肘の開閉運動を行う．
・肩関節伸展・内旋運動
　腰部後方で棒などを持ち（または手を組み），背部に沿わせて挙上させる．

・肩関節外転・外旋・水平外転運動
　棒を持ち頭部後方へ持っていく．
　可能な範囲で体幹伸展させる．

［筋力増強訓練］

筋力低下がある症例に対しては，痛みが自制内で自動運動可能となれば必要性に応じて随時進める．0.5～1.0 kg 程度の重錘による負荷で行う．

［ADL訓練・指導］

更衣動作，結髪動作，結帯動作などの評価・指導を行う．

基本は軽度の痛みを感じる程度でとどめることである．過度な痛みを伴う場合はやりすぎであり，かえってリハビリテーションの妨げになる．息を止めず，ゆっくりと動かすことも肝要である．

当院では手術後3日間経口鎮痛剤を投与しているが，投薬中止後に痛みを感じてROMが低下することがある．その時には経口鎮痛剤を追加投与している．

患者用のパンフレットの一部を紹介する．退院後も一人でできるようにわかりやすい表現にしている．

術後当日より始める運動

指の屈伸運動（むくみ予防の運動）

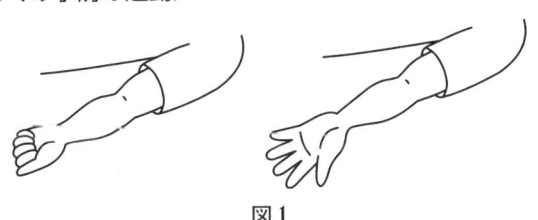

図1
ゆっくりと手のひらを開いたり閉じたりする．
できる範囲でしっかり力を入れて行う．

肘の屈伸運動（むくみ予防の運動）

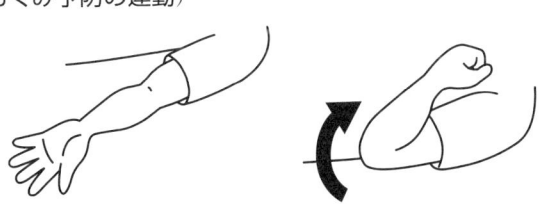

図2
ゆっくりと肘を曲げ伸ばしする．
伸ばしきった時・曲げきった時にさらに力を入れる．

術後翌日より始める運動

腕の上げ下ろし

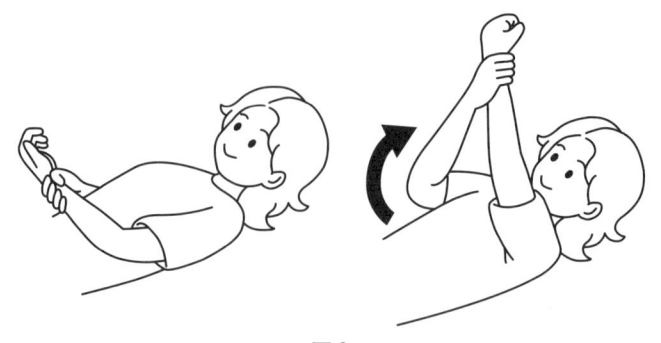

図3
手術したほうの腕の手首を反対の手で持ち，介助しながら腕を肩の高さまで上げる．
最初は肘を曲げて行い，できるようになったら肘を伸ばして行う．
手術した翌日は曲げた状態で行うほうがよい．

腕の開閉運動

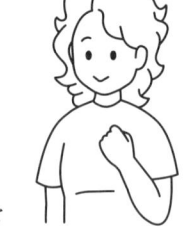

図4
ひじを曲げベッドに沿って腕を開く．
手術の大きさによってはつっぱり感を感じることがある．

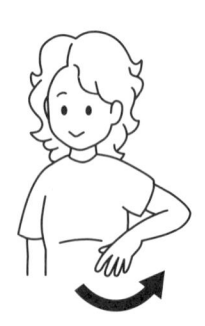

手のひらで天井を突く運動（むくみ予防）

図5
腕をまっすぐ天井に向けて上げ，肘を伸ばしたまま肩ごと天井へ近づける．
腕が上がりにくい場合は手伝ってもらう．

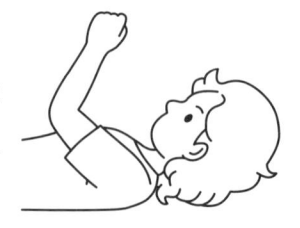

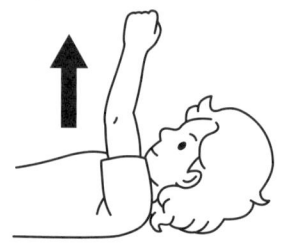

術後3日目より始める運動

肘の開閉運動

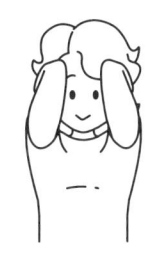

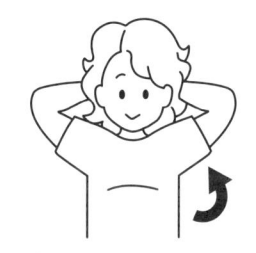

図6
頭の後ろで手を組み,肘を開いたり閉じたりする.
腕が組めなければ手のひらを耳につけて行う.

腕の上げ下ろし運動

図7
手術したほうの腕の手首を反対の手で持ち,
介助しながら腕を可能な範囲上げる.
徐々に手術していない腕で介助する量を少な
くしていく.

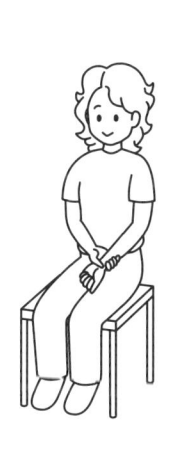

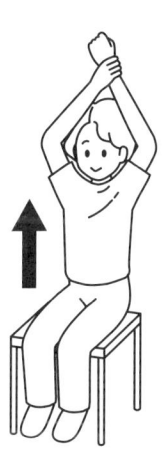

横へ腕の上げ下ろし運動

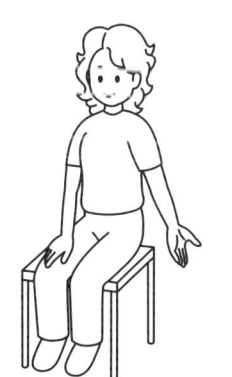

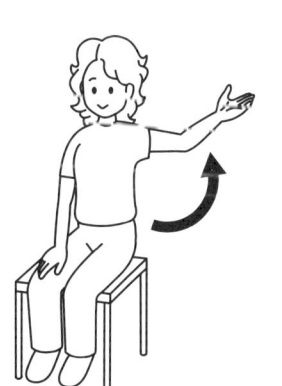

図8
座って,手のひらを上に向け,腕
を横に上げる.

後ろでの腕の上げ下ろし運動

図9
背中の後ろで棒またはタオルを持ち，背中に沿わせて上げる．
徐々に棒を持つ両手の間隔を狭くして行う．

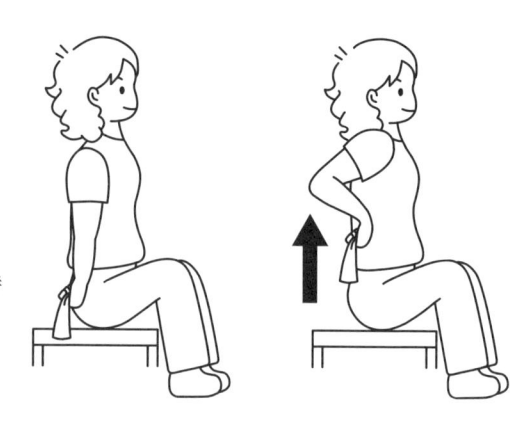

術後4日目以降に始める運動

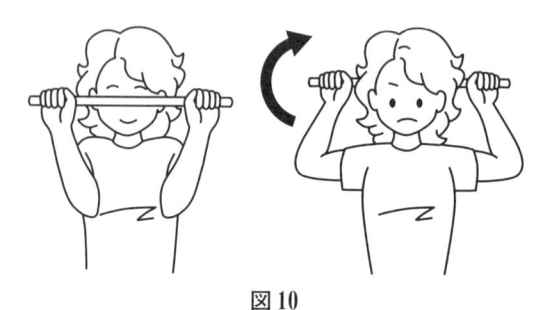

図10
棒を持ち脇を開きながら頭の後ろに持っていく．
できる範囲で胸を張る．

センチネルリンパ節生検のみで腋窩廓清省略の場合

前述のとおり，運動制限はほとんど起こらないため，前日の評価と手術翌日の評価，指導で終了することが多い．退院も術後数日となる．

植皮を行った場合

局所進行乳がんで植皮を伴った場合は創部・皮弁の生着がまず優先されるため，局所の安静に心がける必要がある．肋骨骨折時に使う布バンドを用いて上腕を約1週間固定し，皮弁の生着を待ってから上腕・肩のリハビリテーションを開始する．肘・前腕の運動は術後すぐに始めてよい．

退院後の運動, 日常のケア

退院後もつい傷をかばってしまい, かえって入院中より可動範囲が狭くなったり, 筋力が衰えることもある. 術後1週間程度で退院することが多いため, 退院後も入院中の運動をしばらく続けてもらう. また, 数年経過してからリンパ浮腫が発生することもある.

退院してからの日常生活を送るうえでの留意点を知っておいてもらうことが重要であるが, いたずらに禁止事項を多くしすぎて患者の不安感が増さないように配慮することも必要である.

[用語解説]

リンパ浮腫
リンパ浮腫とは, リンパ液がうまく循環しないで組織に貯留した状態をさす. 乳がん術後の上肢と, 子宮がん術後の下肢に発症することが多い. 症状は, 腫れ, しびれ, 痛み, 皮膚の弾力性の消失, 易感染性などである. 乳がん術後に明らかなリンパ浮腫の症状がみられるのは1～3割程度と報告されているが, 腋窩リンパ節郭清を行った場合は大なり小なりリンパ流が滞った状態になっており, 潜在性のリンパ浮腫といえる. 術後数年経った後に感染や過度な運動, 肥満などをきっかけに顕在性の浮腫となることも多い. 一般的には潜在性リンパ浮腫→可逆性リンパ浮腫→不可逆性リンパ浮腫→象皮病の順に進む. リンパ浮腫の治療は複合的理学療法といい, 患肢の挙上による重力ドレナージ, 徒手ドレナージ, 弾性スリーブなどの圧迫療法, 運動療法, スキンケア, 空気式圧迫療法などを組み合わせて行う. 病状が進んでしまうと治療によっても改善しにくいので, 日常生活においてリンパ浮腫をきたさないような注意が必要であり, むくみを自覚すれば早めに外来受診するよう勧める.

蜂窩織炎
腋窩郭清を行った場合の患肢は実際に腫れがない時でも潜在性のリンパ浮腫状態と考えられる. 通常なら問題とならないようなひび割れ, 虫さされ, 巻き爪 (嵌入爪), 鍼灸, などによっても感染が起こりやすい. 皮下組織に炎症が波及した状態を蜂窩織炎といい, リンパ浮腫治療の中で最も避けなければならない状態である. また, 蜂窩織炎を繰り返せばリンパ浮腫もさらに悪化する. 日常生活の注意としては感染を予防することやスキンケアに気をつけるなどリンパ浮腫予防法とほぼ同様である. 蜂窩織炎が起こってしまったら, 運動やマッサージは症状を悪化させるので, しばらく安静にすることが大切である. 悪寒戦慄, 38℃以上の発熱, 発赤などを認めたら, 患肢を冷やし, 安静を保って, 速やかに医療機関を受診する必要がある.

リンパ浮腫の予防として注意点をあげる．
　一点を強く締め付けるような服装や装飾品は避ける．
　適度な運動はリンパの流れを促進することにつながるが，翌日まで疲れが残ったり，むくみが生じるのは過度な運動量だったと判断する．
　血圧測定や採血点滴は禁忌ではないが，できれば患肢は避ける．
　手指の傷，肌荒れ，乾燥などに注意し，スキンケアに心がける．水仕事や土いじりの後は特に指先の荒れに注意し，ハンドクリームを使用する．
　患肢でものを持つ時は，肘を軽く曲げて持つようにする．
　肥満を防ぐ．

　実際にリンパ浮腫が発生した場合は蜂窩織炎の有無などをチェックする必要もあるため，速やかに主治医に連絡するように指導する．

文献
岡崎邦泰，他：乳がん術後の運動・生活ガイド―運動療法と日常生活動作の手引き―．日本医事新報社，2001．
ダイアナ・スタン：自分でできる乳がん術後のリハビリ―からだをきたえ，痛みをやわらげるために―（青木玲・訳）．保健同人社，1997．
廣田彰男，他：リンパ浮腫の理解とケア，Nursing Mook 26．学習研究社，2004．

〔脇田和幸，脇田貴子，久保典子〕

I-7　緩和医療とリハビリテーション

　緩和医療におけるリハビリテーションの役割は増加し，リハビリテーションや緩和に関連した分野の学会などでの発表も散見されるようになっている．我々の臨床経験から緩和医療でのリハビリテーションは，表1のようなポイントにまとめられる[1]．しかし，それらの標準的対応に関する資料は乏しく，ケースごとに対応しているのが現状である．ここでは緩和医療の現状と我々の施設での経験を交えて，緩和医療の中でのリハビリテーションの課題やその対応などを紹介する．

　なおここでは，緩和医療は悪性腫瘍による終末期を中心に扱い，該当する疾患を総称して「がん」とする．

緩和医療について

緩和医療の場

　かつては在宅での看取りが中心であったが，1970年代より病院で終末期を迎える人が増え，現在約9割の人が病院で死を迎えており，この傾向はがんにおいても同様である[2]．がんの終末期には，疾患特有のさまざまな苦痛が生じ，これらの緩和を専門的に対応できる施設や病棟は1980年代より開設されてきた．しかし現在でもその病床数は少なく，がんで終末期を迎える方々の中で利用できるのは1割にも満たない状態である．そのため多くの方々は，一般病院（病棟）において緩和医療を受けることになる．今後緩和医療の充実を図るには，一般病院での緩和ケアの普及とともに，緩和医療を専門的に実施する場の増加が求められる．

表1　緩和医療でのリハビリテーションの問題点

- 症状が常に増悪する方向に向かう
- 最終的なゴールが死を迎えること
- 治癒・機能改善が必ずしも優先されない
- 訓練に当てられる時間的なゆとりがない
- 訓練方法などの教科書がない
- 価値観や目標が身体・精神状態により変化しやすい
- 緩和ケアでのリハビリテーションを専門とする医療者が少ない

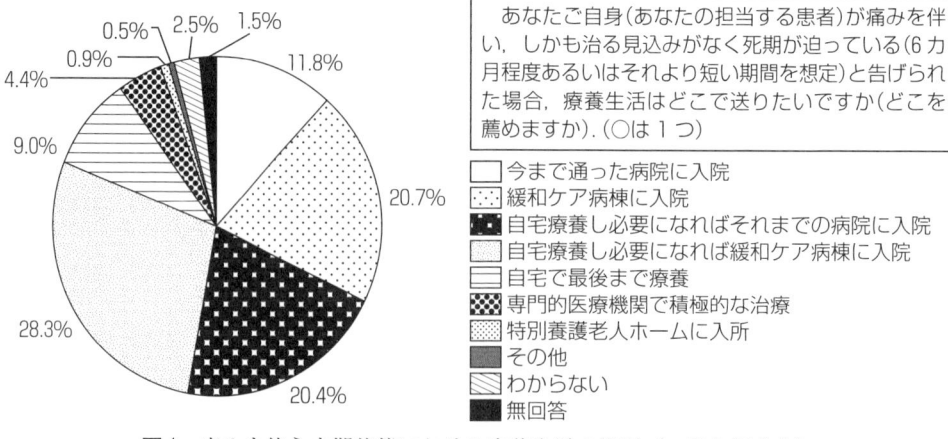

図1 痛みを伴う末期状態における療養生活の場所（一般集団全体）
（厚生省健康政策局総務課・監修：21世紀の末期医療．中央法規出版，2000．より改変）

緩和医療の場にはホスピス，緩和ケア病棟があげられる．ホスピスの歴史は古く，19世紀アイルランドにホスピスの原型となる施設が開設されて以来，世界に広がった．日本では1981年に聖隷三方原病院（以下当院）に最初の独立型ホスピスが誕生し，続いて淀川キリスト教病院に院内病棟型ホスピスが設立した．その後1990年には緩和ケア病棟入院料として保険診療が可能となり，末期がん患者，AIDS患者などに対して緩和ケアが行われている[3]．

また近年在宅で終末期を迎えたいというニーズもあり（図1），在宅も緩和医療の場として注目されている．

緩和ケア

緩和ケアの概念については，1990年に世界保健機構（WHO）が概念を提唱し，その後日本においても全国ホスピス・緩和ケア病棟連絡協議会が1997年にホスピス・緩和ケアプログラムの基準を策定した．基本的な考え方として，「ホスピス・緩和ケアは，治療不可能な疾患の終末期にある患者および家族のQOLの向上のために，さまざまな専門家が協力して作ったチームによって行われるケアを意味する．そのケアは，患者と家族が可能な限り人間らしく快適な生活を送れるように提供される」とし，ケアの要件となる5項目を提示した（表2）[4]．

1990年に緩和ケア病棟入院料の制定に伴い，施設基準が設けられた（表3）[5]．また一般病床での緩和ケア診療加算も制定されているが，いずれも最近では日本医療評価機構などが行う医療機能評価を受けていることが施設条件として加わっている．

緩和医療でのチームアプローチ[3,6]

緩和医療ではチームアプローチが原則で，緩和を専門とする医師，看護師，ソーシャル

> [用語解説]
>
> **医療機能評価**
>
> 医療機関が質の高い医療サービスを提供していくための支援を目的に,厚生労働省,日本医師会,日本病院会など13団体からの出資を受けた財団法人日本医療機能評価機構が,第三者機関として医療評価を実施している*.その効果として,現状の客観的把握,改善のきっかけづくり,効果的で具体的な改善目標の設定,職員の自覚と改善意欲の醸成,改善の方向の明示,認定証による患者の信頼などが挙げられる.現在全国で1,738病院が認定(平成17年8月22日)されている.
>
> また算定要件とは別に,2003年より付加機能審査として,救急医療,リハビリテーション,緩和ケアについてより専門分化された評価も実施している.緩和ケアについては,ホスピス・緩和ケア病棟の運営,患者の尊厳・プライバシーと安全の確保,療養環境と患者サービス,ホスピス・緩和ケア病棟におけるケアのプロセス,人材・資源のマネジメントなどが審査される.
>
> これ以外の緩和ケア病棟算定基準に該当する医療機能評価としてISO9001がある[5].
>
> *財団法人日本医療機能評価機構ホームページ:http://jcqhc.or.jp/html/index.htm

表2 ホスピス・緩和ケアの基本的な考え方(ケアの要件)

1. 人が生きることを尊重し,誰にも例外なく訪れる「死への過程」に敬意を払う.
2. 死を早めることも死を遅らせることもしない.
3. 痛みやその他の不快な身体症状を緩和する.
4. 精神的・社会的な援助を行い,患者に死が訪れるまで,生きていることに意味をみいだせるようなケア(霊的ケア)を行う.
5. 家族が困難を抱えて,それに対処しようとする時,患者の療養中から死別した後まで家族を支える.

ワーカーを中心に,さらには身体面ではリハビリテーションスタッフの介入や精神面では精神科領域のスタッフの介入も積極的に行われている(表4).ただし緩和医療が実施される場として,一般病院が大半を占める現状では,チーム医療を実践するうえで,横の連携がうまくとれず,適切な時期に適切なスタッフの介人ができていない可能性もある.

在宅医療の場でのチームアプローチは,ホスピスでのチームアプローチと比べ人的,物的,時間的にさまざまな課題が残されている(表5).

緩和医療とリハビリテーション[7,8]

緩和医療の場面でのリハビリテーションの必要性については以前から報告されており,ホスピスでのリハビリテーションを中心に,本邦での報告も1990年代より散見されるようになったが,まだ数は少ない.

表3　緩和ケア病棟入院料（1日につき3780点）

緩和ケア病棟入院料の施設基準

1) 主として末期の悪性腫瘍の患者又は後天性免疫不全症候群に罹患している患者を入院させ，緩和ケアを病棟単位で行うものであること．
2) 当該病棟において看護を行う看護師の数は，当該病棟の入院患者の数が1.5またはその端数を増やすごとに1以上であること．
3) 当該療養を行うにつき十分な体制が整備されていること．
4) 当該療養を行うにつき十分な構造設備を有していること．
5) 当該病棟における患者の入退棟を判断する体制がとられていること．
6) 健康保険法第63条第2項に規定する選定療養としての特別の療養環境の提供に係る病室が適切な割合であること．
7) 財団法人日本医療評価機構などが行う医療機能評価を受けていること．

注1　別に厚生労働大臣が定める施設基準に適合しているものとして地方社会保険事務局長に届け出た緩和ケアを行う病棟を有する保険医療機関において，当該届出に係る病棟に入院している緩和ケアを要する患者について算定する．
注2　診療に係る費用は，緩和ケア病棟入院料に含まれるものとする．

表4　チーム医療に関わる職種とその役割

職種	役割
医師	チームリーダー，医学的な緩和管理，インフォームド・コンセント（日本緩和医療学会など）
看護師	24時間対応可能な医療者，病院生活のサポート 院内外での各種看護（疼痛，ストーマ，褥瘡など） （ホスピスケア，がん性疼痛看護などの認定看護師など）
医療ソーシャルワーカー	社会・経済的問題の対応・調整，よろず相談窓口として介護者のケア（生前・後），支援コーディネート
理学療法士	身体機能・能力（ADL）維持・向上，呼吸管理
作業療法士	ADL維持，生き甲斐につながる作業の支援
言語聴覚士	コミュニケーション障害・嚥下障害への訓練・サポート 高次脳機能障害の評価・訓練
臨床心理士	カウンセラーとしての心理的サポート（バッドニュースやグリーフケアなどへの介入）
管理栄養士	身体能力，嚥下能力に適した食物の提供，栄養サポート
薬剤師	緩和に必要な各種薬剤の管理・調整・服薬指導・情報提供
宗教家	宗教的なサポート（死生観，終末期に生きる動機づけなど），霊的ケア
音楽療法士	音楽療法を通じた緩和ケアの実践 （日本終末期・緩和ケア臨床音楽療法士連絡会）
ボランティア	環境整備，生活援助，患者との心の交流など

表5　院内ホスピスと在宅ホスピスの相違点

	ホスピス	在宅ホスピス
医療からの移行	待機の時間がかかる	地域受け入れ調整に時間がかかる
医療設備	充実している	ないか，不足
病院との連携	密	疎（在宅主治医）
スタッフ	多い	少ない
チーム医療	連携しやすい	連携しにくい
患者にとって	慣れない空間	慣れた空間
家族の負担	やや少ない	多い
環境設定	整っている	ベッド，車椅子など導入が必要
不安点	社会との隔離	急変時の対応
受け入れの問題	ベッド数が不足	地域の受け皿が不足
リハビリテーション的課題	採算性	スタッフ不足，適宜介入困難
経済的負担	緩和ケア入院管理料（包括医療）	介護量，利用サービスによりさまざま（利用できる制度で差がある）
今後の問題点	対象者に比して病床数が少ない	かかりつけ医の不足 経済的負担の緩和

　リハビリテーション医療における緩和医療は，発症早期の急性期，亜急性期，回復期，維持期の後の領域として扱われ，終末期リハビリテーションともいわれている（図2）．リハビリテーションは活動障害を扱う分野であり，死を間近にさまざまな障害を認める方々に対しても，QOL（quality of life）を保つための活動を維持するニーズがあれば，リハビリテーションの適応を見出すことができる．しかしリハビリテーションの役割や介入の時期・方法・帰結などについては，明確な基準がなく，リハビリテーションに対する理解の乏しい施設では適切な介入ができていないのが現状である．

現場での取り組みと現状

ホスピスを中心とした緩和医療に関わるリハビリテーションの実際

　当院は本邦での最初のホスピスとして開設され，平成16年3月現在までに2,676名の方を受け入れてきた．またリハビリテーションについては専任医師6名（内専門医2名），理学療法士27名，作業療法士15名，言語聴覚士5名のスタッフを有し，43床のリハビリテーション科病床のみならず，入院患者のすべてのリハビリテーションニーズに対応して

病院(入院) ➡ 在宅(外来) ➡ (入退院) ➡ 在宅 or 入院 or ホスピス

外科手術　　　　　　　　　　　　　　神経ブロック
　　　放射線治療　　　　　　　　　　鎮痛剤
　　　　　　化学療法　　　　　　　　補装具・環境整備

```
                        活動向上に向けた
                        アプローチ
  機能回復に向けた
  アプローチ

  治癒を目的とした治療
  悪性腫瘍自体に対する治療
  Cure
                        緩和を目的とした治療
                        症状に対する治療
                        Care
```

診断　　急性期治療　　がんの進行　　緩和　　死亡

図2

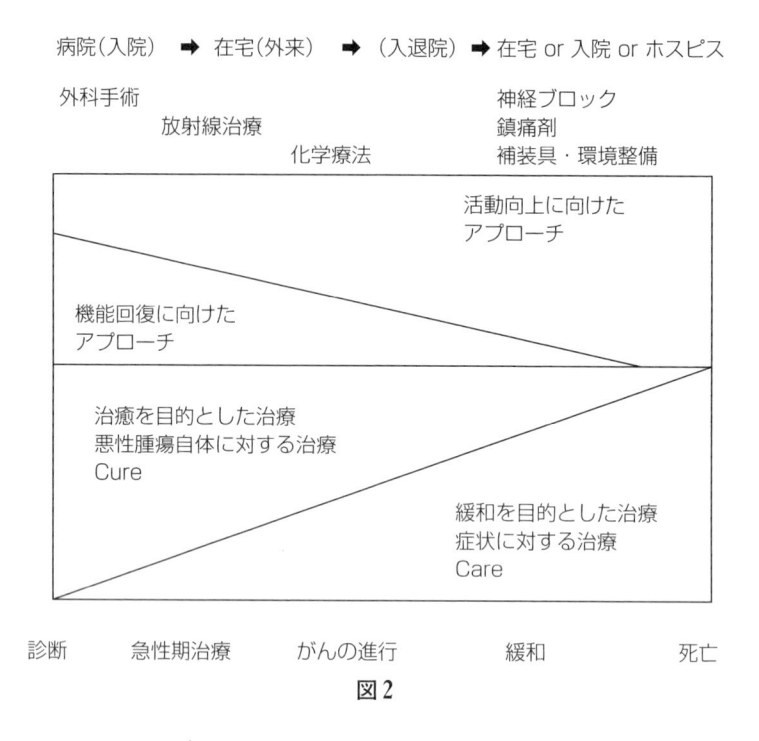

[用語解説]

終末期リハビリテーション[9]

終末期においても，最後まで人間らしさを保証するために，病院・施設・在宅の場で，なすべきことは多くある．またその多くはリハビリテーション医療の中で培われてきた技術を用いることが有用である．終末期リハビリテーションは大田が提唱した概念で「加齢や障害のため自立が期待できず，自分の力で身の保全をなしえない人々に対して，最後まで人間らしくあるように医療・看護・介護とともに行うリハビリテーション活動」と定義される．

具体的には，1) 清潔の保持，2) 不動による苦痛の解除，3) 不作為による廃用症候群の予防，4) 関節変形・拘縮の予防，5) 呼吸の安楽，6) 経口摂取の確保，7) 尊厳ある排泄手法の確保，8) 家族へのケアが挙げられる．これらの対応は死の直前まで求められる．

いる．

　ここではまず当院でのホスピス入院患者に対するリハビリテーション対応について述べる．なおこれから扱う数字は主として平成9年4月から平成16年3月までの7年間にホスピスに入院された患者を対象としたものである．当院は764床の総合病院であり，そのう

表6 当院ホスピス入院患者と平均在院日数,リハビリテーション処方数の年次的推移

年度	ホスピス入院数	平均在院日数（日）	リハビリテーション処方数
平成9年	178	41	12
平成10年	199	48	7
平成11年	200	43	4
平成12年	162	49	8
平成13年	192	50	16
平成14年	189	43	20
平成15年	165	53	13
平均	183.6	46.7	11.4

表7 当院ホスピスにおけるリハビリテーション処方の傾向と内容

職種	人数	疾患・傷害・処方内容
PT	52	呼吸リハビリテーション8,骨腫瘍25（麻痺4,術後4）,脳腫瘍14（麻痺8）,廃用予防 他
PT+OT	13	ADL向上が主な目的,脳腫瘍・脳卒中6
PT+ST	6	嚥下障害（誤嚥性肺炎合併）5,失語1（脳卒中）
OT	5	生活リハビリテーション
OT+ST	1	脳卒中後遺症
ST	3	嚥下障害（脳腫瘍2,舌がん1）

ち27床がホスピスに当てられている.病院とは独立型の別棟に病床を有し,全室が個室で構成されており,ベッドのみならず,畳の空間での生活も可能としている.

ホスピスの年間入院患者数は平均183.6人で平均在院日数は46.7日である（表6）.疾患分類としては胃がん,肺がん（各18.0%）,結腸がん（13.3%）,膵がん（6.8%）,乳がん（6.7%）の順であった.

処方の流れと訓練対象者

当院では原則としてリハビリテーションニーズの判断は主治医が行い,リハビリテーション医が診察・評価したうえで訓練が適応ありとされた症例に対してのみ訓練が開始される.なお今回の数字には反映されていないが,リハビリテーション医が単独で介入した摂食・嚥下障害に対する評価・指導を実施したケースがあることを付記しておく.

今回の対象期間中にリハビリテーションが処方され,理学療法士,作業療法士,言語聴覚士のいずれかの訓練が実施された症例は80名で（表7）,入院患者に対する比率は平均6.2%であった.他施設ではホスピス入院患者の31.3%に理学療法を実施（吉岡ら 1991）[7],

表8 当院ホスピスで実施したリハビリテーションでの主な疾患とその訓練対象の傾向

疾患分類	依頼数	処方内容
肺がん	22	脳転移に伴う機能障害(片麻痺など)に対するリハビリテーション,肺理学療法など
食道がん	6	肺理学療法,廃用予防など
前立腺がん	5	骨転移に伴う機能障害(対麻痺など)に対するリハビリテーション
胃がん	6	廃用予防
肝がん	6	廃用予防
直腸がん	6	骨転移,脳転移に伴う機能障害に対するリハビリテーション

17%に作業療法処方があり(香川 2002)[10],また英国のホスピスおよびがん病棟では67%にリハビリテーション治療が行われているなどの報告がある.当院の処方件数割合が少ない背景には,総合病院内の独立型ホスピスであることなどが考えられた.対象者の年齢は平均65.5歳(40~95歳),男性51名,女性29名であった.リハビリテーション処方時期としてはホスピス入院前より実施していた4名を除き,入院後平均27.5日(1~148日)で処方されていた.またそのうち入院より1週間以内に処方されたものは30名(37.5%)であった.疾患群としては肺がんが多く(26.3%),ついで前立腺がん,胃がん,肝がん(各7.5%),食道がん(6.8%),乳がん(5.0%)の順であった.主な疾患とリハビリテーションの傾向については表8のように,脳や脊椎などへの転移に伴う機能障害や呼吸困難症状に対する依頼など,それぞれの疾患に特有な傾向がうかがえた.

実際に訓練をどの時期まで実施したかや,どの程度の効果があったかについては,後方視的調査であるため詳細な分析ができていないが,ほぼ同時期の対象者を検討した結果では83.1%に目標としていた外出・外泊,自宅退院やADLや摂食嚥下能力の改善(いずれも一時的であるが)などの効果を認めており,ホスピス専任医師からの理解も得られるようになり,今後もリハビリテーションの対象となる患者数は増えるものと予想される.

緩和医療でのリハビリテーションの注意点

リスク管理

リハビリテーションが身体に与える負荷により,原疾患の増悪や二次的合併症が発生することを予防することは,急性期のみならず,緩和医療においても常に求められる.急性期などで汎用される血圧や心拍数の変化,意識レベルなどの一般的なリスク管理基準に加え,緩和場面で特に注意すべきリスクとしては,化学療法や放射線治療に伴う問題を含め

表9 がん患者におけるリハビリテーション中止基準

1) 血液検査所見：ヘモグロビン値＜7.5 g/dl
　　　　　　　　血小板数＜5万/μl
　　　　　　　　白血球数＜3000/μl
2) 骨皮質の50％以上にわたる浸潤や骨の直径にわたる骨びらんや大腿骨の3cm以上の病変を有するような長管骨（大腿骨，脛骨，上腕骨）を含む転移性骨病変
3) 有腔臓器（腸管，膀胱，尿管），血管，脊髄の圧迫
4) 疼痛，呼吸困難，運動制限を伴う胸膜，心嚢，腹膜，後腹膜への浸出液貯留
5) 中枢神経系の機能低下，意識障害，頭蓋内圧亢進状態
6) 低/高カリウム血症，低ナトリウム血症，低/高カルシウム血症
7) 起立性低血圧，160/100 mmHgを超える血圧（高血圧）
8) 110/分を超える心拍数（頻脈）や心室性不整脈

たがん患者特有のリハビリテーションの中止基準（表9)[11]を考慮する必要がある．またその中でも過用につながるリハビリテーションと病的骨折には特に注意を向ける必要がある．

過用：悪性腫瘍は消耗性疾患であり[12]，原疾患の治療に伴う安静臥床状態に伴う廃用症候群や，手術や放射線，化学療法に伴う体力消耗，悪液質などの進行や低栄養などにより身体機能の低下を認める場合が多い．このような状況では容易に過用となる危険性がある．

訓練に伴う疼痛や疲労感が続いたり，血清CPKの上昇を認めたりした場合は訓練量を抑えるなど注意が必要である．

病的骨折：終末期の悪性腫瘍患者では，原発巣における臓器特異的な症状に加え，転移に伴う他臓器への影響をしばしば経験する．その中で身体活動に特に影響を与える可能性の高い転移として，骨転移があげられる．骨転移は転移部位（椎体，大腿骨頸部＞下肢＞上肢），腫瘍の種類（骨溶解性：腎がん，肺がんなど，骨芽細胞性：前立腺がん，甲状腺がんなど），病変の大きさ，痛みの程度などから危険性が検討され，原発部位としては乳がん，肺がん，前立腺がん，腎がん，子宮がん，胃がんなどで頻度が高い．転移性骨腫瘍の対応としては，生命予後を考慮した手術の適応や薬物療法，放射線治療など考慮する必要がある[13]．

骨転移の可能性を示唆する所見としては，疼痛などの臨床症状に加え，生化学検査でのアルカリフォスファターゼ（Alp）やLDHなどの酵素の上昇，血清Ca値の上昇なども指標となる．病変の診断には，X線所見に比べ骨シンチグラフィーの方が感度は高い．

終末期においては，多くの患者がリスク管理上の中止基準にも当てはまることが予想され，身体症状の変化の傾聴やこまめな血液・生化学検査のチェックが求められる．ただしこの際に考えなければならないことは，リスク上問題があるとして，リハビリテーション

を安易に中止するという選択だけでなく，本人の状態を考慮し，リハビリテーションを実施するうえでのリスクに対する説明と同意のうえで，それらの症状や徴候を軽減し，かつ残存機能からQOL維持につながる工夫などのリハビリテーションの内容を検討することが大切である．

ゴール設定

リハビリテーションでは，訓練を実施する際には，リスク管理とあわせゴール設定を行う．ゴール設定は機能面のみならず，活動や社会参加に至る段階にまで及ぶことが求められる．さらに一般的には短期ゴール（short term goal：以下STG）と長期ゴール（long term goal）を設定するが，緩和医療ではしばしば長期ゴールの設定が困難となる．

こまめなSTG設定：生命予後6カ月程度とされる緩和医療での長期ゴールは，「QOLの可及的向上と維持」などというあいまいなものにならざるを得ない．機能（構造），能力（活動）は死期を迎えるころには，確実に低下する．そのため，STGをこまめに設定し，身体症状の変化に応じて随時ゴール設定を変更することが求められる．ただしゴールの後退が本人の終末期を生きていくうえでの動機の喪失につながらないよう配慮する必要がある．

活動や社会参加に対するゴールを重視する：機能面での向上が活動や社会参加に好影響を与えることは当然であるが，機能回復に目を奪われ，適切な時期での活動や社会参加の機会をリハビリテーションに費やし，最終的に病期の進行に伴い，ゴール達成ができなくなるケースをしばしば認める．リハビリテーションを終末期の生き甲斐として実施することを，「最後に一歩でも自分の足で歩きたい」といった価値観として認める場合もあるが，「家で家族と生活したい」といった目標がある場合は，単に機能回復を目指すのではなく，代償手段や補装具の導入を含めた環境設定を導入することが必要となる．

本人の思いや家族のニーズ・受け入れを考慮したゴールを設定する：終末期では，本人の思いを重視し，家族のニーズや受け入れを考慮したうえでゴールを設定する必要がある．この際に注意すべき点としては，疼痛など本人の身体的負担や廃用状態を考慮し，かつその人がホスピスや在宅で生活した証や人間としての役割，家族の身体的，精神的，経済的負担も考慮することが求められる．ゴール立案に際しては，医療者の思いを強調しすぎないように，広く情報収集することが必要であり，この際には支援コーディネートに精通した医療ソーシャルワーカー（medical social worker：MSW）の介入が不可欠である．

リハビリテーションアプローチ

当院の緩和医療現場でリハビリテーション依頼が多い障害像に対する実際のリハビリ

テーションアプローチについて解説する．ここでは機能面でのアプローチが中心となるが，実際には，補装具の導入，これからの活動（生活）の場での環境設定，各種サービス利用なども行っている．

筋力低下，排痰困難（主として理学療法士，作業療法士が介入）

通常筋力低下の原因としては，神経系の障害に伴う麻痺に加え，廃用性変化，低栄養状態がある．このような場合，通常実施される筋力強化訓練では，過用になって新たな障害の発生にもつながるため，低負荷，短時間の訓練を頻回に実施することが推奨される．低栄養状態が進行する場合には，運動負荷を制限する必要もある．その目安としては体重の変化や四肢の周囲径，アルブミン値などを参考とする．

また体力が低下して排痰が困難となったり，呼吸苦の増悪が認められる場合などには，肺理学療法も導入する．この際には胸郭を中心に骨転移の有無や手技に伴う疼痛に注意が必要となる．

疼痛や浮腫（主として理学療法士，作業療法士が介入）

リンパ浮腫の対応：乳がん術後の上肢や子宮がん術後の下肢にリンパ浮腫を合併するケースをしばしば認める．リンパ浮腫は外見の変化による美容上の問題のみならず，関節可動域などの運動制限，炎症（蜂窩織炎など）につながることも多い．これらは ADL といった活動の制限や身体面・精神面での負担から社会参加の制約につながる可能性もある．

リンパ浮腫は，低栄養や静脈性の浮腫，深部静脈血栓症などとの鑑別を行ったうえで，浮腫肢の挙上や弾性ストッキングの着用を実施し，リンパマッサージなどの徒手的ドレナージを行う．実際のマッサージ法については，文献にゆだねるが[14]，浮腫のコントロールは，マッサージや物理的対応のみならず，他の運動療法やスキンケア，日常生活の指導，自主トレーニングなどを複合的に考慮したうえで実施する．

疼痛管理としての物理療法：疼痛に対して温熱療法が適応となる病態もあるが，教科書的に悪性腫瘍での温熱療法は禁忌とされている．代謝が亢進して体力が著明に低下している場合や，発熱や脱水を認める場合，感覚障害が重度で低温熱傷合併の危険性がある場合などは，温熱療法によるリスクが高い．しかし終末期での対応は絶対的禁忌とはせず，リスクと効果を天秤にかけて，効果が期待される場合はリスク管理下で十分なインフォームド・コンセントを行い実施することもある．

病的骨折（主として理学療法士，作業療法士が介入）

手術や放射線治療を実施したケースでの対応：ホスピスでも手術が生命予後改善や機能

の回復を期待して行われることがある．実施例については，術後療法として積極的なリハビリテーションを行うことが有効となる．また放射線治療は，疼痛管理などを目的に実施され，リハビリテーションとしては治療効果に応じた治療早期からの機能訓練をはじめ，活動に応じた環境設定なども同時に進めていく．

保存的治療ケースでの対応：疼痛などの苦痛が生じにくい姿勢や体位の工夫を行う．特に下肢や椎体の骨転移に伴う疼痛を認める場合は，理学療法士，作業療法士が中心となって日中の座位保持や移乗動作を指導し，運動に伴う疼痛や座位姿勢での局所圧迫や不良肢位による疼痛を軽減するように，移乗方法や座位での工夫を行う．他の介助者にも統一した対応ができるように，情報の共有を行う．

また疼痛管理での薬物の効果時間などを配慮して，移乗や座位姿勢保持を実施するなどの工夫を行う．

中枢神経系の影響に伴う構音・嚥下障害（主として言語聴覚士が介入）

コミュニケーションへの対応：構音器官の障害が重度である場合は，構音訓練に終始せず，コミュニケーションエイドの導入なども行う．ただし高齢者では新たな機器の導入に対して抵抗感を認めたり，十分に機能を使用できない可能性もあるため，具体的要求に対する対応が可能なような文字盤なども利用される．

いずれにせよ，その人の価値観を尊重した関わりが求められるため，回復が困難と判断し，安易に機能訓練を終了させたり，代償手段を押し付けたりしないよう注意を払う必要がある．

経口摂取への対応[15]：摂食・嚥下障害は，その運動に関わる器官の問題（咽頭がん，舌がんなど）のみならず，その運動を支配する神経系の働きが障害されることによっても生じる．また体力の低下や廃用性変化とともに増悪し，終末期にしばしば問題となる．摂食・嚥下障害は，食べる楽しみの喪失という生き甲斐に関わる問題となり，本人や家族は，口から食べることを最後まで望むことが多い．この問題に対してリハビリテーション的対応をいくつか紹介する．なお詳細については文献を参考にしていただきたい．

［摂食条件の変更］

摂食・嚥下障害では，窒息，誤嚥性肺炎や脱水，低栄養が問題となる．通常，食事摂取は，座位で好きなものを好きなだけ食べるが，摂食・嚥下障害があるとこれができなくなる．しかし表10に示した対応により，安全に食べることができるようになることもある．

［楽しみ程度の経口摂取］

嚥下障害で，経口による栄養摂取が困難となった場合でも，安易に経口摂取を完全に中止し，他の栄養摂取手段（経管栄養，末梢輸液・中心静脈栄養など）に変えると，食べる楽しみが奪われ，生きがいの喪失につながる．口から食べる楽しみを失わないためにも，

表10 より安全に食べるための工夫

1) 食物形態の工夫	水分にとろみを付ける，硬い固形物を避ける，口腔・咽頭に張り付きやすいもの（餅など）を避けるなど
2) 体位の工夫	リクライニング座位で食べる，食後はなるべく長時間座位保持を行うなど
3) 1口量の工夫	なるべく1口で取り込む量を減らすなど
4) 基礎的訓練の導入	食前の準備体操やアイスマッサージ，口腔ケアなど

詳細は成書を参考に実施していただきたい

[用語解説]

緩和医療での口腔ケア

一般的な口腔ケアは，う歯や歯周病の予防をはじめ，口腔内環境を整えることで，1) 誤嚥性肺炎の予防, 2) 味覚低下の予防による食欲維持, 3) 口臭予防によるQOL維持, 4) 構音器官の機能維持などの効果がある[16]．緩和医療においても，たとえ経口摂取が困難な場合であっても，口腔ケアは大切である．複数のコ・メディカルが介助を行う場合には，使用薬剤や器具ならびに方法など統一した関わりが求められる．脱水等で口腔乾燥を認める場合や嘔吐を繰り返す場合，摂食・嚥下障害を認める場合など，口腔内環境が変化しやすい場合は，頻回の口腔ケアが必要となる．また頭頸部がん手術・放射線治療後や出血傾向，口腔内粘膜の損傷，口腔内感染などを認める場合などは，歯科衛生士や歯科医師が介入しての専門的な口腔ケアが必要となる場合もある．

「楽しみ程度の経口摂取の可能性」を残す努力が必要である

利用可能な制度

在宅で緩和ケアを行う際は，人的・物的な支援が必要である．しかし経済的問題や地域格差などで使用可能な制度やサービスが異なり，適宜対応可能とするためには，コーディネーターとしての医療ソーシャルワーカーなどの介入が必要である．

車椅子，ベッドなどの導入

ターミナルケアでは使用期間が限られており，かつ早急に導入する必要があるので，既製品の利用が勧められる．また経済的負担の軽減には，レンタルの導入が勧められる．

介護保険制度利用：原則として，特定の疾患がない限り，現行では65歳以上にのみ適応される．申請さえしていれば，申請日からの制度の利用が可能となる．また脳腫瘍の腫

瘍内出血を脳出血と診断したり，廃用に伴う骨密度低下を伴う転移性の骨折を骨粗鬆症に伴う骨折として扱うことで，40歳からの利用が可能となる場合もある．次回の制度改訂においては，終末期患者への適応範囲の拡大が望まれる．

身体障害者補装具給付制度：身体障害者手帳を保持している方のみ適応となる．手帳の申請には症状固定の時期や書類の手続き上の時間が必要となり，適切な時期に導入が困難となる可能性もある．

他の制度については，医療ソーシャルワーカーや行政窓口で相談されることを勧めるが，実費での対応とならざるを得ない場合も多い．

訪問リハビリテーション・訪問看護制度

制度の利用に際しては，介護保険による対応や医療保険による対応などの選択があるが，残念ながら地域で在宅緩和ケアを専門として対応できるスタッフには限りがある．特に訪問リハビリテーションが可能なスタッフは少なく，病院レベルのリハビリテーションを期待することは困難である．地域ではリハビリテーションよりも看護の視点からの緩和ケアが中心となる．

緩和医療現場でリハビリテーションを実施するうえでのさまざまな問題

経済面での問題

ホスピスでのリハビリテーションは残された時間の中でのQOLの維持に有効であるが，実施に際しては短期目標を身体・精神状態に合わせて修正しつつ，患者や家族のニーズを把握しながら行う．また患者に残された時間が少ないので，早期に集約的な対応が必要である．しかし採算性を考えると経済的な問題が生じる．DPC（diagnosis procedure combination）をはじめ，回復期リハビリテーション病棟入院料などではリハビリテーションは出来高算定が可能であるが，緩和ケア入院管理料（1日当たり3,780点：37,800円）ではリハビリテーションは包括されてしまい，実施した訓練内容の如何を問わず算定することができない．家屋評価を含めた退院前リハビリテーション指導などに係る算定もできないため，リハビリテーション運営に際しては病院側の理解や支援が必要である．

人材面での問題

緩和医療現場でのリハビリテーションは，その特殊性からリスク管理やゴール選定などで専門的な知識や経験が要求される場面をしばしば認めるが，リハビリテーションに関わる人的資源や経済面から専門スタッフの配置が十分できないことが多い．当院においても独立型ホスピスの形態をとっているが，専従療法士は配置せず，他病棟と兼務にて対応し

ている．また専従スタッフによるリハビリテーションを実施する場合，時間に追われる多忙な中で，最終的には死を看取る医療となる点や，実際に行ったリハビリテーションに対する経済的な裏づけが乏しい点などからも，燃え尽き症候群などのスタッフ自身の精神的な問題が生じる可能性も考えられる．ホスピスでリハビリテーションを担うスタッフに対しても，他のホスピススタッフ同様に「ケアをする人のためのケア」の体制が求められる．

緩和ケアを必要とする人々は，さまざまな経験や価値観をもって今まで生きてきて，そしてさまざまな価値観のもとで最後の時を迎える．そのため，教科書的な症状や状態に対する単純な対応では満足いかないケースも多々見受けられる．その人の最後の時に関わる者は，積極的傾聴，全人的な視点をもち，その人の生き方を尊重できるために必要な手段や方法（訓練）を本人・家族と共に考え，計画し，援助していく姿勢を忘れてはならない．

文献
1) 井上聡，他：末期癌患者．総合リハ 29：625-629, 2001.
2) 藤井勇一：在宅ターミナルケアの現状と今後の展望．日本医師会雑誌129巻・11号，2003.
3) 恒藤暁：最新緩和医療学．最新医学社，1999.
4) 全国ホスピス・緩和ケア病棟連絡協議会：緩和ケア病棟承認施設におけるホスピス・緩和ケアプログラムの基準．ターミナルケア 7：67-68, 1997.
5) 診療点数早見表．平成16年4月版，医学通信社，2004.
6) 特集・コメディカルの現状と今後．ターミナルケア 8巻・4号，1998.
7) 吉岡秀夫，他：ホスピスにおけるリハビリテーションの役割．総合リハ 19：133-136, 1991.
8) 辻哲也，他：緩和ケア病棟においてリハビリテーションに期待すること．総合リハ 31：1133-1140, 2003.
9) 大田仁史：終末期リハビリテーション．荘道社，2002.
10) 香川優子：緩和ケア病棟をもつ病院での実践と緩和ケアシステム．OTジャーナル 36：1256-1254, 2002.
11) 辻哲也，他：悪性腫瘍（がん）のリハビリテーションオーバービュー．総合リハ 31：753-760, 2003.
12) 木村伸也，他：悪性腫瘍における全身体力消耗状態に対するリハビリテーション2例の経験―患者の自己決定を尊重するリハビリテーションの基本方針の重要性について．総合リハ 20：685-688, 1992.
13) Alexander Waller, 他（津崎晃一・訳）：緩和ケアハンドブック．メディカル・サイエンス・インターナショナル，1999.
14) 廣田彰男，他・編集：リンパ浮腫の理解とケア．Nursing Mook 26, 学習研究社，2004.
15) 藤島一郎：口から食べる―嚥下障害Q&A（第3版）．中央法規出版，2002.
16) 藤島一郎・編集：よくわかる嚥下障害．永井書店，2001.

参考

日本緩和医療学会ホームページ：http://www.jspm.ne.jp/
向山雄人：がん緩和医療学．癌と化学療法 24:776-784, 1997.
緩和ケアを考える会広島のホームページ：http://www.hiroshima-cdas.or.jp/home/term/
石田暉：緩和ケアとリハビリテーション．臨床リハ 10:583-587, 2001.
水落和也, 他：悪性腫瘍による脊髄障害と脳腫瘍による麻痺への対応．臨床リハ 10:604-609, 2001.
土屋弘行, 他：四肢骨転移への対応, 臨床リハ, 10(7)598-603, 2001

〔片桐伯真, 藤島一郎, 宮崎哲哉, 荻野和功〕

I-8　褥瘡のリハビリテーション

　褥瘡は身体活動が低下している高齢者や脊髄損傷者，意識障害患者に発症しやすいが，これまで褥瘡を専門的に管理する診療科がなく「看護の恥」と考えられてきたため，その実態については不明なことが多かった．

　しかし，1998年日本褥瘡学会が発足し精力的に調査，研究が行われた結果，疫学，発症原因，予防法，治療法についてさまざまな知見が明らかとなってきた．また，2002年に「褥瘡対策未実施減算」項目が新設，2004年には「褥瘡患者管理加算」項目が追加され，①褥瘡対策チームの設置，②褥瘡に関する危険因子の評価（以上，未実施減算項目），③褥瘡対策に関する診療計画の作成と実施，④体圧分散式マットレスなどを適切に使用する体制の整備（以上，管理加算項目）が定められた．その結果，医師，看護師，薬剤師，栄養士，理学療法士などがチームを構成し多方面からの専門的な褥瘡対策が行われるようになっている．

　さて，褥瘡の発症危険因子として自力での体位変換能力，仙骨部の病的骨突出，浮腫，関節拘縮が検出され，褥瘡発症予測スケールとして報告されているが[1]，これらはリハビリテーションに関連性が深い．

　また，座位姿勢や座位保持機構，座面クッションの処方が不適切な車椅子上で長時間過ごす場合にも褥瘡が発生しやすい．そのため，適切な車椅子，座面クッションの処方，座位姿勢，座位での除圧の指導が必要である．さらに，物理療法による褥瘡の治癒促進効果も報告されている．このように褥瘡の発症予防，治療においてリハビリテーションを行うことは非常に重要なものである．

褥瘡の発症機序

　褥瘡は持続的な圧迫ばかりでなく，皮膚がずれる力（剪断力）でも発生し，その発症原因は「応力（圧縮応力，剪断応力，引張応力）×時間×頻度」とされる．

　一般に仰臥位では，体重は圧縮応力，剪断応力，引張応力に変換され皮膚，皮下組織内の血流を低下させるが，血流低下が長時間に及ぶと褥瘡が発症する．また，皮膚表面とマットレス間に生じる摩擦力は剪断応力として作用し，表皮剝離や水疱形成を引き起こす．さらに，この剪断応力が皮下組織深部に作用すると褥瘡ポケットが形成される[1]．

これまで褥瘡発症の二次的要因として，加齢による皮膚の変化（菲薄化，皮下脂肪の減少），浮腫，骨隆起，関節拘縮，失禁による皮膚の汚染，湿潤，低栄養（低アルブミン血症，貧血），activities of daily living（ADL）能力低下，うつ状態や痴呆など精神活動性低下，介護力不足，経済的貧困などさまざまな因子が報告[2]されているが，結局，これら二次的要因が引き起こす，皮膚の圧迫状態の自力回避困難（身体活動の低下，関節拘縮）や創治癒力の低下（低栄養など）などの直接的な原因により褥瘡が発症する．

褥瘡の評価

「褥瘡の予防に勝る治療法はなし」といわれるように，褥瘡の発症リスクを評価しリハビリテーション介入を行う必要がある．さらに，リハビリテーション介入の褥瘡に対する効果も評価しなければならない．

発生予測スケール：

大浦・堀田スケール（OHスケール）[1]：OHスケールは疫学研究から自力体位変換，病的骨突出，関節拘縮，浮腫の4項目を褥瘡発症の危険因子として抽出したものである．

　各項目は点数化されているが，4項目とも高度の場合，褥瘡発症確率は91％になり通常の看護ケアでは対応できないとされる（表1）．

ブレーデンスケール（Braden scale）：ブレーデンスケールは褥瘡が圧迫と組織耐久性の低下により発生すると仮定し，知覚の認知，湿潤，活動性，可動性，栄養，摩擦とずれの6項目を抽出，発症リスクを点数化したものである．病院で14点，施設では17点以下になると褥瘡発症の危険性が高くなる．

K式スケール：K式スケールは自力体位変換不可，骨突出，悪い栄養状態の「前段階

表1　大浦・堀田スケール（OHスケール）とOHスケール別発症確率，治癒期間

1. 自力体位変換（意識状態・麻痺・安静度）	できる（0点）	どちらでもない（1.5点）	できない（3点）
2. 病的骨突出（仙骨部）	なし（0点）	軽度・中等度（1.5点）	高度（3点）
3. 浮腫	なし（0点）	あり（3点）	
4. 関節拘縮	なし（0点）	あり（3点）	

OHスケールレベル	褥瘡発症確率	治癒期間（仙骨部）
軽度（1～3点）	約25％以下	40日
中等度（4～6点）	約26～65％	57日
高度（7～10点）	約66％以上	173日

（大浦武彦，他：褥瘡危険要因とわかりやすい褥瘡予防・治療ガイドライン．日本醫事新報4037：19-29, 2001. より改変）

[用語解説]

ブレーデンスケール（Braden scale）
ブレーデンスケールは寝たきりあるいは車椅子上の座りきり状態となったら評価し，急性期は48時間ごと，慢性期は2週間ごと，高齢者の場合当初1カ月は毎週，その後は3カ月ごとに採点する．

Braden scale（須釜淳子，他：看護面からみた褥瘡予防—皮膚の観察とリスクアセスメント—．MB Med Reha 38：31-38，2004．より改変）

	1点	2点	3点	4点
知覚の認知	全く知覚なし	重度障害 （痛みに反応）	軽度障害 （呼名に反応）	障害なし
湿潤	常に湿っている	たいてい湿っている	時々湿っている	滅多に湿っていない
活動性	臥床 （寝たきり）	座位可能 （移乗に介助）	時々歩行可能 （短距離のみ）	歩行可能 （1日2回は部屋外，2時間に1回は室内）
可動性	全く体動なし	非常に限られる （圧迫を除去できない）	やや限られる	自由に体動する
栄養状態	不良	やや不良	良好	非常に良好
摩擦とずれ	問題あり （最大限介助）	潜在的に問題あり （最小限介助）	問題なし	

要因」と体圧，湿潤，ずれの「引き金要因」で構成される．

　評価は1項目以上の「前段階要因」に1項目の「引き金要因」が加われば，褥瘡発生の危険性ありと判断されるが，臥位からギャッジアップ座位などADLの拡大は「引き金要因」のひとつである「ずれ」と判断されるので，リハビリテーション開始にあたっては，座位姿勢の適正化，ギャッジアップ角度の調節，背抜き，ベッドシーツの張りや皺など仙骨部の摩擦とずれが増加しないように注意しなければならない．

創評価スケール：

　褥瘡ケアアセスメントツール（DESIGN）：創部のマネージメントやリハビリテーション介入の効果を検討するために2002年日本褥瘡学会より提唱された評価法である．詳細は他稿[3]に譲るが，重症度分類用DESIGNは深さ（D），滲出液（E），大きさ（S），炎症/感染（I），肉芽組織（G），壊死組織（N）から構成され，各項目とも小文字（軽症）および大文字（重症）で区別される．また，ポケットが存在する褥瘡には末尾に-Pを附記す

[用語解説]

DESIGN（稲川喜一, 他：臨床応用しやすい褥瘡の評価法と予防・治療ガイドライン. MB Med Reha 38:1-7, 2004. より改変）

1) 深さ（Depth）
   軽度（d）：真皮全層の損傷
   重度（D）：皮下組織を越えた損傷
2) 滲出液（Exudate）
   軽度（e）：創被覆材交換が1日1回以下
   重度（E）：創被覆材交換が1日2回以上
3) 大きさ（Size）
   軽度（s）：褥瘡面積（長径cm×短径cm）が100未満
   重度（S）：褥瘡面積が100以上
4) 炎症／感染（Inflammation/infection）
   軽度（i）：局所の感染徴候（創周囲の発赤，腫脹，膿，悪臭）なし
   重度（I）：局所の感染徴候あり
5) 肉芽組織（Granulation tissue）
   軽度（g）：良性肉芽組織（鮮赤色，細顆粒状を呈する易出血性の肉芽組織）が50％以上
   重度（G）：良性肉芽組織が50％未満
6) 壊死組織（Necrotic tissue）
   軽度（n）：壊死組織なし
   重度（N）：壊死組織あり
7) ポケット（Pocket）
   ポケットが存在する褥瘡には末尾に-Pを附記

る．一方，経過評価用DESIGNは各項目を細分化し点数（合計点0～28点）で表現するものである．

このように，重症度分類用DESIGNにより病態が把握でき，大文字で表記される部分が問題点となるので治療方針が決定されやすい．また，介入効果は経過評価用DESIGNの点数により評価できる．

褥瘡の予防と治療

褥瘡対策は医師，看護師など多職種からなるチーム医療であり，多方面からの専門的な対応が重要である．褥瘡ケアに関しては，褥瘡の治療ガイドラインが現在策定中であるが，その骨子は，①褥瘡対策チームの設置と発症危険因子の検出およびDESIGNなどに

よる創の評価，②発症危険因子の軽減，除去，③体圧分散式マットレスや座面クッションなどの医療機器の適切な選択，④創部の評価に基づく薬剤や被覆材，外科的処置の選択，⑤対策チーム内での情報共有，⑥栄養状態，精神状態などの全身管理，⑦福祉制度の利用などによる社会・経済的要因の軽減，⑧定期的なカンファレンスによる治療方針の選択である[4]．また，褥瘡部ケアアルゴリズム Ver.6 が発表され，さまざまな褥瘡管理・ケアマニュアルも出版されている．

褥瘡のリハビリテーション

褥瘡のリハビリテーションとは褥瘡の発症予防であり，OH スケール 4 項目はまさにリハビリテーションが対応しなければならないものである．

急性期や外科的治療後における安静臥床，脊髄損傷者，脳卒中などによる意識障害，体力低下や骨折を伴う骨粗鬆症など有痛性運動器疾患により体動困難な高齢者には体圧分散，離床を目的としたリハビリテーション対応が必要である．

自力体位変換が困難な高齢者には臥位，30°側臥位，腹臥位などを組み合わせた体位変換を行う．従来，体位変換時間は原則的に 2 時間ごとといわれていたが，圧迫部位の発赤反応の出現時間は体重や骨突出の程度により異なることから，発赤反応出現時間に合わせて体位変換時間を設定し，必要に応じて頻回に体位を変換することが重要である．また，臥位では仙骨部や背部の骨突出部に圧迫やずれが加わらないように体圧分散マットレスを選択する[5]．

離床目的にギャッジアップしていく場合，体のずり落ちや摩擦の発生を防ぐため，膝部の床板を屈曲させたうえでベッド屈曲部と股関節部を一致させ，頭部のアップは 30°までが望ましい．その時，背抜きを行うことも重要である．また，30°側臥位ではクッションを利用して広い殿部で圧を受けるようにする．腹臥位は股関節などの拘縮の程度によるが，胸部や膝関節に体圧が集中しやすいのでクッションを利用して姿勢を調節する[5]．

離床目的の座位練習は車椅子座位が望ましいが，介助者が注意して患者を持ち上げないと移乗介助時に仙骨部，坐骨部がベッド面と擦れて褥瘡をつくってしまう危険性がある．また，適切なクッションを決めてから車椅子の採型や適合を確認することが重要である．

車椅子座位では意識レベルの低下があったり体型に合わない車椅子へ座らせると下肢，体幹筋筋力低下により仙骨座りとなる．また，ハムストリングが短縮し膝関節屈曲拘縮が著しい高齢者を車椅子に着座させフットレストに足部を乗せると短縮したハムストリングにより骨盤後傾が増強され仙骨座りになりやすい．このような状態では仙骨部や背部に圧迫やずれを生じてしまう（図1）．さらに，加齢に伴う骨盤の前額面での傾斜は大転子部や坐骨部への荷重分散を不均等にし，褥瘡発生の原因となる．

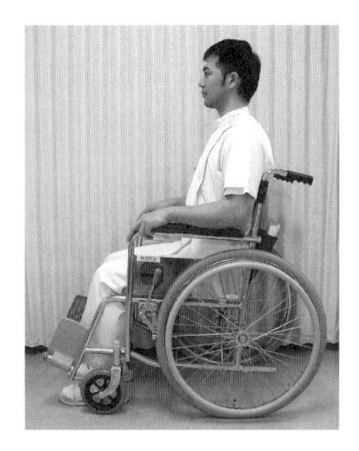

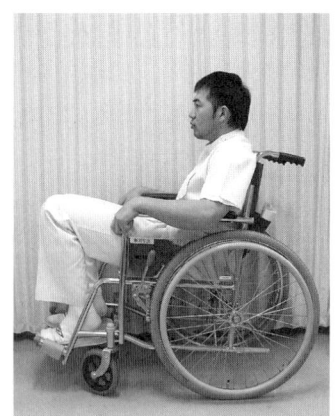

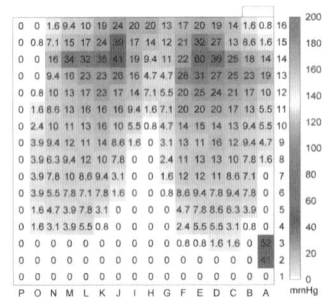

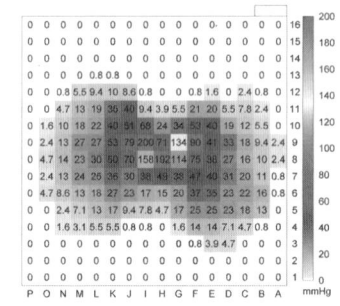

図1 着座姿勢と仙骨部の圧分布の変化

座位姿勢の違いによる座面圧の変化を示す．

左：正しい車椅子座位（股関節・膝関節が屈曲90°を保ち，圧分布は左右坐骨部にわずかの座面圧の上昇を認めるが，大腿後面の座面圧はほぼ均一である）

右：仙骨座り，下腿長に適合しない車椅子に着座し，フットレストに足部を挙上した場合（座面圧は仙骨部に一致して上昇している．また，殿部および大腿後面の座面圧を示す面積が縮小し，均一な荷重が行われていない）

　正面および側面から着座姿勢を評価し，クッションや足台などを用いて体幹が傾かず，股・膝・足関節が90°になるように調節する．また，強い円背がある場合は背部にも体圧分散クッションが必要である．

　しかし，座位姿勢調節を行っても坐骨部には体圧がかかるので，動ける場合には15分ごとにプッシュアップを行わせ体圧分散を図る．動けない患者では座位での体圧分散目的に，適宜テーブルを利用した俯せ姿勢や左右に体幹を傾けたり回旋させて除圧を試みる．通常，座位練習は1時間以内とする[5]．

　次に，病的骨突出は低栄養と廃用性筋萎縮により殿筋の萎縮，皮下軟部組織量の減少により相対的に仙骨部が突出してきたものである．仙骨部に限らず，腸骨翼，大転子部，脊椎

棘突起先端，肩甲骨部など周囲の筋萎縮により容易に骨突出が生じる部位は数多い．実際，高度な仙骨部病的突出があると，30°側臥位でも仙骨部は持ち上がらず圧迫とずれ応力は緩和されないので注意が必要である．その場合，栄養状態の評価と栄養管理[6]（経口，経鼻，経静脈栄養法（intravenous hyperalimentation：IVH あるいは total parenteral nutrition：TPN，内視鏡的胃瘻造設術：PEG など）が優先されるが，リハビリテーションとしては廃用性筋萎縮の予防を目的とした運動療法や経皮的電気刺激も考慮される．

関節拘縮も褥瘡の大きな原因となる．関節伸側が内部から圧迫され褥瘡を形成する．膝関節や手指 proximal interphalangeal（PIP）関節に発症しやすいが，常に創が引っ張られて創の収縮が妨げられるため，いったん褥瘡を形成すると難治性である．また，手指の拘縮，変形により，対向する皮膚面を手指が圧迫し褥瘡を形成する場合もある（図2）．関節リウマチの手指，足趾変形で多い．この場合には拘縮を予防，改善するための他動的関節可動域運動や変形を矯正するための装具を処方するが，装具は矯正力，適合性などを適切に評価しないと装具の圧迫により褥瘡を形成する危険性がある．

また，股関節などが不良肢位（内転位，屈曲位など）で拘縮すると下肢交叉部位での圧迫や大転子部突出による褥瘡（図2），膝関節拘縮による踵部の褥瘡発生の危険性が高まる．この場合には理学療法士のみならず医師，看護師を含めた医療従事者による機能肢位の保持，関節可動域運動の実施が重要である．具体的には1日2回，それぞれ10回程度，対象関節を全可動域にわたって他動的に動かす．

浮腫は低アルブミン血症ばかりでなく，末梢循環不全の症候でもある．ポジショニング，他動的関節可動域運動，自動介助筋力増強運動の実施により末梢循環が少しでも改善すれば，褥瘡の発症危険因子を減らすことになる．

さて，身体・精神活動性の低下による高齢者の褥瘡は発症頻度が高く，①運動器や皮膚の機能低下，②摂食・嚥下障害および栄養状態の低下，③排泄障害などと関連している．

運動機能脆弱化による易転倒性，骨粗鬆化による易骨折性は，寝たきりの大きな原因で

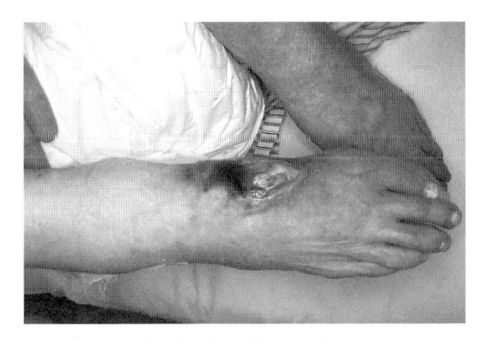

図2　膝関節屈曲拘縮（廃用症候群）の結果，重層する足部により足背に形成された褥瘡

あり，いったん寝たきりになれば，脊椎変形・異常姿勢，関節拘縮と相まって機能が低下している皮膚に褥瘡を容易に形成する．そのため褥瘡のリハビリテーションには，介護予防を目的とした体力増強運動，転倒防止のためのさまざまなプログラム（転倒予防教室など）あるいは骨塩減少を予防するための運動療法なども含まれる．

摂食・嚥下障害は低栄養の原因になるばかりでなく誤嚥性肺炎を引き起こし，寝たきりの原因となる．加齢に伴う嚥下機能の低下を理解し誤嚥を防ぐための食物形態の工夫，増粘剤の使用，食事時の姿勢の工夫（座位で顎を引かせる），口腔ケアも褥瘡のリハビリテーションである[6]．

また，尿便失禁に対するオムツ使用は殿部や仙骨部の皮膚を浸軟化し組織耐久性を低下させやすく，同時に排泄物による汚染は褥瘡の感染原因となる．そのため，陰部の洗浄・保清，皮膚の保護，適切な失禁ケア用具の選択を行うが，排尿，排便行為の自立あるいは介助量軽減を目的とした能力向上のための運動療法も重要である．

次に問題となるのは脊髄損傷者の褥瘡である．脊髄損傷者は受傷直後の脊髄ショック期に自律神経機能も障害され褥瘡が発症しやすいので，環境整備，体位変換による体圧分散，機能訓練時の移送介助，座位姿勢の調節などの対応は高齢者の場合と同じである．しかし，リハビリテーション医療を終了し自立した社会生活を送っている脊髄損傷者は座位が日常生活の基本であるが，不十分な座位保持機構や座面クッションでは基本姿勢が維持できず，疲労や脊椎変形，褥瘡を生じる危険性が高い．また，いったん褥瘡が発症すると長期入院が必要となり本人ばかりでなく職場などへの影響も計り知れない．

そのため，車椅子の適合判定，適切な座位姿勢，除圧指導などを実施するためのシーティングクリニックが必要である[7]．クリニックでは生活様式，褥瘡に対する意識，発症原因などの聴取，姿勢，車椅子の適合判定，動作時の摩擦，接触圧の測定などの発症リスクの評価とその対応について教育指導を行う．

脊髄損傷者の褥瘡は車椅子の不適合，クッション使用法の誤り，褥瘡に対する知識不足，肥満などが原因といわれ，トイレ便座や自動車などへの配慮も少ないので，発症リスクを生活全般の問題として捉えリハビリテーション医療介入を行う必要性が大きい[7]．

また，リハビリテーション医療介入として慢性化して正常の創傷治癒過程から逸脱した状態である褥瘡を自然な創傷治癒過程に戻すことを目的に物理療法が処方される．これまでに水治療法，電気刺激療法，光線療法，超音波治療（表2）などが行われており[8]，温熱療法では足浴による循環改善が褥瘡治癒を促進したという報告[9]もあるが，物理療法の効果についてはエビデンスが少ないのが現状である[10]．今後，基礎的検討も含め科学的な検証が必要である．

褥瘡のリハビリテーションとは褥瘡発症を予防することであり，そのためには褥瘡の発症リスクを評価し，リスクを軽減，除去するための能力向上の処方と実施，医療・福祉機

表2 褥瘡に対する超音波療法の適応

		炎症期	増殖期	上皮組織形成期
適応と効果	温熱	＊疼痛軽減 ＊血管拡張 ＊滲出液の吸収促進	＊蛋白合成促進（膠原線維） ＊血管新生と創の収縮	＊上皮組織の増殖促進 ＊栄養と酸素供給の改善
	非温熱	＊成長因子やサイトカインの産生促進 ＊線維芽細胞の活性化	＊血管新生促進 ＊線維芽細胞の増殖促進	＊血管透過性亢進 ＊細胞増殖の促進 ＊線維化の促進
使用方法	\multicolumn{3}{l}{＊創傷部位 　深い創傷：1 MHz 創部に直接照射あるいは創周囲 　浅い創傷：3 MHz 創部に直接照射 ＊照射時間率（duty factor） 　温熱：連続　非温熱：20～50％ ＊強度 　温熱：1.0～2.0 W/cm^2　非温熱：0.1～0.8 W/cm^2 ＊時間 　温熱：最低で1分/cm^2　非温熱：最大15分程度 ＊頻度 　温熱・非温熱とも 3～7 回/週}		

(小倉秀子，他：創傷の実践的物理療法—米国シカゴ創傷ケアチームにおける PT の活動について—．理学療法 18:965-972, 2001. より改変)

器の導入，調整が重要である．

文献
1) 大浦武彦，他：褥瘡危険要因とわかりやすい褥瘡予防・治療ガイドライン．日本醫事新報 4037:19-29, 2001.
2) 立花隆夫：褥瘡最前線—評価とチームアプローチ．総合リハ 32:505-513, 2004.
3) 森口隆彦，他：「DESIGN」—褥瘡の新しい重症度分類と経過評価のツール．褥瘡会誌 4:1-7, 2002.
4) 新妻淳了：褥瘡の発生要因と病期，病態に基づいた予防・治療ガイドライン．MB Med Reha 38:17-23, 2004.
5) 渡邊千登世：高齢者の褥瘡の特徴とその予防—高齢者に発生する褥瘡の特徴と患者の個人要因や環境因子に着目した褥瘡予防策について—．MB Med Reha 38:39-46, 2004.
6) 柿崎祥子，他：褥瘡最前線—予防・治療のための栄養管理．総合リハ 32:515-522, 2004.
7) 吉田由美子：シーティングクリニックにおける褥瘡への対応．MB Med Reha 38:69-74, 2004.
8) 小倉秀子，他：創傷の実践的物理療法—米国シカゴ創傷ケアチームにおける PT の活動について—．理学療法 18:965-972, 2001.
9) 真田弘美，他：褥瘡保有者における足浴の有効性の検討．褥瘡会誌 4:358-363, 2002.

10) 杉元雅晴, 他：褥瘡に対する物理療法の意義と可能性. 理学療法学 32：309-312, 2005.

(佐浦隆一, 杉元雅晴, 寺師浩人, 野口まどか, 大久保吏司)

II. 外科領域リハビリテーションのための基礎知識

II-1　麻酔

　リハビリテーションに従事されている方々にとって,「麻酔」とは非常に馴染みの薄い,縁の遠いもの,という印象が強いのではなかろうか.まず第一に麻酔はそのほとんどが「手術室」という特殊な環境で行われるため,その様子を見る機会が少ないためである.第2にリハビリテーションは病気の回復期に行われることが多いため,仕事の流れとして患者を手術室に送り出すことが少ない.したがって,「麻酔」が縁の薄いものになるのは当然である.今回はその「麻酔」についてできるだけ分かりやすい記述に努めた.薬品名は現在実際に使用されているものを主に記載した.

麻酔とは

　麻酔とは手術を受ける患者と執刀する外科系医師へのサービスといえる.すなわち,患者に対しては手術侵襲から生命を守りながら身体的かつ精神的苦痛を取り除き,手術後は元の状態に戻すことであり,外科系医師に対しては手術しやすい状態をつくり,術後は元の状態に戻す.この両者を満足させることが手術を成功させるうえで絶対に必要であり,その責務を担っているのが麻酔である.そして,それを実施するのが麻酔科医師である.

麻酔の流れ：1人の患者が麻酔を受けるまで

　患者→近医受診→精査目的に手術可能な病院へ→手術決定→入院→主治医から麻酔科へ麻酔依頼→麻酔科医が術前診察→血液検査,心電図,レントゲン,呼吸器検査などより,麻酔可能の適否を判断→麻酔方法の決定→麻酔の説明と麻酔の承諾を患者から得る→麻酔前指示（手術前夜21時から禁飲食など）→麻酔前投薬（手術室入室20分前に硫酸アトロピン筋注など）→手術室入室→モニター装着：心電図,血圧計,パルスオキシメーター,BISモニター（脳波による麻酔深度モニター）,など→麻酔開始となる.全身麻酔の場合は→酸素マスク→静脈麻酔→筋弛緩薬→気管挿管→麻酔維持（モニターを見ながら全身状態を把握し,適切な脈拍,呼吸,血圧,尿量,体温になるように麻酔深度をコントロールしていく.必要に応じて,筋弛緩薬,鎮痛薬,昇圧薬,血管拡張薬などを使用しながら,手術終了まで麻酔を維持する）→手術終了→麻酔を切る→覚醒→抜管（気管チューブを抜

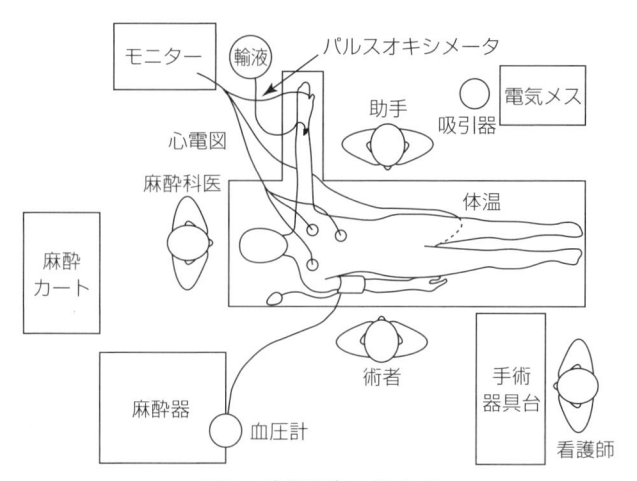

図1 手術室内の模式図
(讃岐美智義：麻酔科研修チェックノート．羊土社，2004．より改変)

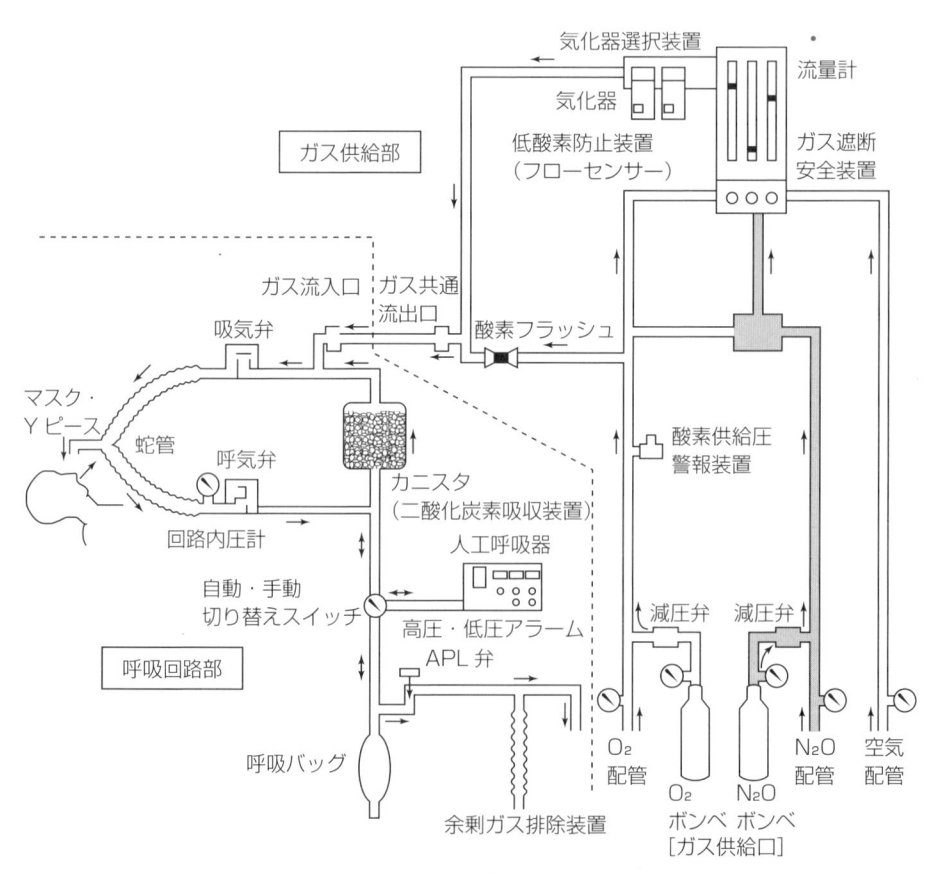

図2 全身麻酔器の構造図
(讃岐美智義：麻酔科研修チェックノート．羊土社，2004．より改変)

いて人工呼吸から離脱する）→酸素マスク→状態安定→病棟へ帰る.

　局所麻酔の場合は局所麻酔を実施し，その後は局所麻酔においても，モニターを見ながら全身状態を細心の注意で観察することが必要となる．局所麻酔は患者が覚醒しているため，簡単だというイメージが術者側にあり，特に麻酔科医が立ち会わず，担当の科だけで麻酔を行う場合がある．この場合も全身状態を細心の注意で観察することが必要である．→手術終了→全身状態安定→病棟へ帰る．以上のような麻酔の流れがある．

　手術室の中は中央に手術台があり患者の頭側に麻酔科医師が立ち，右側に全身麻酔器，麻酔科医のすぐ側に麻酔カート（麻酔薬，筋弛緩薬，昇圧剤，降圧剤，不整脈治療剤，血管拡張薬，麻薬など，各種の薬剤が入っている引き出し），モニター装置が置かれる．これにより患者の全身状態をモニターで観察しながら，麻酔科医が麻酔深度をコントロールし，手術が進められていく．患者の両側には外科系の執刀医が立ち足元には手術器具台（メス，鉗子など）とその器具を手渡すナースが立つ．また電気メス，吸引機（出血などを吸引する）が執刀医の側に用意されスタンバイされる．また，手術室の中で出血量の測定や体温の保護などを担当するナースが加わる．このような大掛かりな設定のもと，手術は進められていく（図1)[1]．また全身麻酔器の構造図を図2[2]に示す．大きくガス供給部と呼吸回路からなる．ガス供給部は酸素，空気，各種吸入麻酔ガスを混合し呼吸回路に流す役目をし，呼吸回路部は混合ガスを患者に流し，患者の呼気を受け取り，カニスタを通して二酸化炭素を取り除く．そして呼吸回路の吸気側に返す役目をしている．あとは各種の安全装置が組み込まれている[2]．

麻酔の種類

　手術における麻酔は大きく全身麻酔と局所麻酔の2つに分けられる（図3）．これらはそのほとんどが手術室にて行われる．いずれも麻酔薬なしには麻酔をかけることができない．次に麻酔法と重要な麻酔薬について述べる．

全身麻酔

①意識をとる（amnesia），②痛みをとる（analgesia），③筋の緊張をとる＝十分な筋弛緩（muscle relaxation），④有害反射をとる（prevention of reflex），これを全身麻酔の4要素という．現在はこれを満足させるために静脈麻酔薬，筋弛緩薬，吸入麻酔薬，局所麻酔薬，麻薬などを組み合わせたバランス麻酔が一般的に行われている．患者は意識がなくなり，呼吸も停止するため全身麻酔器を装着される．意識がなくなるといっても，普通の睡眠よりずっと深い鎮静をしなければ強い外科刺激に耐えられない．筋弛緩により呼吸も止めるため，一種の仮死状態となる．心臓手術においては心臓まで止めてしまい，体温も

```
A. 全身麻酔  1. 吸入麻酔（呼吸で麻酔ガスを体に取り込む方式の麻酔．マスクまたは気管
              に入れたチューブを通して麻酔ガスを持続的に送り込むことで麻酔状態が
              続く）
           2. 静脈麻酔（静脈留置針で点滴ルートを確保し，そこから静脈麻酔薬〔液体〕
              を単回〜数回，または持続的に体内に注入することで麻酔状態を維持する
              方法）
B. 局所麻酔  1. 脊髄くも膜下麻酔（脊髄くも膜下腔に腰椎から局所麻酔薬を通常は1回だ
              け注射し胸腹以下の無痛状態を作る麻酔方法）
           2. 硬膜外麻酔（脊髄を被う硬膜の外＝硬膜外腔，に局所麻酔薬を注入して分
              節状に無痛閾を得られる麻酔方法．カテーテルを留置すると後から局所麻
              酔薬を追加できる．手術後の痛み止めに硬膜外鎮痛方法として役立つ）
           3. 末梢神経ブロック（痛みを感じる部分に直接局所麻酔薬を注射して痛みを
              取る方法．神経根をレーザーなどで焼く方法もある）
           4. 表面麻酔（局所麻酔薬を直接，体表面に塗布し痛みを取る方法）
           5. その他
```

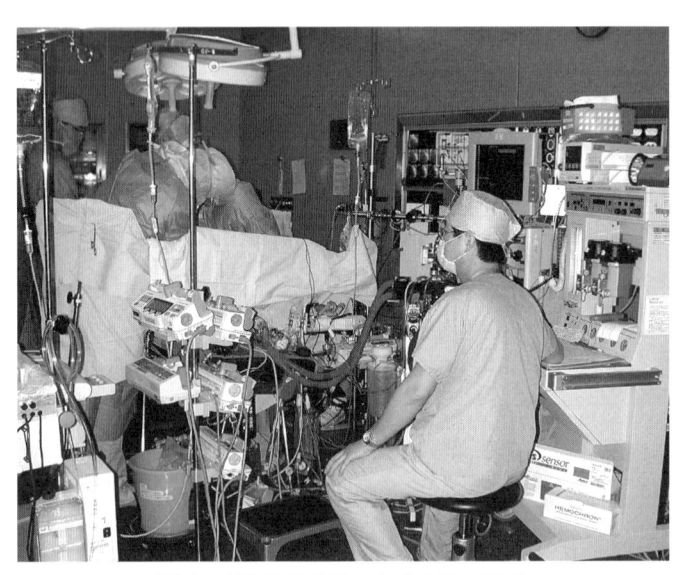

図3　麻酔の種類

図4　心臓外科手術の全身麻酔の様子

20℃以下にすることもある．そして呼吸，脈拍，血圧，尿量，輸液，意識，各臓器血流にいたるまで薬と麻酔技術によってすべてコントロールされる．しかもこれは手術終了と同時にまたもとの意識，呼吸，脈拍，血圧に戻される．これが全身麻酔であり，麻酔科医は日常的にこのような驚くべき医療を行っている．心臓外科麻酔の様子を図4に示した．図の一番右にあるのが全身麻酔器，その横にモニター，点滴台（2組）には輸液バッグと各種薬剤を満たしたシリンジポンプが見える．このような環境で麻酔科医は仕事をしている．

全身麻酔に使用される薬剤とその特徴

A. 吸入麻酔薬

近年,全身麻酔を持続静脈麻酔で行う施設が増えてはきたが,一般的な全身麻酔はこの吸入麻酔薬によって行われることが多い.

1) 亜酸化窒素(nitrous oxide)(商品名:笑気):(特徴)最も頻繁に使用される無機化合物の吸入麻酔薬.麻酔作用も鎮痛作用も弱く,筋弛緩作用もないが,後述の吸入麻酔薬の補助薬(carrier gas)として有用性が高い.麻酔導入と覚醒は最速.麻酔作用は大変弱い.必ず酸素とともに使用し酸素欠乏に注意する.体に閉鎖腔がある場合にはその閉鎖腔を拡大させる恐れがあるので,気胸,腸閉塞,気脳症,耳管閉塞,鼓室形成術などには注意が必要である.また,眼内ガス使用の手術およびその後には使用できない.

2) イソフルラン(Isoflurane)(商品名:フォーレン):(特徴)1980年米国認可,1990年本邦認可となった新しい吸入麻酔薬.体内での代謝率0.2%と低く,肝臓,腎臓への毒性が低い.心臓の冠動脈拡張作用がある.麻酔作用,鎮痛作用は強力.麻酔導入,覚醒は速い[1].(用量,方法)常温では液体.専用の気化器を使い,笑気,酸素,イソフルランの組み合わせ(GOI)または,空気,酸素,イソフルラン(AOI)にて使用する.濃

[用語解説]

麻酔導入

全身麻酔の際,吸入麻酔薬を吸入させたり,静脈麻酔薬を静脈注射したりすることによって,患者を麻酔状態にすること.通常は酸素マスクで酸素を5分間または深呼吸を10回以上した後,静脈麻酔薬を点滴ラインの三方活栓に接続して静脈注射し睡眠状態にする.この時点でマスク換気が可能であることを確認した後,筋弛緩薬を静脈注射し,気管挿管する.気管挿管は確実に気道を確保する目的と,確実に吸入麻酔薬が患者の体に取り込まれるよう,1880年マキューエン(Macewen)によって考案された方法[2]であり,現在の全身麻酔においてもこの方法が主となっている.挿管チューブを全身麻酔器に接続し呼吸管理を開始し,麻酔導入を終了する.この後,麻酔維持に移行する.

麻酔維持

麻酔状態を継続させること.麻酔導入時の静脈注射薬剤は短時間で作用が切れ,その役目を終える.引き続き麻酔をするために吸入麻酔薬を酸素とともに開始する.麻酔の深度は麻酔器のダイアルで自在にコントロールできる.実際には筋弛緩薬や麻薬,硬膜外麻酔などをバランス良く併用して麻酔維持することが多い.

度は0〜5%で使用する．

3）セボフルラン（Sevoflurane）（商品名：セボフレン）：（特徴）1990年，本邦で欧米に先駆けて認可された新しい吸入麻酔薬．気道刺激性が少なく小児麻酔のマスク導入にも最適．現在使用されている吸入麻酔薬の中で最も麻酔導入と覚醒が速い[1]．（用量，用法）常温では液体．専用の気化器を使い，笑気，酸素，セボフルランの組み合わせ（GOS）または空気，酸素，セボフルランの組み合わせ（AOS）にて使用する．濃度は0〜5%で使用する．

＊トピックス：完全吸入麻酔法（volatile induction and maintenance of anesthesia：VIMA）：最近行われるようになった麻酔方法で，5%以上のセボフルランを酸素とともに全身麻酔器で患者に吸入させることにより，静脈麻酔を必要とせずに気管挿管，麻酔維持までセボフルランで行う方法．適宜，笑気や筋弛緩薬を併用することもある．

B. 静脈麻酔薬

1）チオペンタール（商品名：ラボナール）500 mg/20 ml，チアミラール（商品名：イソゾール）500 mg/20 ml：（用法，用量）通常は25 mg/mlの蒸留水に溶解して使う．超短時間作用性で，作用時間は約10分．（麻酔導入量）3〜5 mg/kg．必ず静脈注射する．皮下注，筋注，動脈注射すると組織の壊死をきたす．（特徴）呼吸，循環抑制作用があるため，呼吸が停止したり，血圧低下をきたす．また疼痛閾値の低下をきたすため，痛みを感じやすくなる．喉頭痙攣や気管支痙攣をきたしやすいが，全身痙攣に対しては抗痙攣作用があるため，その治療に使うこともできる．また脳保護作用（脳圧低下，脳血流低下，脳酸素消費量低下）がある．（禁忌）ポルフィリン症，筋緊張性ジストロフィー，重症筋無力症，ショック状態の時．（相対的禁忌）気管支喘息．

2）プロポフォール（商品名：ディプリバン）200 mg/20 ml，500 mg/50 ml：（用量，用法）麻酔導入：2〜2.5 mg/kgを静脈注射する．麻酔維持量：4〜10 mg/kg/時．（特徴）プロポフォールは麻酔導入に使用するほか，麻酔の維持薬としても使用される．ただし，鎮静，睡眠作用はあるが，鎮痛作用はないため，亜酸化窒素（笑気），硬膜外麻酔，フェンタニールなどを併用して全身麻酔を行う．（禁忌）成分に卵黄レシチン，大豆油を含むためこれらに過敏症のある場合は注意が必要である．（副作用）徐脈，低血圧，無呼吸，舌根沈下などがある．

＊トピックス：完全静脈麻酔法（total intravenous anesthesia：TIVA）：吸入麻酔薬を使わないで，静脈麻酔薬のみで麻酔を維持する方法．プロポフォールを主体とし，麻薬性鎮痛薬，筋弛緩薬を使用して行う．標的濃度調節持続静注（target control infusion：

TCI）：コンピュータコントロールされたシリンジポンプを用いて，標的臓器（脳）の血中濃度を一定にするように注入速度を調節すること．TIVA と TCI は近年急速に普及した．前述の VIMA は吸入麻酔薬主体，TIVA は静脈麻酔主体で全身麻酔を行う．

3）ケタミン（商品名：ケタラール）：200 mg/20 ml 静脈注射用，500 mg/10 ml 筋肉注射用．（用法，用量）初回量：1～2 mg/kg 静脈注射，または 5～10 mg/kg 筋注．10～15 分の睡眠と 30～60 分間の鎮痛効果が得られる．追加投与量：静注の場合は 15～30 分ごとに 0.5 mg/kg を使用する．（特徴）鎮痛作用は体性痛のみ，内臓痛には効かない．（適応）体表，四肢の手術，熱傷の処置などの体表面の小手術に適する．呼吸，循環系に対しては，呼吸抑制作用は少なく，心拍数，血圧を上げるため，状態不良の患者の麻酔にも有効である．（禁忌）脳圧の高い時，眼圧の高い時，高血圧者，脳動脈瘤，虚血性心疾患の患者には注意を要する．

4）ミダゾラム（商品名：ドルミカム）麻酔導入および維持量：0.15～0.20 mg/kg．前向性健忘作用がある．

C. 鎮痛薬

1）フェンタニール（商品名：フェンタネスト）：（特徴）強力な合成麻薬性鎮痛薬でありモルヒネの 100 倍の鎮痛作用をもつ．（作用時間）45～60 分間．排泄半減期は 4～5 時間．（適応）心筋抑制作用が少ないので心臓の悪い患者の麻酔に好んで使われる．鉛管現象（lead pipe phenomenon；急速静注により筋のカタトニー様強直が頸～胸腹部に生じること）をきたす．また，呼吸回数，一回換気量ともに減少するので使用には注意が必要．1 アンプル =0.1 mg/2 ml = 100 μg/2 ml（用法，用量）：（麻酔導入量）：2 μg/kg．（麻酔維持量）：プロポフォール持続静脈麻酔の際の鎮痛薬として使用する場合は 1～2 μg/kg（30～60 分ごと）または 0.5～5 μg/kg/時で投与する．また NLA にも使用する．

メモ：NLA（neurolept analgesia）：ニューロレプト無痛法．これは眠りのない麻酔，つまり，患者は意識消失せずに目を覚ましているが，鎮静と鎮痛が得られている状態であり，笑気と併用すると全身麻酔法となる．この方法はフェンタニールと強力な神経遮断薬のドロペリドールの併用によって行われる特殊な麻酔方法である．
NLA 原法：フェンタニール 3～10 μg/kg ＋ ドロペリドール 0.1～0.2 mg/kg 静注
NLA 変法：フェンタニール 3～10 μg/kg ＋ ジアゼパムまたはミダゾラムを静注．

2）麻薬拮抗性鎮痛薬：ペンタゾシン（商品名：ペンタジン）15 mg, 30 mg.（商品名：ソセゴン）15 mg, 30 mg：疼痛時 15～30 mg を筋注する．そのほか，ブプレノルフィン（商品名：レペタン）などがある．

D．筋弛緩薬

1）ベクロニウム（商品名：マスキュラックス）：非脱分極性筋弛緩薬．1バイアル 4 mg, 10 mg の粉末状．注射用蒸留水に溶解し，使用する．（初回量）：0.08～0.1 mg/kg 静注．筋弛緩モニターを使用し，効果を確認しながら使用する．（追加量）：0.02～0.04 mg/kg.（作用時間）約20分．（副作用）心臓血管系への作用はほとんどない．呼吸は抑制されるため必ず呼吸管理のできる状況で使用する．実際には全身麻酔中の筋弛緩，特に胸腹部内臓の手術，顕微鏡下の手術に使用されることが多い．

2）パンクロニウム（商品名：ミオブロック）：非脱分極性筋弛緩薬．（初回量）0.08～0.1 mg/kg 静注．（追加量）0.02～0.04 mg/kg（作用時間）45～60分間．（副作用）迷走神経遮断作用あり，頻脈，高血圧などをきたす．

3）スキサメトニウム（商品名：サクシン）1アンプル 40 mg（2 ml），（レラキシン）1バイアル 200 mg：脱分極性筋弛緩薬（初回量）1 mg/kg.（追加量）0.5 mg/kg．追加時には徐脈に注意する．（特徴）静注後，筋弛緩作用発現前の脱分極時に fasciculation と呼ばれる筋線維束攣縮が起こる．この時に胃内圧上昇や眼内圧上昇をきたす．

E．筋弛緩薬拮抗剤

非脱分極性筋弛緩薬使用後に，筋弛緩薬の作用を消失させる時に使う．脱分極性筋弛緩薬使用の時には使用しない．

ネオスチグミン（商品名：ワゴスチグミン）：抗コリンエステラーゼ薬．1アンプル 0.5 mg/ml．［筋弛緩薬拮抗のメカニズム］神経終末からは通常，アセチルコリンが分泌され，筋のレセプターに入り込み，筋が動く．アセチルコリンはコリンエステラーゼで分解される．ベクロニウムなどの非脱分極性筋弛緩薬はアセチルコリンと拮抗的，競合的に筋のレセプターの取り合いをし濃度が高い方が入り込む．抗コリンエステラーゼであるワゴスチグミンは神経終末を刺激してアセチルコリンの分泌を増やすとともにコリンエステラーゼを阻害してアセチルコリンの分解を抑えるようにする．これらによって，アセチルコリンが増えて優位になり，レセプターに入り込み，筋力が回復する．（用法，用量）0.02～0.05 mg/kg 静注．この時必ず硫酸アトロピン 0.01～0.02 mg/kg を併用する．硫酸アトロピン：ワゴスチグミン＝1：2の割合で使用する．これは，抗コリンエステラーゼ薬のムスカリン様作用のために徐脈や分泌物増加が起こるのを予防するためである．実際の全身麻酔の現場では，非脱分極性筋弛緩薬を使用した場合には必ず筋弛緩モニターを装

着し，10％以上筋収縮作用が回復してきた時点でこの硫酸アトロピンとワゴスチグミンを使用し，筋弛緩作用をリバースさせる．そして呼吸状態，意識状態の回復を待ち，気管チューブを抜管する．

＊トピックス：悪性高熱症：吸入麻酔薬，脱分極性筋弛緩薬などが引き金となり発症する遺伝性疾患．骨格筋の筋小胞体からの過剰なカルシウム放出を特徴とする．全身麻酔15,000例に1例といわれている．

臨床症状：呼気中二酸化炭素上昇，頻脈，不整脈，筋硬直，高二酸化炭素血症，頻呼吸，呼吸性代謝性アシドーシス，発汗，発熱，ミオグロビン尿（コーラ様尿），発熱は麻酔導入後に体温が40℃以上または15分間に0.5℃以上の体温上昇で，最高体温が38℃以上を基準とする．

治療：ダントロイン．

文献：稲田英一，唐沢富士夫，長谷川純敬：ICUブロック，第2版．p402，メディカル・サイエンス・インターナショナル，2003．および，悪性高熱症友の会発行の文書．

気道確保について

A．マスクによる気道確保

患者の頭側に立ち，まず顔面にマスク（図7）をぴったりと密着させる（図5）．次にそのまま第3，第4，第5指を使って下顎を挙上する（図6）．これによってマスクによる気道が確保される．

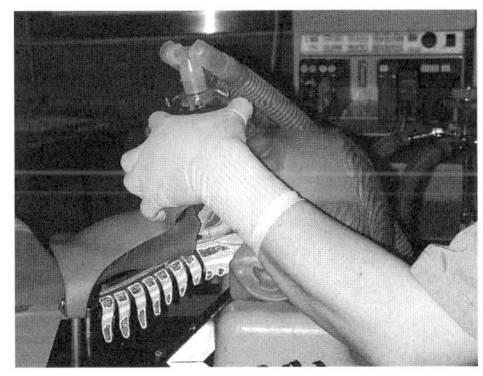

図5 マスクによる気道確保（1）
まず，マスクを顔に密着させる

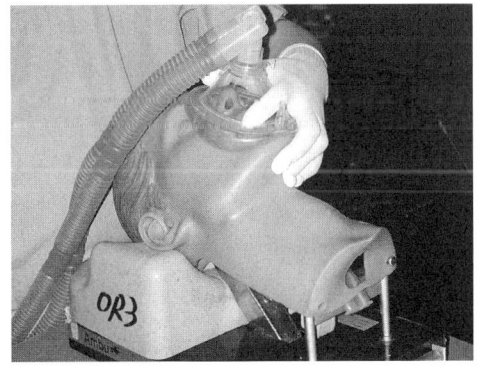

図6 マスクによる気道確保（2）
密着させたまま下顎挙上する

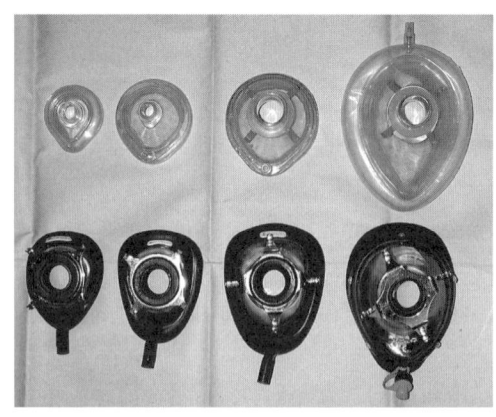

図7 気道確保および気管挿管のための器具（1）
各種サイズのマスク

①喉頭鏡
②挿管チューブ
③スタイレット
④ガムエラスティックブジー
⑤リドカインスプレー
⑥バイドブロック
⑦カフエアー注入用注射器
⑧絆創膏
⑨経鼻エアウエイ
⑩経口エアウエイ

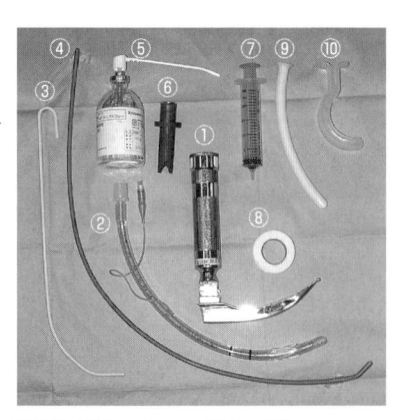

図8 気道確保および気管挿管のための器具（2）

B. 気管挿管による気道確保

目的：気道確保，気道と食道とを別々に管理できる（胃内容の誤嚥を防ぐ）．

適応：全身麻酔時，人工呼吸管理が必要な時，心肺蘇生時

実際の手順：

図7，図8に気管確保および気管挿管のために必要な麻酔器具を示した[4]．また図9に上気道の解剖としてMRによる頭頸部矢上断写真を示した[5]．気管挿管には喉頭鏡を使用し，これを経口挿入，喉頭展開してゆく（図10）[6]．上手に舌を除けると咽頭の先に喉頭蓋が見えてくる．その先が声門（図11）であり，ここが気管の入口部となる．ここに挿管チューブを挿入してゆく．使用チューブサイズ（男性：内径8.5 mm，女性：内径7.5 mmのカフ付き気管チューブとし，小児では4＋（年齢/4）mm内径のカフ無しチューブとする）．新生児は内径2.5〜3.0 mmとする．気管挿管後はチューブが確実に気管内に挿入されているか確認する．確認方法は胸部左右聴診，呼気終末二酸化炭素分圧（$ETCO_2$）の確認，胸郭が呼吸によって十分に挙上する，腹部聴診し呼吸音が聞こえない

気管　声門　喉頭蓋　舌　咽頭

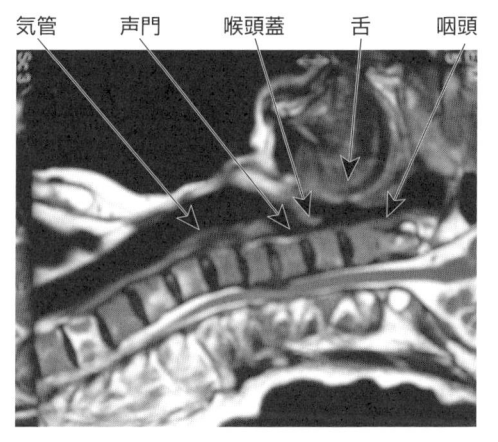

図9　MRによる上気道の解剖

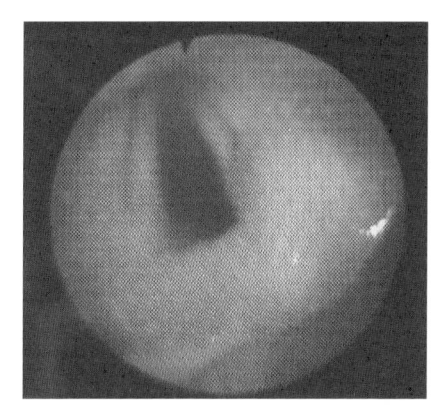

図11　声門

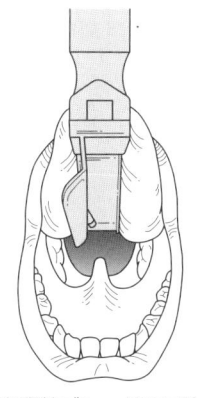

喉頭鏡ブレードの口腔内への挿入

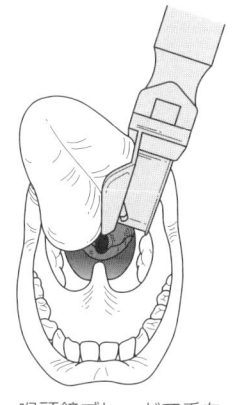

喉頭鏡ブレードで舌を左方に除ける

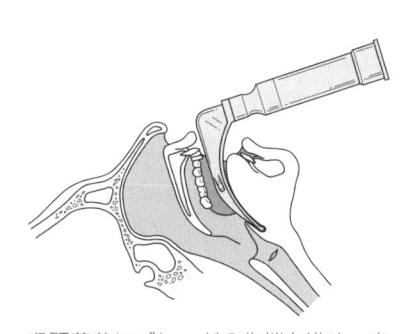

喉頭蓋谷にブレードの先端を進め，声門を直視下におく

図10　喉頭鏡による喉頭展開方法

(井上哲夫・監訳：エアウェイブック．メディカル・サイエンス・インターナショナル，1997．より改変)

こと，腹部が膨隆してこないこと．これらを注意深く観察する．

万一，疑わしい時には抜管してバッグマスク換気する．マスク換気ができていれば慌てる必要はない．

局所麻酔

ここでは代表的な方法について述べる．いずれも意識のある状態で手術をすることができる反面，局所麻酔薬の量が過量になれば局所麻酔中毒になるので注意が必要である．

A．脊髄くも膜下麻酔

一般に下半身麻酔，腰椎麻酔，ルンバールなどと俗に呼ばれているのがこれである．正

式名称は脊髄くも膜下麻酔という．

　麻酔方法：脊髄くも膜下腔に穿刺針を刺入し局所麻酔薬を注入する．穿刺部位は第3～第4腰椎間または第4～第5腰椎間とする．

　特徴：麻酔域以下の末梢全域の，運動神経，知覚神経，交感神経が麻痺する．交感神経の麻痺により血圧低下が起こる．手技が比較的簡単．薬液注入は基本的には一回限りなので作用時間が過ぎると麻酔が切れてくる．

　使用薬：0.5％ブピバカイン（商品名：脊椎麻酔用マーカイン．等比重，高比重がある），ジブカイン0.24％＋Tカイン0.12％合剤（商品名：ネオペルカミンS）

B．硬膜外麻酔

　麻酔方法：Tuohy針を脊髄硬膜外腔まで穿刺し局所麻酔薬を注入する．穿刺部位は頸椎から仙骨まで行うことができる．

　特徴：脊髄くも膜下麻酔と異なり，体の一定区域の分節状の麻酔ができる．硬膜外腔にカテーテルを留置できるためペインクリニックや術後の鎮痛にも有用である．カテーテルから局所麻酔薬を追加または持続的に注入できるため，術後留置したままリハビリテーションを無痛で行うことができたり，慢性痛症の患者にカテーテルを留置して無痛でリハビリテーションを行うことも可能である．

　使用薬：ロピバカイン（商品名：アナペイン）0.2％，0.75％，1.0％，リドカイン（商品名：キシロカイン）0.5％，1.0％，2.0％，メピバカイン（商品名：カルボカイン）0.5％，1.0％，2.0％など

　脊髄くも膜下麻酔と硬膜外麻酔との違いについて図12に示した[1]．

C．浸潤麻酔

　手術する部位の皮下または粘膜下に局所麻酔薬を注射し痛みや感覚を取る方法．

D．各種神経ブロック

　神経ブロックとは，神経節や末梢神経に局所麻酔薬などを使用し，その刺激伝達を遮断することをいう．手術時の麻酔のほか，ペインクリニックで痛みの治療に使われている．ここでは体の各部位における代表的な神経ブロックについて説明する．

1）顔面領域（図13）

①眼窩上神経ブロック

　解剖：眼窩上神経は三叉神経（第5脳神経）第1枝の枝．

　手技：仰臥位で顔を正面に向け，眼窩上縁の眼窩上切痕に針を垂直に刺し，血液が引けてこないことを確認し局所麻酔薬を2～3 m*l*注入する[4]．

脊髄くも膜下麻酔と硬膜外麻酔の違い

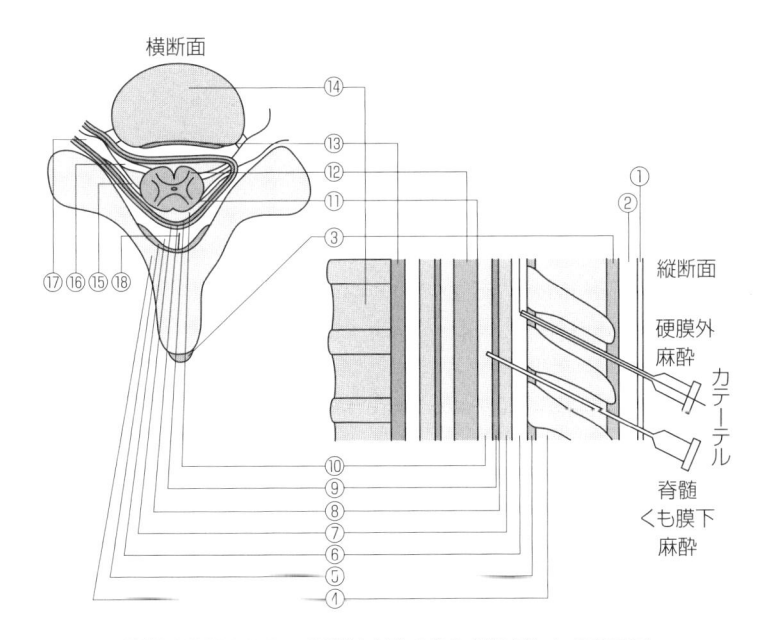

	脊髄くも膜下麻酔	硬膜外麻酔
局所麻酔薬注入部位	くも膜下腔	硬膜外腔
穿刺部位	通常 L 3/4	頸椎から仙骨部まで
穿刺, 注入部位確認	容易	技術を要する
効果発現	数分以内	10〜15分以上
ブロックの程度	強い	弱い〜強い
筋弛緩	強い	弱い〜強い
血圧低下	速い, 強い	遅い, やや強い
麻酔時間	長くても2時間以内	長時間（持続硬膜外）
局所麻酔薬使用量	2 m/ 前後	数 m/〜20 m/ 程度
局所麻酔薬中毒	稀	起こりうる
持続注入	一般的でない	一般的
全身麻酔との併用	一般的でない	積極的
術後鎮痛への利用	難しい	一般的

脊髄くも膜下麻酔と硬膜外麻酔の注入部位がわかる側面図
①皮膚, ②皮下組織, ③棘上靱帯, ④棘間靱帯, ⑤黄靱帯, ⑥硬膜外腔, ⑦硬膜, ⑧硬膜下腔, ⑨くも膜, ⑩くも膜下腔, ⑪軟膜, ⑫脊髄, ⑬後縦靱帯, ⑭椎体, ⑮脊髄後根, ⑯脊髄前根, ⑰脊髄神経節, ⑱plica mediana dorsalis

図12 脊髄くも膜下麻酔と硬膜外麻酔
（讃岐美智義：麻酔科研修チェックノート. p98, 羊土社, 2004. より改変）

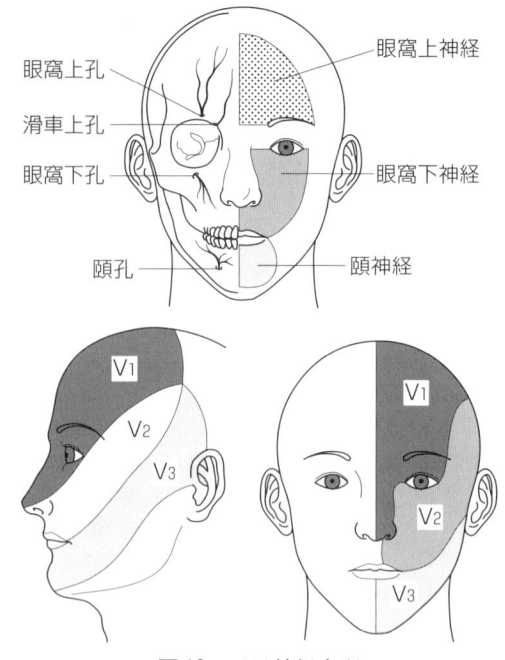

図13 三叉神経支配
(吉矢生人:麻酔科入門・改訂第6版.永井書店,1995.より改変)

適応:顔面の帯状疱疹による痛み,三叉神経痛.
合併症:深く針を進めると眼球損傷や他の脳神経のブロック,出血などをきたす.

②眼窩下神経ブロック

解剖:眼窩下神経は三叉神経(第5脳神経)第2枝の枝.

手技:仰臥位で顔を正面に向け,眼窩下縁から一横指半下方に針を刺し,上方に進め,眼窩下孔を探し針先をわずかに進める.血液が引けてこないことを確認しここに局所麻酔薬を約3ml注入する[4].

適応:この神経の支配領域の三叉神経痛など.

合併症:眼球損傷,血管穿刺など.

2) 上肢

腕神経叢ブロック—鎖骨上窩法, Kulenkampf's method(図14-a)[4]

解剖:腕神経叢は第5~8頸神経と第1胸神経からなり,斜角筋隙で集合し吻合する.その後,鎖骨の下から腋下に走り,上肢に分布する(図14-b)[4].

手技:仰臥位で顔を健側に向け両肩を下げる.鎖骨中央部より約1横指上で,胸鎖乳突筋の外側にある前斜角筋を探す.この筋はやや深く緊張した筋として触れる.この前斜角筋の外側から腕神経叢が出ていくので,鎖骨上縁から1~2横指上で前斜角筋後縁部から第1肋骨に向かって刺入する.指先まで放散するような電撃痛を患者が訴えた部分が腕神経叢である.血液が引けてこないことを確認しここに局所麻酔薬を注入する(注入例:

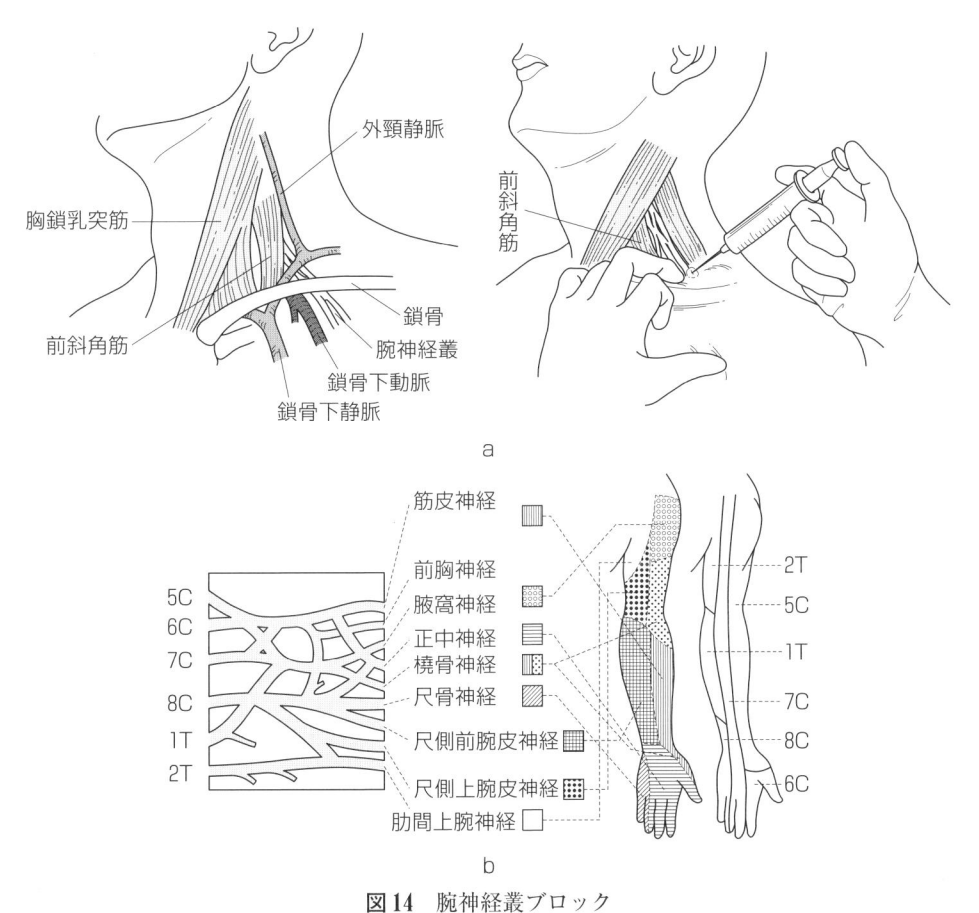

図14 腕神経叢ブロック
(吉矢生人：麻酔科入門・改訂第6版，永井書店，1995.より改変)

1％リドカイン20 ml）．なお，上腕内側は第2胸神経支配のためこの麻酔が効かない．腋窩部を浸潤麻酔することによって上肢全体をブロックすることができる．

　適応：上肢の手術．

　合併症：気胸，横隔膜神経麻痺，頸部交感神経麻痺，出血など．

3) **顔面，頭頸部，上肢，心臓，肺**

星状神経節ブロック

　解剖：星状神経節は交感神経の傍脊椎神経節のうち，下頸神経節と第1胸神経節が融合した大きな神経節である．頭部，顔面，頸部，上部胸背部，上肢，胸腔内臓器に分布する神経節がここを通る．第7頸椎横突起基部から第1胸椎横突起の前面にあり，内側を脊椎体，外側を斜角筋，前面は頸動静脈，下方を胸膜で囲まれている（図15）[7,8]．

　手技：仰臥位で枕を外し真正面，顎をやや上げる．右側ブロックの場合は患者の右側に立つ．左示指，中指で気管と胸鎖乳突筋の間を分ける．総頸動脈，内径静脈も一緒に外方へ圧排する．中指で第6頸椎横突起を触れ，次に第7頸椎横突起を触れる．中指と示指の

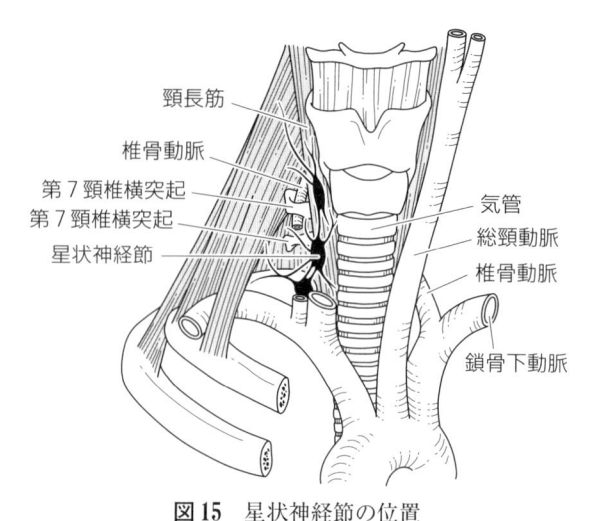

図 15 星状神経節の位置
(若杉文吉：ペインクリニック―神経ブロック法. 医学書院, 1988. より改変)

間をやや内方に刺入していくと骨に当たる．ここで血液の逆流がないことを確認し局所麻酔薬を注入する．注入中も何度か血液が引けてこないことを確認する．ガーゼを当て抜針し 5 分間圧迫する．ブロック後は十分に休ませる[7]．

適応：顔面，頭部，頸項部，肩甲背部，上肢の疼痛や血流障害，発汗異常，神経麻痺，に効果がある．

合併症：ホルネル症候群（Horne's syndrome）―これはむしろブロック成功時に起こる症状である．嗄声（反回神経がブロックされて起こる）．椎骨動脈穿刺すると，意識消失，痙攣，めまい，嘔気，耳鳴りなど，まれに腕神経叢やクモ膜下ブロックをきたす[3]．

4) 胸腹部

肋間神経ブロック

解剖：肋間神経は胸神経の前枝で 12 対からなる．

手技：①中腋窩線上で行う方法：肋骨下縁をまず触れ，針をやや頭側に向けて刺入し肋骨下縁に当てる．次に，針を引き戻しやや尾側に向け刺入する．針を肋骨下縁に触れた深さよりわずかに深い位置で止め，血液が引けてこないことを確認し局所麻酔薬を注入する（注入例：0.5～1.5％リドカイン 5 ml）．②肋骨角で行う方法：肋骨角のところで皮膚に局所麻酔し，針を肋骨下縁から刺入し肋骨に当て，肋骨下縁に進めていく．外肋間筋の抵抗を感じた後，わずかに針を進め，血液が引けてこないことを確認し局所麻酔薬を注入する（注入例：2％リドカイン 3 ml，（図 16）[4]）．

適応：胸部手術麻酔時の補助，肋間神経痛，帯状疱疹による痛み，肋骨骨折後の痛みなど．

合併症：気胸，血管穿刺．

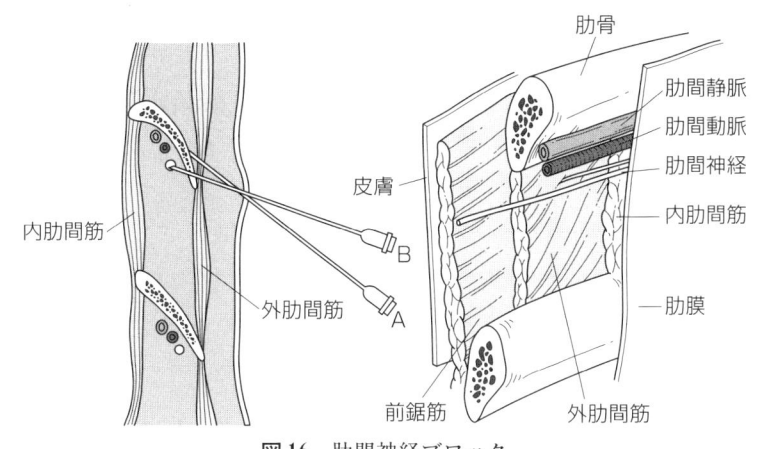

図16　肋間神経ブロック
(吉矢生人：麻酔科入門・改訂第6版．永井書店，1995.より改変)

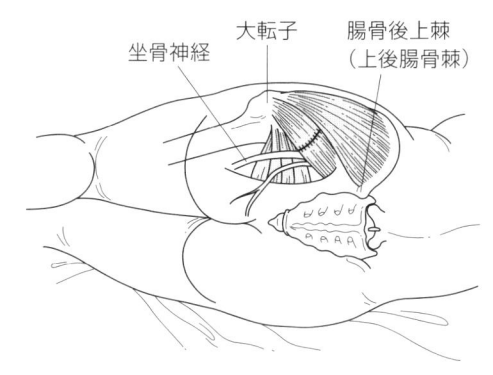

図17　坐骨神経ブロック
(吉矢生人：麻酔科入門・改訂第6版．永井書店，1995.より改変)

5) 下肢

坐骨神経ブロック

解剖：坐骨神経は仙骨神経叢を構成する神経線維の大部分からなる．下腿外側面と後面，足底，足背の感覚を司る神経．

手技：患側を上にした側臥位をとり，股関節を20～30°，膝関節を90°屈曲した体位とする．上方の大腿大転子と後上腸骨棘の間に線を引き，この線の中点から垂直に下方に5 cm 下がったところを針の刺入点とする．下肢の放散痛が得られたところで血液が引けてこないことを確認し局所麻酔薬を注入する（注入例：1%リドカイン 10～20 ml）．

適応：坐骨神経支配域の下肢の手術（図17）[4]

E. 疼痛治療

麻酔科領域の疼痛治療は，①術後疼痛管理，②ペインクリニック，の2つに分けられる．方法や使用する薬剤はすでに今まで述べてきた内容も含まれるのでそちらも併せて参

表1 術後鎮痛に使用する薬剤（PCAあるいは持続投与）

薬剤	調整濃度	持続注入	一回投与	ロックアウトタイム
塩酸モルヒネ（静注）	1 mg/ml	なし	1 mg	5分
塩酸モルヒネ（硬膜外）	0.2%アナペイン®または0.25%マーカイン®に0.1〜0.2 mg/ml	2〜6 ml/時	2〜4 ml	15〜60分
塩酸モルヒネ（持続皮下注）	2.5 mg/ml	1.25〜3.75 mg/時		
レペタン®（静注）	0.03 mg/ml	なし	0.03〜0.1 mg	8〜20分
フェンタニル（静注）	10 μg/ml	0.5〜1 μg/kg/時	10〜20 μg	10分
	20 μg/ml			
フェンタニル（硬膜外）	0.2%アナペイン®または0.25%マーカイン®に4 μg/ml	2〜6 ml/時	2〜4 ml	20〜60分

（讃岐美智義：麻酔科研修チェックノート．羊土社，2004．より改変）

照戴きたい．特に②ペインクリニックは上記の項に譲る．

[術後疼痛管理]

　手術後，患者は痛みによって病棟で辛い思いをする．優れた疼痛管理の有益性は経験的に知られているが，以前は麻酔科医師の業務は手術室と回復室までの患者管理であった．したがって，術後は各病棟管理となり，痛みの治療は間欠的な鎮痛薬投与がその主であった．その結果，なかなか痛みは軽減しなかった．しかし，近年，優れた薬剤と医療機器の発売もあり，連続的に薬剤を投与して質の高い疼痛緩和が可能となった．

　①薬剤投与経路：硬膜外腔，静脈内，皮下注，筋注，経直腸，経口などがある．

　②投与方法：(a) PCA (patient-controlled analgesia) ＝自己疼痛管理：患者自身が自分の痛みをコントロールする方法．鎮痛剤を充填した特殊ポンプを患者自身が持ち，痛みを感じた時にボタンを押す．すると予め決めた量の鎮痛剤が注入される．この装置には過量投与防止装置が付き，安全に使用できる．(b) 持続投与法：鎮痛剤を充填した特殊ポンプが医師の設定量の鎮痛剤を自動的に注入する方法．(c) 単回投与法．これらの方法がある．

　③持続投与，PCAに用いる薬剤を表1に示した[1]．

　④単回投与薬剤と成人に対する一回量

　　ブプレノルフィン（商品名レペタン）2〜6 μg/kg静注，または2〜8 μg/kg筋注

副作用：呼吸抑制，鎮静，血圧低下，悪心嘔吐
ペンタゾシン（商品名ペンタジン，ソセゴン）0.2〜0.5 mg/kg 静注，または 7.5〜30 mg 筋注
　　副作用：呼吸抑制，鎮静，悪心嘔吐
フルルビプロフェンアキセチル（商品名ロピオン）50 mg をゆっくり静注
　　副作用：消化性潰瘍　血小板凝集低下，肝腎障害など
ジクロフェナクナトリウム（商品名ボルタレン坐薬）12.5〜50 mg，極量は 1 日 200 mg
　　小児は 0.5〜1 mg/kg
　　副作用：血圧低下，体温低下
インドメタシン（商品名インダシン座薬）25〜50 mg　1 日〜2 回　極量 1 日 200 mg
　　副作用：血圧低下，体温低下
アセトアミノフェン（商品名：アンヒバ）1 歳未満　50 mg，1〜2 歳　50〜100 mg，3〜5 歳　100 mg，6〜12 歳　100〜200 mg
　　副作用：血圧低下，体温低下
イブプロフェン（商品名ユニプロン）30〜60 mg/kg　1 日 2 回まで
　　副作用：小児のインフルエンザには禁忌．

　今回，麻酔は薬なしには麻酔がかけられないことから，麻酔薬を中心に代表的な麻酔についてその概略を記載した．

文献
1) 讃岐美智義：麻酔科研修チェックノート．p98, 羊土社, 2004.
2) 讃岐美智義：麻酔器を理解しよう「学会が決めた麻酔器の始業点検はこうなっている」．LiSA 12：p486, 2005.
3) 鈴木太：臨床に役立つ麻酔読本．pp138-139, pp262-263, 日本医事新報社, 1993.
4) 吉矢生人：麻酔科入門・改訂第 6 版．pp606-619, pp671-672, 永井書店, 1995.
5) 稲田豊，藤田昌雄，山本亨・編集：最新麻酔科学・改訂第 2 版．p743, 克誠堂出版, 1995.
6) 井上哲夫・監訳：エアウェイブック．p141, メディカル・サイエンス・インターナショナル, 1997.
7) 小坂義弘, 高崎真弓, 田中章生：麻酔医必携メモ・第 3 版．pp265-267, 南江堂, 1993.
8) 若杉文吉：ペインクリニック―神経ブロック法（若杉文吉・監修）．p16, 医学書院, 1988.
　　　　　　　　　　　　　　　　　　　　　　　　（前山昭彦，宮尾秀樹）

II-2 術前後管理と合併症

　周術期（術前，術中，術後）管理の基本目標は，適切な手術術式を選定し，術前には緊急度と患者の耐術能を評価し，術後には可及的速やかに，合併症なく回復させることである．

術前後合併症とリハビリテーション

　特定機能病院でのDPC（diagnosis procedure combination）導入に伴って，開胸・開腹手術前後のリハビリテーションの依頼が増加している施設も多い[1]．手術2～3週前にリハビリテーション外来を受診させ，自宅でも十分に自主訓練を繰り返すよう指導し，入院後は初日から指導内容を確認し，術前日まで続ける．内容は，①呼吸体操（胸郭伸張運動），②腹式呼吸，③インセンティブ・スパイロメトリー，④ハフィングの指導，⑤下肢・体幹筋力の強化，⑥生活指導，⑦全身調整運動の7項目である．これらの効果は，主に呼吸器系合併症のコントロールと早期離床を目的とするものである（図1）．早期離床は，心機能，呼吸機能を向上させ，末梢循環が改善されることで，創部痛は軽減し，創傷治癒が促進され，腎機能改善につながる．また，脳血流改善が刺激の増加による意欲の増大と相まって，精神活動が向上する．高齢者術後には精神障害や術後譫妄の頻度が高く，脳血流の低下や水電解質代謝障害も関与すると想定されているが，早期離床が重要である．腹部手術では腸蠕動促進により，早期の経口摂取が可能となる．

手術患者へのインフォームド・コンセント

　術後合併症のリハビリテーションを行う際には，各患者へのインフォームド・コンセントの内容も頭に入れておくことが望ましい．術後合併症を余儀なくされた患者が，医師，看護師以外の第三者としてリハビリテーション中に自分の病態へのコメントをセラピストに求めることは度々経験されるので，医療チームの一員としての適切な対応が望まれる．
　手術患者へのインフォームド・コンセントの内容としては，1）患者の病状とこれから行おうとする手術の目的と術式，その特徴，2）手術により期待される効果とその危険性，起こり得る合併症，3）手術以外の考えられる処置，4）手術を行わなかった時の予想

図1 早期離床の効果

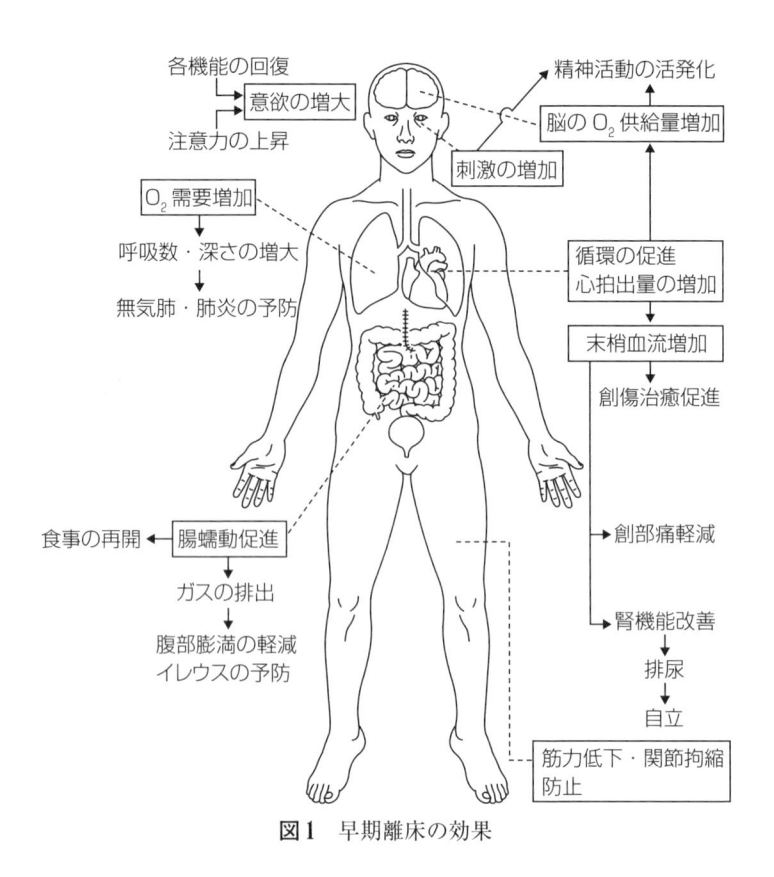

される病状経過，5) 手術予定日と時間に関して説明を行い，また，麻酔や輸血についても同様の説明が必要である．

手術は侵襲的治療である

　創形成，感染，疼痛，組織損傷，出血，臓器虚血再灌流などの外科で遭遇する侵襲を外科侵襲（surgical stress）と呼ぶ．開胸・開腹・開心手術などは強い侵襲であり，神経内分泌系による神経反応とホルモン分泌，炎症性サイトカイン分泌と免疫系反応の複雑で多彩な相互作用，さらには血液凝固線溶系も活性化され，全身の生体反応が生じる（図2）．これは侵襲から回復するために呼吸，循環，代謝，内分泌，免疫などの各機能が総動員されるメカニズムであるが，かえって生体への傷害となり合併症を引き起こすことがある．これらの生体反応を適切にコントロールするのが周術期管理である．近年になって拡大手術や複雑な手術が可能になったのは，手術手技の進歩・熟達や，医用工学など周辺科学の進歩の結果であるが，それ以上に周術期管理技術の進歩と普及に負うところが大きい．

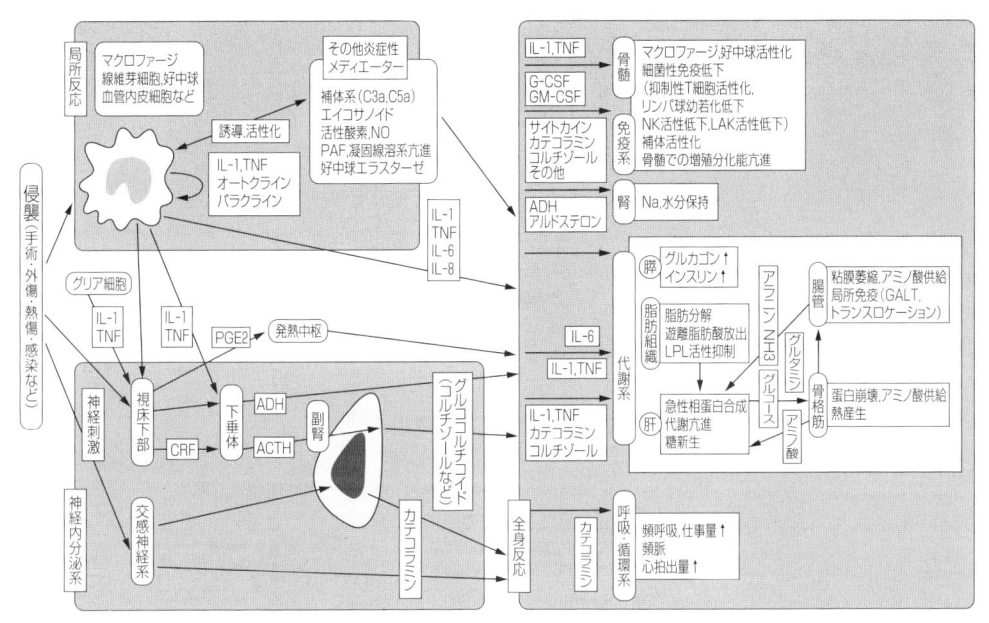

図2 侵襲に対する生体反応

(真辺忠夫, 他：侵襲に対する生体反応, イラストレイテッド外科ベーシックサイエンス. pp34-37, 医学書院, 1996. より改変)

　現時点での適切な管理を行ったとしても，コントロール不可能な過大侵襲である場合には，全身性炎症反応症候群（systemic inflammatory response syndrome：SIRS）を生じ，さらに容易に急性腎不全（ショック腎），成人呼吸促迫症候群（adult respiratory distress syndrome：ARDS, ショック肺），肝不全（術後黄疸），播種性血管内凝固症候群（disseminated intravascular coagulation：DIC）などの重篤な合併症を併発するし，最終的には多臓器不全（multiple organ failure：MOF），multiple organ dysfunction syndrome（MODS）を生じる．おのおのに関しては，成書を参照されたい．炎症性サイトカインがkey mediatorであることから個々のサイトカイン拮抗剤の多数症例を用いた臨床検討が行われたが，有効性は認められなかった．しかし，現在も，炎症性メディエーターをコントロールする各種の新しい薬物の有効性が検討されている．これらの侵襲に対する生体反応は個体によって著しく異なっているが，侵襲反応と炎症性サイトカイン関連遺伝子の多型，特に一塩基多型（single nucleotide polymorphism：SNP）との関連が現在注目を集めている．

低侵襲手術

　鏡視下手術とは，腹腔鏡などを使用し，テレビモニターで手術野を観察しながら行う手

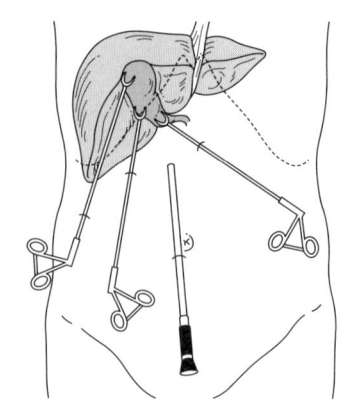

図3 腹腔鏡下胆嚢摘出術

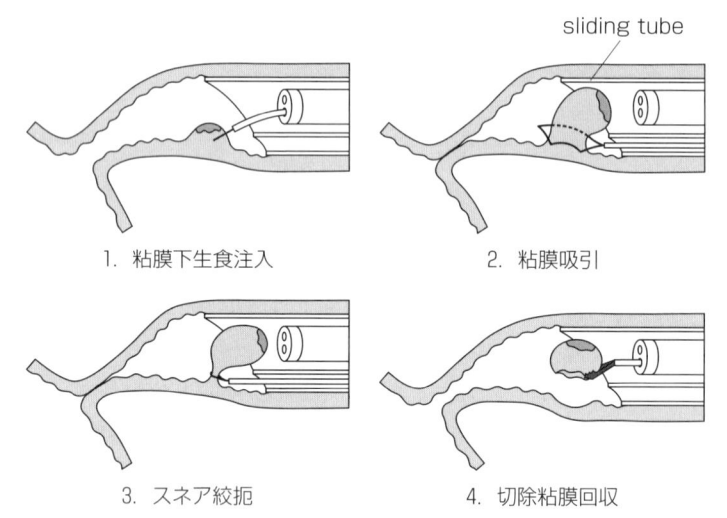

1. 粘膜下生食注入
2. 粘膜吸引
3. スネア絞扼
4. 切除粘膜回収

図4 内視鏡下粘膜切除（endoscopic mucosal resection：EMR）

術法であり，1990年頃より胆嚢摘出術や卵巣腫瘍摘出術で行われ始めた．腹腔鏡下胆嚢摘出術では通常4本のトロッカーを臍部と右上腹部に置き，臍部の1本は腹腔鏡用とし，残りの3箇所から挿入した鉗子で手術操作を行う（図3）．痛みが少なく，術後の回復が早いという長所のため，この方法は急速に普及し，現在では泌尿器を含めた腹部の手術以外にも，胸部，乳腺，甲状腺，耳鼻科，整形外科領域の手術にまで広がっている．

また，内視鏡を用いて直視下に行う治療法（内視鏡手術あるいは内視鏡的治療）の進歩も著しい．内視鏡手術には，消化管の出血止血術，隆起性病変（ポリープ，粘膜下腫瘍，がん）治療法，狭窄部へのステント留置術，異物摘出術，胆道の結石摘出，胆汁・膵液ドレナージ法などがある．現在は，消化器がんも早期に発見されれば，内視鏡下粘膜切除により治療が可能な時代になっている（図4）．食道がんであっても，早期発見・早期治療

によって，開胸・開腹という過大侵襲を伴う手術を行わずに治療が可能である．これらの低侵襲手術は，術後合併症の危険性が高い場合の対症療法（がんは切除できないが，狭窄などの症状を軽減させる治療法，姑息的治療ともいう）の選択肢にもなる．

集学的治療

近年まで拡大治療に向かっていたがんに対する手術療法も，患者のQOLを目標とすることと他領域の医学の進歩が相まって大きな変遷がみられている．過大手術により合併症を生じたり，QOLを損なう場合には，外科的切除，放射線治療，抗がん化学療法，免疫療法，温熱療法などの異なった治療手技を組み合わせることによって，有効性は高いが副作用は少ない集学的治療が行われる．

術前後合併症とその管理（表1）

全身管理

耐術能の評価は，全身の栄養状態，免疫能，心，腎，肺，肝などの重要臓器の予備能，並存疾患の有無と程度などを正確に診断することによって行う．術前管理は，予想される手術侵襲の大きさと対比させて行うが，術前短期間に是正できる異常，たとえば脱水，貧血，低蛋白血症，糖尿病などは速やかに是正し，肝炎，肺炎，腎炎など重要臓器の急性炎症は術前の沈静化を試みる．

感染症

手術創の感染をはじめとして，肺炎，尿路感染など，術後感染は最も頻度の高い合併症

表1 術後合併症とその処置

1. 術後感染性合併症
   術後創感染，術後耳下腺炎，呼吸器感染，膿胸，胆道系感染，尿路感染，腹腔内感染，MRSA腸炎，カテーテル感染
2. 感染性合併症以外の合併症
   ①呼吸器系合併症：無気肺，肺水腫，肺動脈塞栓症（肺梗塞）
   ②循環系合併症：頻脈・徐脈・不整脈，心筋梗塞，血栓性静脈炎，脂肪塞栓症
   ③神経系の合併症と精神障害：脳血管障害，精神障害
   ④肝障害：ショックによる肝障害，薬剤性，肝障害，術後黄疸
   ⑤腎障害：術後急性腎不全，排尿障害
   ⑥消化管手術後の合併症：縫合不全，消化管の通過障害，盲嚢症候群，輸入脚症候群，逆流性食道炎，術後急性胃拡張，吃逆（しゃっくり）

の一つである．しかも重篤化すると多臓器不全を生じ予後を左右する．術後感染の成立は，感染微生物（細菌），感染を起こす環境（局所因子），そして宿主の防御能によって決定され，これらの複数要素が相まって感染が成立する（図5）．手術創の清浄度により予防的抗菌薬が投与される．術後の留置カテーテルと上気道感染症あるいは上部消化管合併症を図6に示したが，上気道を経由して多くのカテーテル類が挿入され，そのルートに沿った粘膜傷害，びらん，潰瘍形成から感染が形成されるため，十分な注意が必要である．

栄養

本書「I-1　周術期栄養管理とリハビリテーション」で詳述したので参照されたい．

貧血と全循環血液量の減少

モニターしながら輸血・輸液を行う．

水分・電解質の異常

手術対象症例での体液・電解質・酸塩基平衡異常の頻度は高く，病態の全体を理解したうえで速やかにその異常を是正することが重要である．

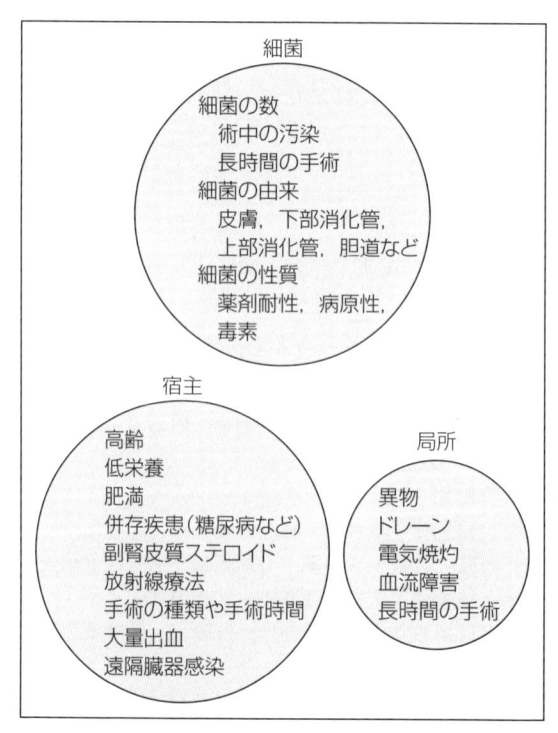

図5　術後感染成立に影響を与える因子

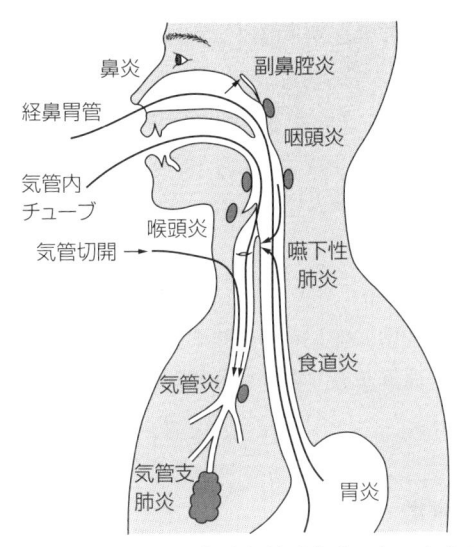

図6　術後気道あるいは上部消化管感染症の起こりうる部位

血液凝固系の異常
成分輸血，凝固因子の補充，止血剤，抗血栓剤投与を行う．

心臓循環系の障害
　虚血がある冠血行不全症例は，あらかじめ経皮的冠動脈形成術（percutaneous transluminal coronary angioplasty：PTCA）などで改善させてから目的の手術を行う．術後の疼痛管理を行い，低酸素血症，高血圧，頻脈の発生を避ける．不整脈は，心電図モニターに注意し，適切な薬剤投与か一時的ペーシングを行う．高血圧は，本態性か二次性かを見極めて対応する．これらの病態は，場合によって同時手術も考慮する．

呼吸器系の障害
　術後の呼吸機能低下は，肺活量，一回換気量，機能的残気量が減少し，術後1～4時間で術前の40％まで低下し，術後1週間で60～70％まで徐々に回復する．この変化は上腹部手術で大きく，下腹部手術では少ない．肺活量の減少により有効な咳ができなくなり，機能的残気量減少は末梢気道の閉塞をもたらし，肺内シャントによる低酸素血症や気道分泌物排出障害により無気肺を生じ，さらには肺炎という重篤な合併症へ進展する可能性がある．
　術前には，気道の浄化が重要で，気管支拡張薬や去痰薬を加えたエアゾール療法と，体位ドレナージ，スクイージング，ハッフィングなどの理学療法を組み合わせて行う．呼吸器感染の治療，禁煙，術前患者教育，喘息のコントロールを行う．

術後管理としては，咳や深呼吸を効果的に行うために有効な鎮痛を行う．術後一過性に低酸素血症を起こすが，PaO_2 が術前値に回復するまで酸素療法は必ず行う．パルスオキシメーターを用いて SpO_2 をモニターする．肺膨張療法を，自発的深呼吸，インセンティブスパイロメトリ，IDSEP などを用いて行う．詳細は，呼吸リハビリテーションの項目を参照されたい．喀痰排出，予防的人工呼吸も行う．

腎機能の異常

術後急性腎不全は比較的容易に生じるが，肺水腫と高カリウム血症が危険な合併症である．重症では，透析，持続血液濾過，持続血液濾過透析などの体外循環を用いた血液浄化療法（他稿に詳述）を行う．

糖尿病および内分泌系異常

血糖と代謝異常の管理，補充あるいは拮抗剤投与による内分泌機能のコントロールを行う．

肝機能障害

肝庇護，栄養管理，腸管清浄化などを行い，重篤な肝障害（術後黄疸）には血漿交換などの血液浄化療法（他稿に詳述）を行う．看護師は表2の患者全身評価と処置を行っている[2]．

消化器系の術前後合併症とその管理：局所管理

消化器外科で用いられる多様な処置用カテーテル，ドレナージチューブの意義を簡略にまとめた図を示す（図7）．これらを留置する患者のリハビリテーションを要することも多く，抜去せぬよう十分な注意を要する．消化管の安静とは，絶食水にして消化管を空虚にし，かつ消化液の分泌を抑制することであるが，長期に及ぶ場合は非経口的な栄養投与が必要となる（他稿に詳述）．消化管の通過障害に対しては，消化管の減圧，すなわち消化管内容の除去が必要であり，上部では胃管を留置し，小腸ではイレウスチューブを留置する．通過障害が存在する場合は，内腔の確保のためにステントを留置し，あるいは手術的に狭窄形成手術が行われる．閉塞性黄疸を呈する肝胆膵の通過障害に対しては，経皮的あるいは経内視鏡的な内軸の確保を行う胆道外瘻あるいは内瘻術が頻用される．容易に出血性ショックを呈し緊急処置の対象となる消化管出血や腹腔内出血に対しては，第一に内視鏡的止血，次に経カテーテル血行遮断（transcatheter arterial embolization：TAE）が行われ，無効の場合は直接止血手術が行われる．また，機能不全に対しては，薬物療法が

表2 手術後のケア

呼吸状態	酸素吸入 体位変換（体位ドレナージ） スクイージング 咳の誘発 呼吸訓練 　深呼吸（胸式，腹式） 　器具による強制換気 吸入療法（加湿，薬剤投与） 離床の促進 気管内吸引 人工呼吸器の使用
循環状態・水分出納バランス	輸液（輸血）管理 時間尿量・尿比重の測定 体位の調整 保温 循環器系薬剤の管理
消化管運動状態	早期離床の促進 消化管ドレーンの早期抜去の促進 腹部・腰部の温罨法 腹部マッサージ 坐薬の使用・浣腸 早期の経口摂取の促進 腸管運動促進薬の使用と管理
創治癒	ガーゼ交換（消毒，無菌的操作） ミルキング 排液促進のための体位ドレナージ 創部の安静保持
疼痛	起坐方法の工夫 創部の保護 安楽な体位の工夫 鎮痛薬の使用と管理
心理状態	現在の治療処置の内容の説明 訴えに対する傾聴や支持の姿勢 患者の安心を促進する共感的対応 環境の調整（湿温度・照明・音） 家族の面会を促す 夜間の睡眠の促進 鎮静薬の使用と管理

（中西泰弘：手術直後のケア，消化器外科ケアマニュアル［宇佐美眞，細川順子・編集］，pp101-103，照林社，2000．より）

```
愁訴              対策                        内科的処置                          外科的処置

①消化管の安静 ──────────────────── 絶飲食・非経口的栄養投与

②消化管の通過障害 ─┬─減圧 ─┬─上部 ──── 胃管留置 ································ 胃瘻，バイパス術
                  │       └─下部 ─┬─イレウスチューブ留置
                  │               ├─経肛門チューブ留置，ガス抜き ──── 人工肛門造設術
                  │               └─内視鏡的減圧
                  ├─通過障害の肛門側 ─┬─胃管留置 ································ 胃瘻，PEG
                  │ から栄養投与     └─経腸栄養チューブ留置 ················ 腸瘻
                  └─内腔の確保 ──────── 経内視鏡的ステント留置 ·····┬─ステント留置術
                                                                    └─狭窄形成術

③肝胆膵の通過障害 ─┬─減圧 ─┬─胆道 ─┬─外瘻 ─┬─PTCD  ┐
                  │       │       │       └─PTGBD ┘ ············· 外胆汁瘻造設術
                  │       │       └─内瘻 ─┬─ENBD ············· ┬─内胆汁瘻造設術
                  │       │               │                    ├─乳頭形成術
                  │       │               └─内視鏡的乳頭切開   └─バイパス手術
                  │       └─膵管 ───────────────────
                  
④消化管出血 ─┬──────────── 薬物療法 ── 内視鏡的止血 ─┬─血管造影下－手術
  腹腔内出血 ─┘                                        └─止血法(TAE)

⑤機能不全 ─┬─膵 ──────── インスリン投与，膵酵素投与 ·········· 人工膵液，膵移植
           ├─肝 ──────── アルブミン，FFP投与 ················· 人工肝臓，肝移植
           ├─胆管 ────── 胆汁酸補充療法
           └─消化管 ─┬── selective digestive decontamination(SDD)
                     └── 消化管清浄化 ···················· 小腸移植
```

図7　消化器疾患の病態と対策

(宇佐美眞：消化器術後愁訴の機序と対策，消化器外科ケアマニュアル〔宇佐美眞，細川順子・編集〕．pp96-100，照林社，2000.より改変)

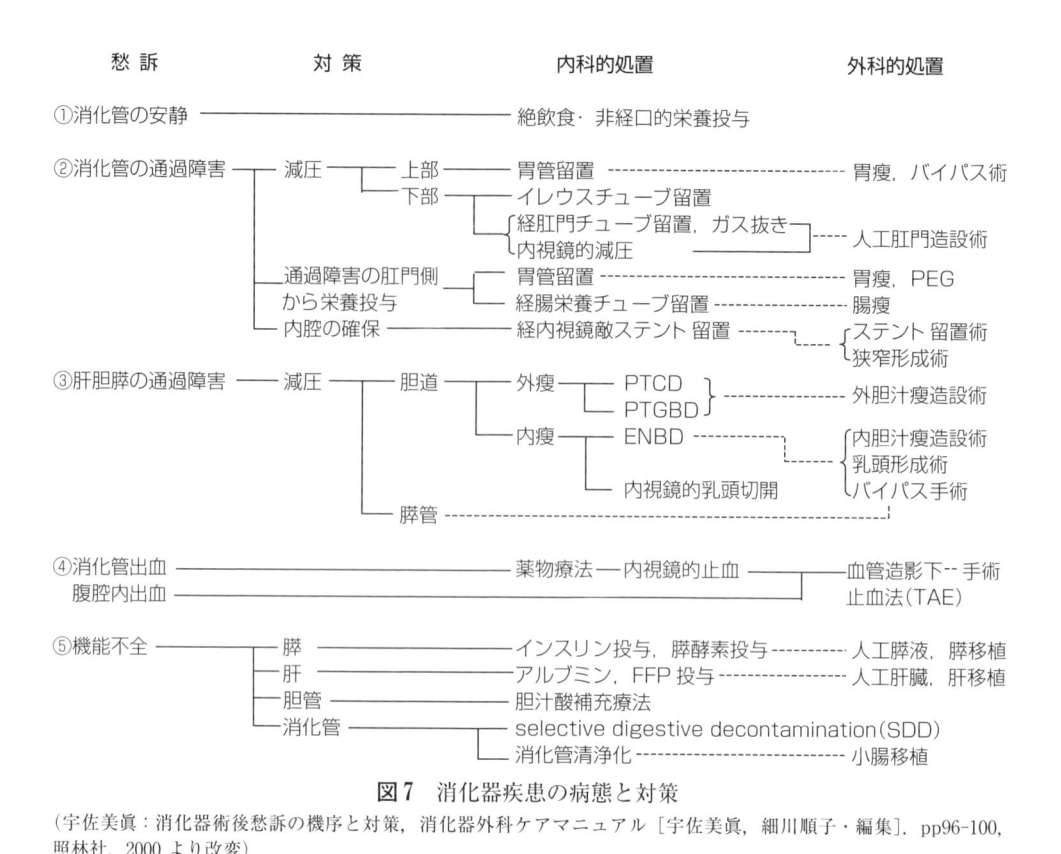

行われ，生命予後に直結する場合には人工臓器あるいは臓器移植の置換外科の適応が検討される（他稿に詳述）．

高齢者の手術

　人口の高齢化に伴い，慢性疾患を合併する患者に手術を行う機会が急増している．特に，待機手術の対象は高齢のがん患者が多い．高齢者では個体によって加齢の影響と暦年齢との格差が大きいという特徴があり，多数の合併疾患を有する高齢者も少なくない．しかし，術前合併症と手術のリスクを十分に検討しインフォームド・コンセントを行ったうえで，胃がん，大腸がんなどでは80歳までは根治的手術を行う施設が多い[3]．高齢者での術後合併症を前期11年間と後期11年間の756例の65歳以上高齢者で比較し，手術時間別に示した我々のデータでは，前期に比べて後期では周術期管理の進歩に伴って，合併症発生率が減少し，また合併症死亡率は前期の9.8％から3.2％へ減少している（図8）．長期予後も改善しており，22年間の検討結果から，高齢者といえども手術適応を縮小するこ

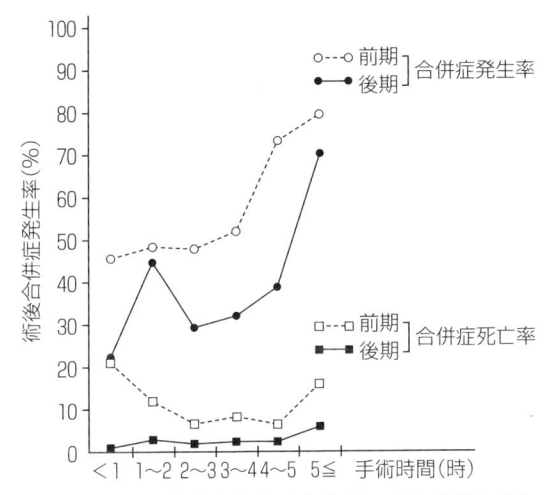

図8 高齢者の術後合併症（高齢者のがん手術から）
（宇佐美眞：高齢者の癌手術．臨床科学 28：285-291, 1992. より改変）

となく，積極的な術前後管理に加えて，対象となる高齢者の予備能の許す範囲で手術を行うことがポイントと考えられる．

文献
1) 安保雅博：開胸・開腹手術，特集廃用症候群の診療の実際．日医雑誌 132：1414, 2004.
2) 宇佐美眞，細川順子・編集：消化器外科ケアマニュアル．照林社，2000.
3) 宇佐美眞：高齢者の癌手術．臨床科学 28：285-291, 1992.

（宇佐美眞，谷出晶子，福田敦子）

II-3 創傷治癒（創傷治癒過程, 褥瘡, ドレナージ）

　創傷治癒とは，なんらかの内的もしくは外的要因によって組織（皮膚）が欠損した場合に，生体がそれを修復・再生させる状態をいう．修復とは障害された組織が瘢痕治癒に至る現象をいい，再生とはほぼ正常に復することをいう．胎児の創傷治癒は再生によって治癒し，厳密にはその他の創傷治癒はすべて修復と考えられる．しかし，皮膚の表皮の損傷が主である熱傷のⅠ度やⅡ度浅層の修復は再生に近いものである．創傷治癒過程は，内的要因（部位，疾病など）や外的要因（欠損の大きさや深度，感染など）によって異なる．よりよい創傷治癒とは，より早く正常の状態に近づくように導くことであり，そのためにはまず部位による正常の解剖と創傷の生理現象を理解することである．

創傷治癒過程

正常皮膚の解剖（図1）
　皮膚は体表から順に表皮，真皮，皮下組織の三層構造をとる．表皮と真皮の間は基底膜で分かれており，これが表皮と真皮を強固に結合させ，正常創傷治癒過程に重要な役割を担っている．表皮は主として表皮角化細胞で構成されている．基底膜に接する基底細胞が徐々に表層へと分化・移動していき，有棘層，顆粒層，角層を経て最後に角質として脱落

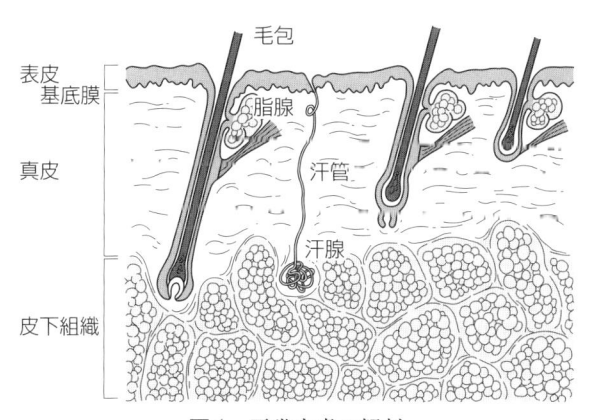

図1　正常皮膚の解剖
（塚田貞夫・他編集：形成再建外科．p8, 医歯薬出版, 1984. より改変）

する．この間約30～40日の道程と考えられている．一方，真皮には血管や神経が網目のように存在しその間を主に線維芽細胞が介在しており，これがコラーゲン（collagen）を代表とする細胞外マトリックス（matrix）を産生し皮膚全体の構築に寄与している．真皮の下層には皮下組織（脂肪層）がありエネルギー代謝や下床組織との間のクッションの役割などのほか，最近では，さまざまな間葉系組織の幹細胞が存在する重要な組織として注目されている．また，この三層構造を貫くように汗腺—汗管，毛包脂腺系のような皮膚付属器があり，これらはそれぞれの本来の機能のほか，表層の創傷治癒過程に大きく関与している．

正常な創傷治癒過程

正常の創傷治癒過程は時間的経緯から主に次の3期に分けられる[1,2]．

　組織反応期：受傷直後から3～5日目までの炎症反応がみられる期間をいう．まず出血に始まり，血小板や凝固因子の作用により血液凝固が起こる．その後創面は漏出されたフィブリン（fibrin）で被われる．次に好中球やマクロファージ（macrophage）により細菌と壊死組織が分解されることに加え，これらの細胞はさまざまなサイトカイン（cytokine）や細胞増殖因子を放出する．

　組織増殖期：3日目以降，これらのサイトカインの作用により線維芽細胞が遊走し増殖しはじめ細胞外マトリックスが蓄積され肉芽形成が促進される（結合組織形成）．それに伴い創の程度により創収縮と上皮化が徐々に始まる．上皮化は周囲の表皮角化細胞のほか毛包や汗管のような残存付属器からの上皮系細胞からも起こる．

　組織再構築期（成熟期）：創傷治癒過程の最終段階で，コラーゲンを代表とする結合組織の再編成が行われ，しだいに細胞成分の少ない成熟瘢痕に移行していく．

　①**真皮の浅い創の治癒過程**：II度浅層の熱傷などの創傷治癒過程は創の収縮よりも上皮化が主な現象である．その際，残存している皮膚付属器から上皮化が起こる[3]．通常は毛包からの上皮化が主だが，手掌や足底の場合は汗管がその主役を担う．

　②**真皮の深層よりも深い創の治癒過程**：主に創の収縮が働き良好肉芽が形成され創が浅くなるにつれて周囲からの上皮化が起こる．その治癒機転には手段として次の3つの選択がとられる．

　一次治癒（図2）：離開した創縁同士が縫合などによって元の位置に復元された状態で，感染や浸出液の少ない理想的な創傷治癒過程である．そのため炎症も軽微で最終的な瘢痕も最小限に留まる．内的外的阻害因子のない清潔な手術操作で行われた創傷治癒がこれに相当する．

　二次治癒（図3）：大きな欠損や感染創で縫合できない時の創傷治癒機転が相当する．創収縮により創傷面は小さくなり最終的な瘢痕も大きい．組織反応期，細胞増殖期，組織

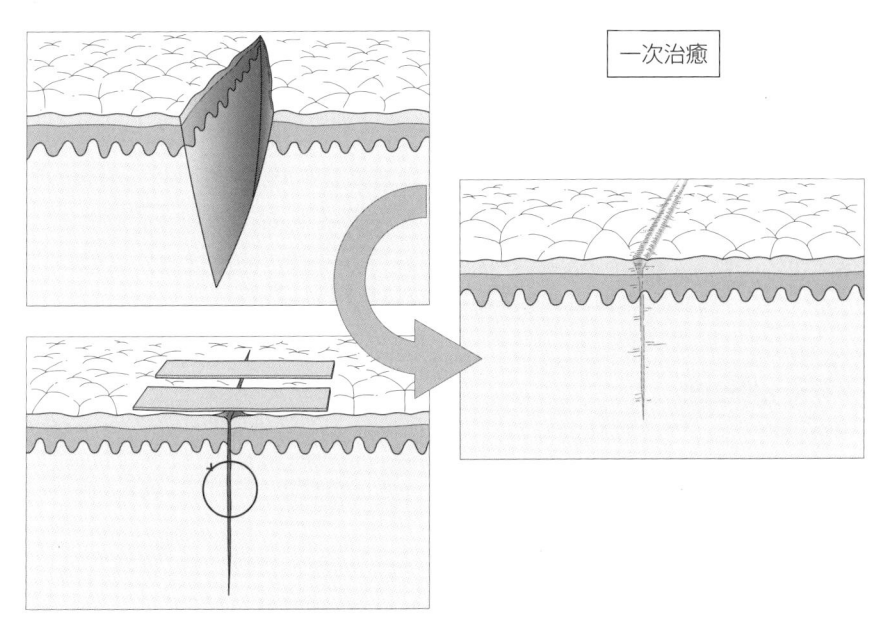

Ⅱ-3 創傷治癒（創傷治癒過程，褥瘡，ドレナージ）

一次治癒

図2 一次治癒の創傷治癒過程
(Peter PA et al: 創傷治癒の原理（塩谷伸幸・監訳），pp56-57, ライフ・サイエンス, 1998. より改変)

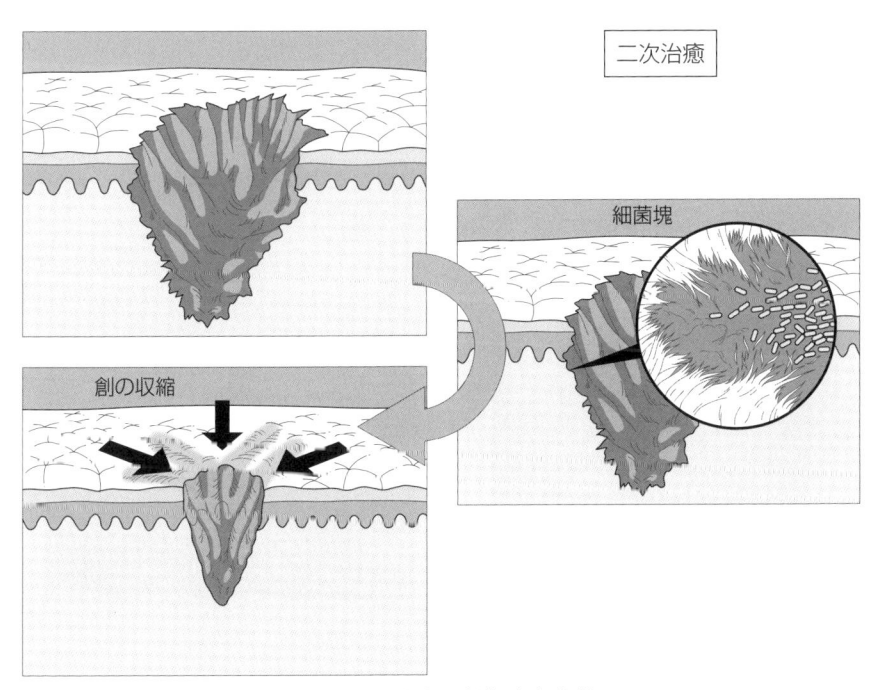

二次治癒

細菌塊

創の収縮

図3 二次治癒の創傷治癒過程
(Peter PA et al: 創傷治癒の原理（塩谷伸幸・監訳），pp59-60, ライフ・サイエンス, 1998. より改変)

再構築期とも長くなるために時間がかかる．医療者はまず一次治癒を図るべきだが，うまくいかない時は二次治癒の過程をたどることになる．

　遷延一次治癒（三次治癒）：二次治癒の過程において創が洗浄化した後で創閉鎖（一次治癒）を図る方法である．そのためには創傷治癒の環境作りへ向けて創面の管理を行うwound bed preparationの概念が重要である[4]．それは，適切なデブリードメン（débridement），細菌と過剰な浸出液のコントロール，創底（wound bed）の血流改善を人為的な介入により早めの創閉鎖のため環境整備することである．

異常な創傷治癒過程

　創傷治癒過程においてなんらかの原因により組織の修復が異常となり，結合組織が過剰形成された場合，それは肥厚性瘢痕や真性ケロイド（keloid）となる．また，修復過程が遷延もしくは停止すれば慢性創傷となる．

［肥厚性瘢痕と真性ケロイド］[5]

　一般用語で使用する「ケロイド」は「きずあと」の隆起したものとして広く普及しているが，これは医学的には肥厚性瘢痕である（図4A）．一方，周囲の正常皮膚へ浸潤しながら拡大するものを真性ケロイド（図4B）と称し区別されている．肥厚性瘢痕，真性ケロイドとも過度の瘢痕形成は明らかにリハビリテーション阻害因子となるため，その予防や治療は重要である．

［慢性創傷］創傷治癒を妨げる因子として，感染，異物，代謝・栄養障害，自己免疫疾患，血行障害，放射線障害，薬剤などがあげられる．これらの原因が除去されない時に創傷治癒機転が正常に働かなくなり慢性創傷におちいる．

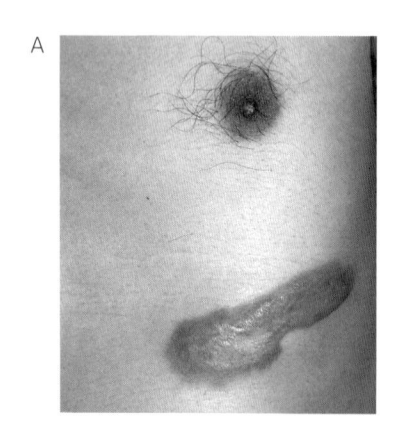

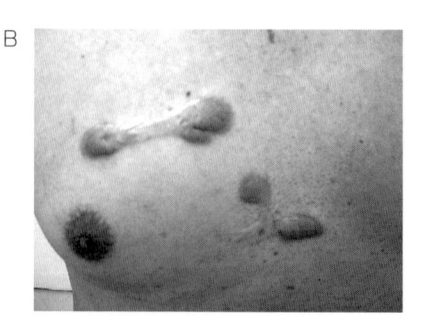

図4
A：手術後の肥厚性瘢痕症例
B：にきび後の周囲へ拡大する真性ケロイド症例

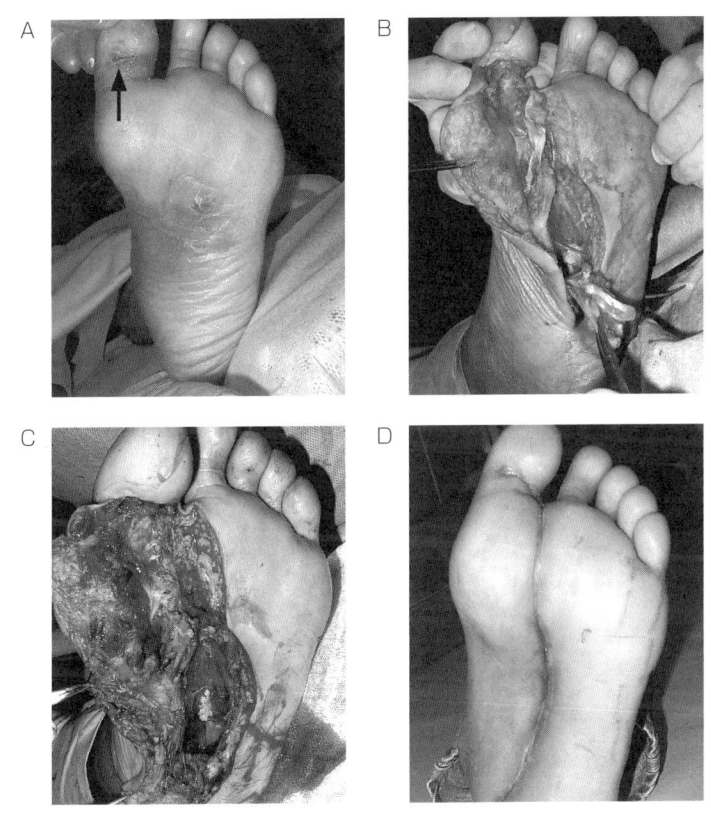

図5 左足の糖尿病性潰瘍症例
A：左母趾の屈側に潰瘍があり同部より排膿するが，足底全体に発赤と腫脹，熱感がある．
B：切開すると膿が噴出し，足底腱膜と腱の壊死を認めた．
C：デブリードメン終了時を示す．
D：創は開放のまま二次治癒により瘢痕治癒させた．

感染：創部が感染すると炎症反応が持続し浸出液も増え正常な創傷治癒機転が働かない．感染をコントロールすることが肝要である．

異物：創内に残されたガーゼや代謝異常による石灰沈着や角質などは除去されなければ異物反応のため創傷治癒を遷延化させる．

代謝・栄養障害：創傷治癒を遷延化させる最も有名な代謝疾患は糖尿病である．特に糖尿病性足病変の罹患数は最近増加傾向にある[6,7]（図5）．糖尿病による末梢血管障害，神経障害，易感染性は慢性創傷の原因となる．神経障害では知覚神経，交感神経，運動神経すべてが潰瘍形成と遷延化の原因となる．知覚神経障害では熱傷や外傷，褥瘡に気づきにくい．交感神経障害では動静脈シャントの開大による毛細血管の血流減少や発汗異常が創傷治癒遅延の原因となり，運動神経障害は骨間筋の萎縮から足趾の変形が生じ局所の荷重負荷となりやすい．その他，低栄養（低アルブミン血症）は細胞増殖障害や浮腫の原因と

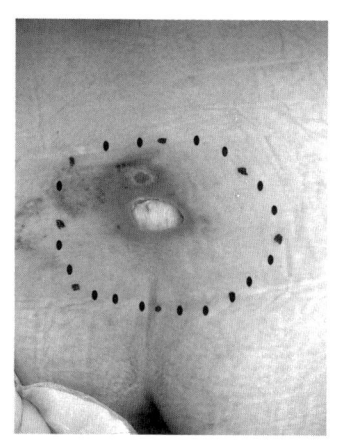

図6 SLEの褥瘡症例．特徴的なパンチアウトの潰瘍で周囲に大きなポケットを有す．

なる．また，ビタミンCや亜鉛，銅などの微量元素の不足は創傷治癒遅延を招く．

自己免疫疾患[8]：SLE（図6）や強皮症，結節性多発動脈炎，壊疽性膿皮症などはいったん潰瘍化すると慢性化しやすい．治療にステロイドが必要なことが多く，そのコントロールは創傷治癒に影響を及ぼす（後述）．

血行障害：代表的なものは褥瘡（後述）である．その他，動脈性（虚血性）潰瘍として閉塞性動脈硬化症（ASO）と閉塞性血栓血管炎（バージャー病）がある．閉塞性動脈硬化症は糖尿病を合併していることが多く慢性創傷の代表的なものである（図7）．治療は血行再建術，血管内治療のほか最近では再生医療なども適応となってきたが，治療に長期間を要しながらも下肢や足趾の切断を余儀なくされる症例も多いためリハビリテーション医療や靴や装具の点検が社会復帰に向け重要な要素となる[7]．また，動脈性潰瘍は慢性創傷の中でも壊疽のような骨や腱の露出創となりがちである．露出腱を動かす運動療法や活動は，上行性感染を助長するためむしろ禁忌となる．一方，静脈性潰瘍はうっ滞性の慢性創傷であり立ち仕事の中年女性の下腿に多い（図8）．下肢静脈瘤や深部静脈血栓症に続発することがあるため治療にあたっては静脈還流障害を治し静脈圧を軽減させる必要がある．また，弾力性ストッキングの装着は再発予防に有効である[9]．静脈性潰瘍はうっ滞が原因であるため，運動療法は奨励される．

放射線障害：照射線量により放射線皮膚炎程度のものから皮膚の硬化・潰瘍をきたし骨壊死に至るものまであり，血管障害と細胞障害の程度によりさまざまな創傷治癒遅延が起こる（図9）．局所の免疫力の低下のため易感染性となり，潰瘍は難治性で時に悪性腫瘍を併発し著しく活動性を低下させる．

薬剤：内的要因として創傷治癒を遅延させる薬剤はステロイドと抗がん剤である．ステロイドは線維芽細胞の増殖とコラーゲン合成を抑え，免疫抑制作用のため易感染性となる．抗がん剤は直接の細胞障害ももつが骨髄抑制も創傷治癒を遅延させる要因である．外

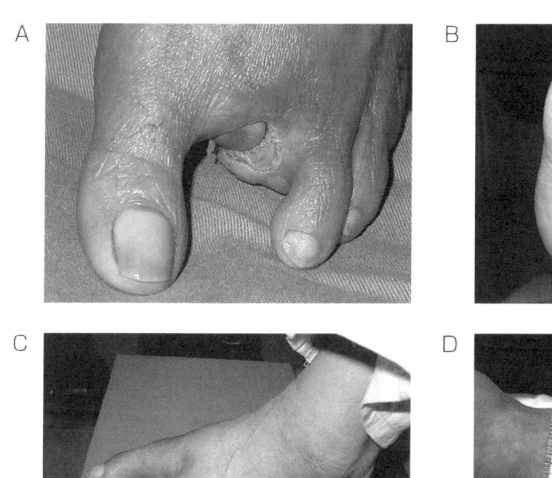

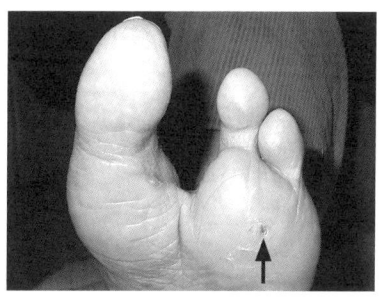

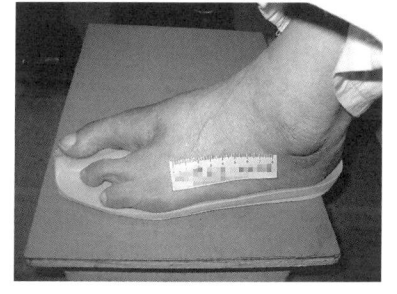

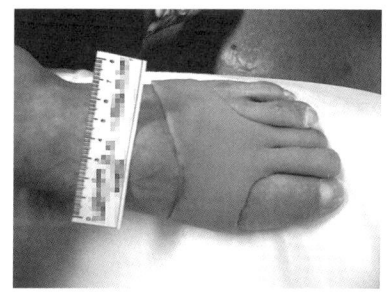

図7 ASOと糖尿病を合併した虚血性潰瘍症例
A：潰瘍は治癒傾向がなく壊死骨が露出している.
B：治癒後に足の筋肉のバランスがくずれ歩行により容易に胼胝が形成される.
C：切断部分に工夫した足底板を装着した様子を示すが不十分であった.
D：義肢装着で足のバランスを整えた状態を示す.

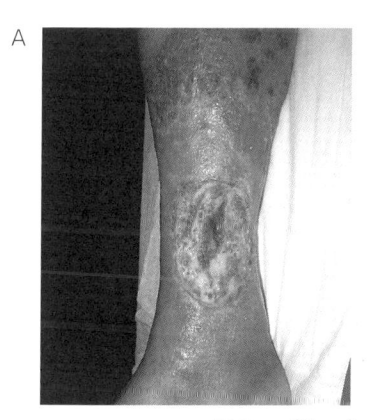

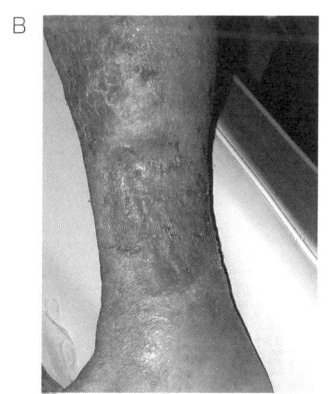

図8 下腿のうっ滞性潰瘍症例
A：壊死組織が付着した難治性潰瘍で，周囲は消毒液などによる重度の接触性皮膚炎を呈している.
B：wound bed preparation後に植皮術を施行し完治した.

的要因として慢性創傷の原因となるのは点滴漏れ潰瘍である．その原因薬剤として抗がん剤，糖質輸液，ドパミン，FOY（図10）などの頻度が高い．医原性であることも治療を遅らせる原因となる．

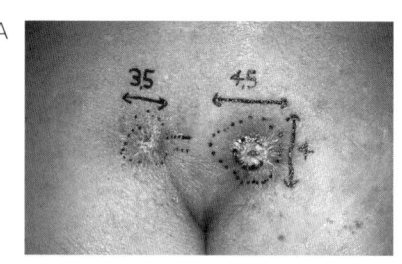

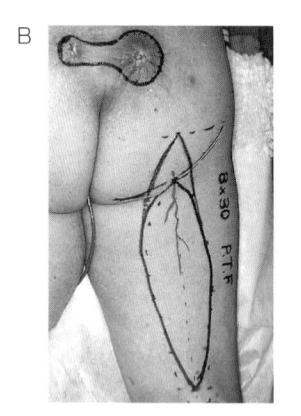

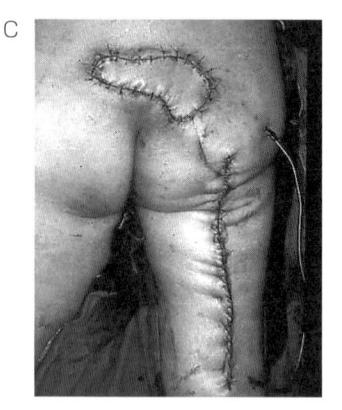

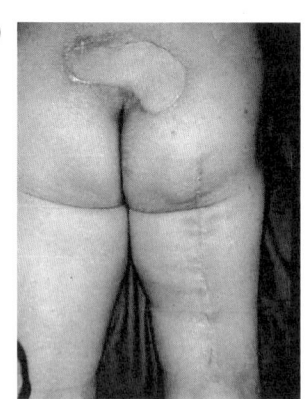

図9 放射性潰瘍症例
A：仙骨部の難治性潰瘍で治癒傾向はない．
B：正常組織で切開する十分なデブリードメンを施行した．
C：放射線の影響を受けていない後大腿皮弁にて血行のよい皮弁術を用いて修復した直後の状態を示す．
D：難治性潰瘍は完治した．

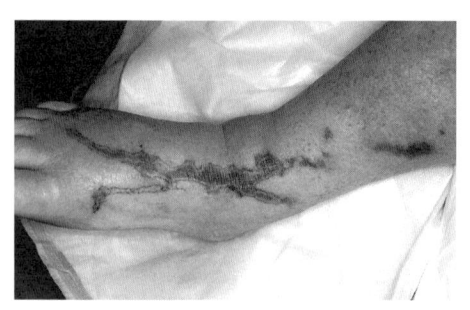

図10 FOY点滴による血管炎と皮膚壊死に陥った症例

手術的操作による創傷治癒過程

　wound bed preparationが順調に行われ治療期間の短縮目的か慢性創傷の創閉鎖の目的で手術的療法が選択される．代表的な手術的療法である遊離植皮術と皮弁術についてその創傷治癒過程を述べる．

　［遊離植皮術後の創傷治癒過程］

　大きな欠損創の一次治癒目的のためと適切なwound bed preparationによって創面が健

康肉芽で被われた場合の遷延一次治癒に，遊離植皮術が選択される．その生着過程は，術後48時間内の血清浸漬期には血行の再開はないが，血清により植皮片の活力は維持される．次に血行再開期となるが当初は既存の血管の吻合に始まり4～5日目以降は新生血管が形成される．したがって，植皮片の生着のために最低1週間の固定を必要とすることが多い．術後の植皮部位には，汗腺がなく乾燥しがちなためワセリン基剤の軟膏で保湿した方がよい．また，大なり小なり植皮片の拘縮が徐々に発生するため，圧迫療法や接着スプリントによる固定が必要なことがある[11]．

［皮弁術後の創傷治癒過程］

皮弁は血行のある組織の移動であるから，その創傷治癒過程は通常の一次治癒と同じと考えてよい（図9）．生着のための固定期間は植皮術よりも一般に短いか，もしくは必要ない．

褥瘡

褥瘡の発症機序やその評価や予防については「I-8 褥瘡のリハビリテーション」で詳述している．したがって，ここでは，褥瘡の創傷治癒過程について保存的療法と手術的療法の経過をそれぞれ述べる．

褥瘡の保存的療法の実際

慢性創傷の代表的なものが褥瘡であるが，時期により黒色期→黄色期→赤色期→白色期と順次変化しながら治癒過程を辿る[12,13]（図11）．黒色期は壊死組織が付着しており，黄色期はその壊死組織が融解している炎症期で最も浸出液が多い．赤色期には壊死組織が取り除かれ良好な肉芽が形成され，徐々に白色期へと移行しながら上皮化が進んでいく．これらの時期は同じ褥瘡内でも混在する．時期や症状に応じて適切な外用剤や創傷被覆材が選択されなければならない．詳しくは成書にゆずる[13]．一方，褥瘡の治療に欠かせないものに体圧分散用具や座位クッションがある．最近のこれらの用具の発展はめざましい．使用方法，素材，機能などから選択される．何でも体圧分散のすぐれているものを選ぶのは避け，患者や創の状態に応じた選択が必要である[14,15]．なぜならば，体圧分散のすぐれた用具は逆に自力体位変換を妨げ，適切な活動を困難にさせるからである．

褥瘡の手術的療法の実際

創傷治癒を妨げる外的要因が解除されることで創傷治癒機転が働いてはいるものの，慢性化し治癒に至らない場合や，さらなる治癒期間の短縮を図りたい場合に手術適応となることがある．その考え方の大原則は一次治癒させることにあるから，十分なデブリードメ

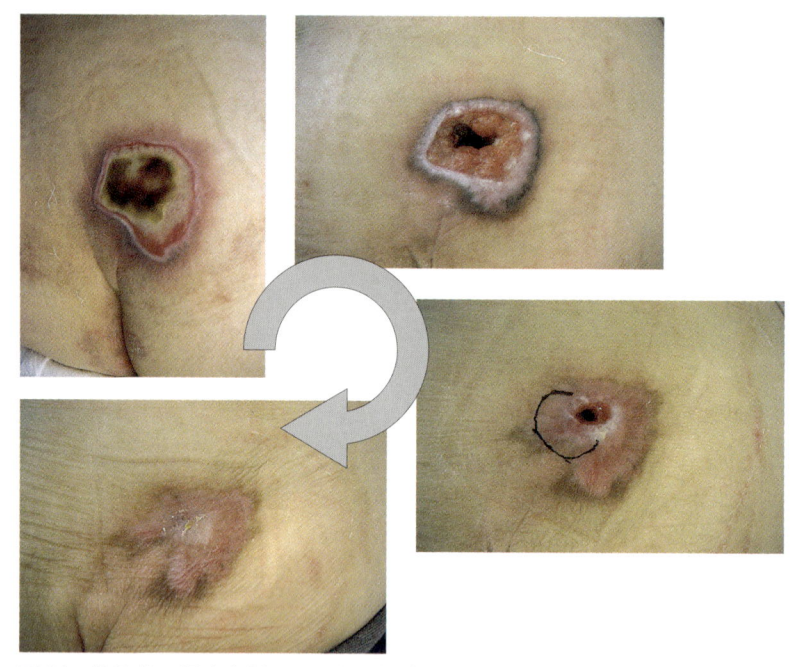

図11　仙骨部の褥瘡症例の2カ月の保存的治療の経過を示す．同じ褥瘡内でもさまざまな時期が混在している．

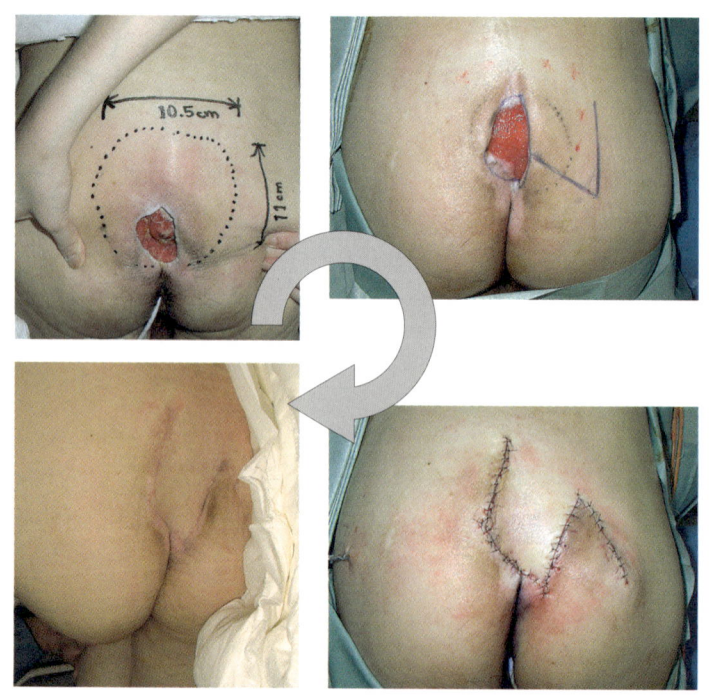

図12　仙骨部〜尾骨部の感染症の褥瘡手術症例．まず感染をコントロールし，wound bed preparation後に局所の穿通枝皮弁術により修復した．

ンと血行のよい皮弁術が選択されやすい（図12）．再発予防のため，瘢痕を含めてなるべく正常な皮膚に置換させるように努めるべきである．手術後はズレ防止のため2〜3週間は積極的なリハビリテーション医療を避ける必要があることを念頭に置かなければならない．

ドレナージ

ドレナージは余分な膿，浸出液などを体外に排出させることである[16]．ドレナージの目的により予防的ドレナージと治療的ドレナージに分けられる．前者は術後に出血，浸出液，リンパ液の貯留が予想される時に予防的に行い，感染の情報をいち早く得るための情

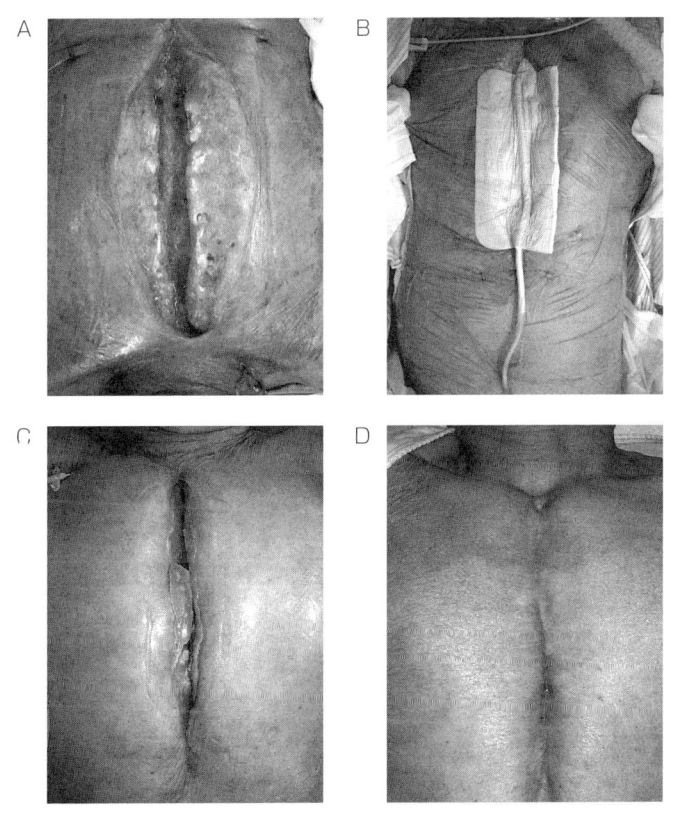

図13 心臓手術後の胸骨骨髄炎（縦隔炎）症例
A：胸骨が完全に離開し奇異性呼吸となっている．
B：デブリードメン後に代替VACを施行した．
C：施行後約2カ月の状態を示す．
D：約4カ月で瘢痕治癒した．

報ドレナージも兼ねている．後者は実際に貯留した血腫や膿瘍を体外に誘導させることであり，一治療法でもある．その方法を以下に列挙する．

ガーゼドレーン：毛細管式ドレナージで，細く切ったガーゼを詰める「込めガーゼ」が一般に行われる．表在性病変の切開排膿処置後に行われることが多く，原則的に毎日交換する．

ペンローズドレーン：シリコン性のペンローズを適度の大きさと長さに切り創部へ挿入させる．ガーゼよりも効果的である．基本的にはドレーンを交換する必要はない．

閉鎖吸引ドレーン：最大 −100 mmHg の陰圧により持続的に吸引することにより創腔内を密着させるため止血効果もある．逆行性感染の可能性が低く，排液量を測定できるが，内腔の閉塞や排液による吸引圧の低下があるため定期的な管理が必要となる．術後の広い創腔の場合に適応となる．

持続陰圧閉鎖法：ドレナージ効果と創の血流改善の目的で，海外では最近 vacuum assisted closure（VAC）による特殊な持続陰圧閉鎖法がさかんに行われている[17]．wound bed preparation のための一方法としてもすでに確立されているが，本邦ではこのデバイスが使用できないため，独自の工夫による代替 VAC が試みられている[18]（図13）．優れた治療的ドレナージと考えてよい．

文献

1) 森口隆彦：I．創傷治癒の基礎，1．創傷治癒のメカニズムと影響因子，形成外科 ADVANCE シリーズ I-3 創傷の治療：最近の進歩（森口隆彦・編集）・第2版．pp1-13, 克誠堂出版，2005.
2) 池田光徳，他：1．創傷治癒の基礎，創傷治癒（塩谷信幸・監修）．pp1-34, ブレーン出版，2005.
3) 寺師浩人，他：II．創傷の治療，15．毛包と毛髪の創傷治癒，形成外科 ADVANCE シリーズ I-3 創傷の治療：最近の進歩（森口隆彦・編集）・第2版．pp175-189, 克誠堂出版，2005.
4) 宮地良樹，他：4. Wound bed preparation, 創傷治癒（塩谷信幸・監修）．pp51-75, ブレーン出版，2005.
5) 寺師浩人：5．創傷治癒後の病態，2）肥厚性瘢痕とケロイド，創傷治癒（塩谷信幸・監修）・第2版．pp83-98, ブレーン出版，2005.
6) 平田幸正：糖尿病足病変，糖尿病の治療・第2版．pp1337-1371, 文光堂，2003.
7) 糖尿病足病変に関する国際ワーキンググループ・編集：インターナショナル・コンセンサス糖尿病足病変（内村功，渥美義仁・監訳）．pp5-98, 医歯薬出版，2000.
8) 佐藤伸一，他：5．膠原病による潰瘍，皮膚科診療プラクティス 15 難治性皮膚潰瘍を治すスキル（橋本公二・他編集）．pp196-218, 文光堂，2003.
9) 平井正文，他：弾力性ストッキング・コンダクター—静脈疾患患者さんへの適切なアドバイスのために・第2版．pp1-131, へるす出版，2004.
10) 岡崎睦，他：植皮術の適応と問題点，特集遊離皮膚移植術の実際．PEPARS 2:1-8, 2005.

11) 冨士森良輔：IV. 治療，2. 物理的療法，形成外科手術手技シリーズ10　ケロイドと肥厚性瘢痕の治療（大浦武彦・編集）．pp118-131, 克誠堂出版, 1994.
12) 福井基成：褥瘡の分類，褥瘡の予防・治療ガイドライン（宮地良樹・編集）．pp59-63, 照林社, 1998.
13) 石川治, 他：保存的治療，褥瘡の予防・治療ガイドライン（宮地良樹・編集）．pp64-89, 照林社, 1998.
14) 大浦武彦：褥瘡の予防・治療の基本，わかりやすい褥瘡予防・治療ガイド（大浦武彦・編集）．pp68-101, 照林社, 2001.
15) 美濃良夫・編集：体圧分散用具，褥瘡の予防と治療・ケア用品ガイド．pp82-144, 医学芸術社, 2002.
16) 土田幸英, 他：4. ドレナージとドレーンの種類，特徴．IV縫合法．形成外科42（増刊号）：S95-S98, 1999.
17) KCI社ホームページ：http://www.kci1.com/
18) 宮村卓, 他：代替VACシステム作製方法．形成外科48：68-71, 2005.

（寺師浩人）

II-4 腫瘍

最近の医療統計では，日本の全死亡者982,379人のうち悪性腫瘍による死亡者は304,568人（31.0％），心臓患152,518人（15.5％）と脳血管疾患130,257人（13.2％）による死亡者数よりも多く[1]，疾患別死亡率の第1位を占めており，腫瘍（tumor；新生物neoplasm）は外科領域では最も重要な疾患のひとつである．

腫瘍の定義と分類

腫瘍は「身体組織に由来する細胞が遺伝子的な変化を受け，自律性を獲得して過剰に発育・成長する細胞群」である．一方，正常細胞や組織・臓器は腫瘍細胞と異なり一定の限度内に発育・成長し，周囲組織や臓器と協調を保ちながら，合目的な機能を営んでいる．

腫瘍は生物学的，病理学的，臨床的な違いにより，良性と悪性腫瘍に分類される．良性腫瘍（benign tumor）は発育が遅く，周囲組織を圧排しながら膨張性に発育し，細胞的にも構造的にも正常細胞や組織と大きく異ならない（異型性がない）という特徴がある．これに対して，悪性腫瘍（malignant tumor）は良性腫瘍より一般に発育が早く，異型性があり浸潤性に発育するという特徴がある（表1，図1）．良性腫瘍と悪性腫瘍はその発生母組織の違いから上皮性腫瘍，非上皮性腫瘍および両者が混在する混合性腫瘍に分類され，表2のとおりの名称で呼ばれる（表2）．

腫瘍の発生原因

腫瘍の発生原因や機構については古くから検討されているが，一部の腫瘍（大腸腺腫やがん）を除いて，その発生機構は未だ明らかでない．最近では，紫外線を含む放射線，ウイルス（B・C型肝炎ウイルス，E-Bウイルス，アデノウイルス，パポバウイルスなど），化学物質（ニトロソ化合物，芳香族アミンや炭化水素，アゾ色素など）がさまざまながん遺伝子（oncogene）の活性化やがん抑制遺伝子（recessive oncogene；anti-oncogene）の不活化を多段階的に引き起こして，臨床的な腫瘍に成長すると考えられている．近年，正常細胞の染色体や遺伝子の解析によって，特定腫瘍の高危険群（high risk group）が明らかになり，早期発見と治療に利用されている．

表1 良性腫瘍と悪性腫瘍の主な相違点

鑑別点		良性腫瘍	悪性腫瘍
生物学的性状			
発育形式		膨張性	浸潤性
発育速度		遅い	速い
転移		ない	多い
再発		ない〜少ない	多い
病理学的性状			
細胞異型	核の大きさ	ほぼ正常	大きい
	核小体	ほぼ正常	大きい, 多い
	クロマチン	ほぼ正常	多い
	核/細胞比	ほぼ正常	大きい
構造異型	異型性	少ない	多い
	分化度	高い	低い
	核分裂像	少ない	多い
	浸潤像	ない	ある
臨床的性状			
全身への影響		ない〜小さい	大きい
予後		良い	悪い

表2 主な良性腫瘍と悪性腫瘍の分類

発生母組織	良性腫瘍	悪性腫瘍
上皮性腫瘍	乳頭腫 腺腫	がん（がん腫） カルチノイド
非上皮性腫瘍	線維腫 骨腫 脂肪腫 平滑筋腫 中皮腫 神経鞘腫 グロムス腫瘍 など	線維肉腫 骨肉腫 脂肪肉腫 平滑筋肉腫 悪性リンパ腫[*] 骨髄腫 悪性黒色腫[*] 白血病, など
混合性腫瘍	奇形腫 類奇形腫	

[*]単にリンパ腫と黒色腫と呼ばれることもある.

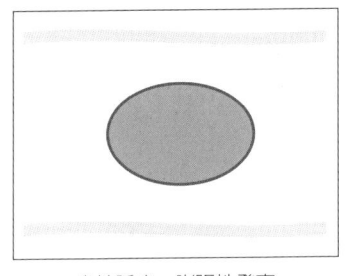

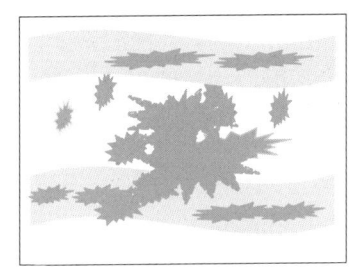

良性腫瘍：膨張性発育　　　　悪性腫瘍：浸潤性発育
図1　良性腫瘍と悪性腫瘍の発育形態

腫瘍の発育と進展

　発育と進展は良性と悪性腫瘍では大きく異なる．良性腫瘍は徐々に膨張性に発育する．一方，悪性腫瘍細胞はさまざまな基質分解酵素（matrix metalloproteinase：MMP）を産生し基質を消化・破壊し，周辺組織内に侵入（浸潤 invasion）して増殖する（表1，図1）．また，悪性腫瘍細胞はさまざまな増殖因子（growth factor）を産生して増殖すると同時に，さまざまな血管新生因子（angiogenesis factor）を産生し，径1〜2mmまで増殖すると脈管を新生して自己の増殖に必要な酸素や栄養素を宿主から獲得し，発育・進展する．腫瘍細胞が分裂後，次に分裂するまでに要する世代時間（generation time）は3〜10日であるが，腫瘍が2倍になる倍加時間（doubling time）は胃がんなどの表在成長型腫瘍では2〜6年，肝臓がんや転移性肺がんなどの深部成長型腫瘍では1〜3カ月である．したがって，肉眼的に認識できる腫瘍は発生後長時間を要していると考えられる．

　発育・進展形式は，①腫瘍が発生した組織（原発巣 primary lesion）と連続性を保ちながら進展する形式と②非連続性に進展する形式（転移 metastasis）に分けられる．①は良性腫瘍の特徴で，浸潤と②の転移は悪性腫瘍の特徴である．

　転移には，細胞間のさまざまな接着分子（adhesion molecule）が関与していることが明らかにされている．転移の成立には，腫瘍の浸潤性発育，毛細血管・小静脈・リンパ管侵襲または漿膜浸潤，腫瘍細胞・細胞塊が原発巣からの分離，遠隔部位への移送，遠隔部位での拘束，生着に必要な微小環境の成立，増殖，腫瘤形成の過程をすべて満たす必要がある[2]（図2）．移送経路の違いによって，転移は①リンパ行性転移（lymphogeneous metastasis），②血行性転移（hematogenous metastasis），③播種（dissemination），④接種（implantation），⑤経管性転移（transcanalicular metastasis）に分けられる．

　①リンパ行性転移：原発巣から還流するリンパ流が最初に毛細リンパ管網を形成するセンチネルリンパ節[3]（sentinel lymph node，臓器所属リンパ節の一部），次に臓器所属リンパ節，さらに遠隔の大血管周囲リンパ節，胸管を経由して左静脈角のウイルヒョウリンパ

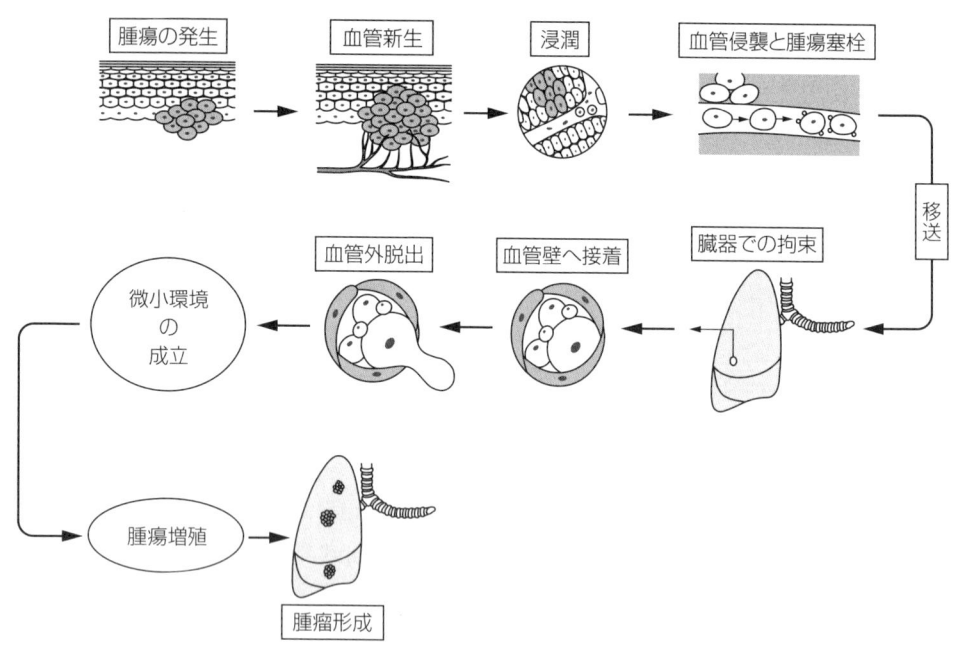

図2 悪性腫瘍の発生から血行性転移形成までの過程（肺転移例）

これらすべての過程を満たさなければ，転移は成立しない．図の血管侵襲がリンパ管侵襲であればリンパ節転移が，浸潤が腹膜または胸膜に及べば播種（性転移）が生じる可能性がある．

（高橋豊：転移の分子機構，外科ベーシックサイエンス．pp192-193, 医学書院，1996.より改変）

節（Virchow node）に転移することが多い（図2）．

②**血行性転移**：原発巣から流出する静脈血を経て，最初に毛細血管網を形成する臓器に転移する．一般に，門脈領域である腹腔内臓器の悪性腫瘍は肝臓に，上・下大静脈領域の悪性腫瘍は肺に転移する．また，肺を通過した腫瘍細胞は血流が豊富で，流れが緩やかな脳や骨髄などの臓器に転移することも多い（図2）．

③**播種**：体腔表面に露出した原発巣から腫瘍細胞が剝脱し，体腔（胸腔・腹腔）に散布される転移が播種（播種性転移）である．播種が高度になると胸水・腹水が貯留し，がん性胸膜炎・腹膜炎と呼ばれる．腹腔内臓器の直腸子宮（膀胱）窩（ダグラス窩）への転移をシュニッツラー転移，卵巣への転移をクルーケンベルグ腫瘍ともいう（図2）．

④**接種**：腫瘍細胞が正常組織に接種・移植された部位で増殖して形成される転移である．大半は診断や治療のための穿刺や手術などの医療によって生じるために，医原性転移ともいわれる．

⑤**経管性転移**：腫瘍細胞が尿管，気管や大腸など管腔を介して生じる転移で，腎盂，肺，大腸がんなどの術後稀にみられることがある．

腫瘍の症状と病態

腫瘍の症状は腫瘤とその二次変化による症状，発育と進展に伴う症状，代謝異常や内分泌異常による症状，腫瘍随伴症状に分けられる．

①腫瘤形成とその二次変化による症状：腫瘍は無痛性の「しこり」と退行性変化によるびらん，潰瘍化，囊胞化などの二次変化が生じて，さまざまな症状をきたすが，この症状が早期症状であることが多い．一般に，良性腫瘍は円形または類円形の可動性のよい「しこり」として，悪性腫瘍は境界不明瞭な凹凸不正な「しこり」として触れる（図1）．二次変化のびらんや潰瘍は易出血性で，接触する排泄物や分泌物に付着して不顕性出血（潜血）あるいは血痰，吐血，血便，血尿，性器出血，血性分泌液などの顕性出血として認められる．

②発育と進展に伴う症状：腫瘍の発育・進展に伴って周辺組織や臓器の圧迫，浸潤症状が現れる．この症状は，皮膚では発赤や浮腫，管腔臓器では呼吸障害，嚥下障害，腸閉塞，閉塞性黄疸，水腎症，排尿困難・尿閉，上・下大静脈の圧迫・狭窄症状などである．神経腔の圧迫や浸潤が加わると，頑固な持続的な神経痛が，また神経圧迫症状として反回神経や横隔神経などの麻痺症状が現れる．さらに③が加わると，胸腔や腹腔では播種による胸・腹水の貯留（がん性胸・腹膜炎）が認められる．

③代謝や内分泌異常による症状：悪性腫瘍の増殖には，蛋白質（アルブミン）やエネルギーが必要である．腫瘍は食物摂取量の低下や吸収障害が生じている宿主からこれらを利用するため，低蛋白血症，肝臓のグリコーゲンの減少，さまざまな臓器の萎縮，さらに進行すると悪性腫瘍末期患者特有の悪液質（cachexia）となる．最近の研究では，宿主で産生されるさまざまなサイトカイン（特にTNF，IL-1，IL-6）がこの代謝異常に関与していることが明らかにされている．また，ホルモン産生細胞腫瘍でみられる内分泌異常症状以外，膵臓の島細胞腫瘍，消化管カルチノイド，肺小細胞がん，甲状腺髄様がんなどの異所性ホルモン産生腫瘍では内分泌異常を示すことがある．

④腫瘍随伴症候群（症状）：この症状は腫瘍との関連は認められるが，その機構が明らかでない症状の総称である．一般に，腫瘍の切除でこの症状が軽快または治癒する．比較的頻度が高い症状として，胸腺腫や肺がんでみられる重症筋無力症，胃がん，乳がんや肺がんでみられる多発性筋炎，皮膚筋炎，黒色表皮症，肺がんでみられる肥大性骨関節症やばち状指などがある．最近，この腫瘍随伴症状にさまざまなサイトカインの関与が指摘されている．

腫瘍の診断

　治療方針の決定のために，腫瘍の存在診断のみならず進展状態，腫瘍の質的診断特に良・悪性の診断および全身状態の診断が重要であり，あらゆる診断法を駆使して総合的に行われる．進展状態の判定と治療方針決定に，TNM悪性腫瘍（病期）分類[3]が，質的診断には組織診または細胞診が用いられる（表1）．TNM分類はあらゆる臓器の国際分類で，Tは原発腫瘍の拡がり（0-4の5段階評価），Nは所属リンパ節の転移の有無と拡がり（0-3の4段階評価），Mは遠隔転移の有無（0と1の2段階評価）の組み合わせで病期（Stage）（0-4の5段階評価）が決定される．病期が進むほど，予後（prognosis）は不良である．なお，予後は診断・治療後の生存率（survival rate）で評価され，一般の臓器腫瘍では5年生存率で，予後が良い甲状腺や乳がんなどでは5・10年生存率で，悪性度が評価されることが多い．TNM病期分類は臓器ごとに定められているが，その分類はおよそ次のとおりである．

病期0：上皮内がんで，転移がない
病期Ⅰ：原発臓器内に限局した腫瘍で，転移がない
病期Ⅱ：原発臓器内ないし周辺組織に腫瘍は拡大・浸潤しているが，転移がない
病期Ⅲ：所属リンパ節転移はあるが，遠隔転移がない
病期Ⅳ：原発腫瘍の状態と所属リンパ節転移の有無にかかわらず，遠隔転移がある

　日本では国際分類よりも詳細な病期分類が用いられることが多い．また，全身状態の簡便な判定法として，一般にECOG（Eastern Cooperative Oncology Group）のPS（Performance Status）が用いられている（表3）．

　①**身体学的検査**：視診と触診によって腫瘍の大きさや性状などを診断する（図1）．最

表3 ECOG（Eastern Cooperative Oncology Group）のPS（Performance Status）

PS	内容
0	無症状で社会活動ができ，制限を受けることなく発病前と同等にふるまえる．
1	軽度の症状があり，肉体労働は制限を受けるが，歩行，軽労働や座業はできる．たとえば軽い家事，事務など
2	歩行や身のまわりのことはできるが，時に少し介助がいることもある．軽労働はできないが，日中の50％以上は起居している．
3	身のまわりのある程度のことはできるが，しばしば介助がいり，日中の50％以上は就床している．
4	身のまわりのこともできず，常に介助がいり，終日就床を必要としている．

も基本的な診断法であるが，表存性の固形腫瘍では重要な診断法である．

②血液・尿，その他一般検査：全身状態を把握すると共に，特定の腫瘍が産生する酵素などの蛋白質や代謝産物である腫瘍マーカー（tumor marker）が存在診断や病期決定の一指標となる．

③画像検査：X線単純撮影，造影検査，超音波，CT，磁気共鳴映像法（magnetic resonance imaging：MRI），核医学（isotope）診断，PET（positron emission tomography）などがあり，あらゆる腫瘍の診断に広く用いられている．

④内視鏡・超音波内視鏡検査：呼吸器，消化器，泌尿器，生殖器，胸腔，腹腔などの臓器と隣接臓器の観察と擦過細胞診や鉗子生検が行われ，確定診断に利用される．また，鉗子孔を通して色素，カテーテル，超細径内視鏡，超音波などを用いた診断や治療に広く利用されている．

⑤細胞診と生検：細胞診（cytological examination）には腫瘍表面の擦過細胞診，腫瘍内部の穿刺による穿刺吸引細胞診，喀痰・体腔液・尿と分泌物などの細胞で行う剥脱細胞診がある．生検（biopsy）には針生検，ねじきり生検，切除生検と摘出生検がある．細胞と組織の異型の有無と程度によって5段階に分類され，Class V（細胞診）またはGroup V（生検）と判定されれば，悪性腫瘍と確定する．

腫瘍は必ずしも生体に1個だけに発生するとは限らない．同一臓器に複数個独立して発生したがんを多発がん（multiple cancer），複数臓器に複数個独立して発生したがんを重複がん（double cancer）と呼び，ほぼ時期を同じくして（同時または6カ月以内）発生した場合を同時性，6カ月以上の間隔で発生した場合を異時性という．また，早期がん（early cancer）は個々の臓器で定義されているが，概念的には適切な治療が行われれば80～90％以上の確立で治癒するがんを早期がんと呼んでいる．

腫瘍の治療

3大治療法である手術療法と放射線療法および化学療法のほか，内分泌療法，局所壊死療法を含む温熱療法，免疫療法，遺伝子療法，レーザー療法などさまざまな治療法がある．手術療法は局所に留まっている固形腫瘍の最も有効な治療法であるが，これを超えて進展・転移している腫瘍に対しては効果が少ない．このため，潜在性の浸潤や転移を考慮した範囲の切除を行うと同時に，治療範囲がより広い領域的な放射線療法や化学療法，全身的な化学療法，内分泌療法，免疫療法などが付加される．このような個々の治療法の短所を補い，効果の増強を期待して行う治療法を集学的治療（multimodality therapy）という．

手術療法

腫瘍による機能障害，美容的な欠陥や二次変化を伴う悪性腫瘍と機能性の良性腫瘍は摘出術または周囲の正常組織を含めた摘除術が行われる．悪性腫瘍は原則として原発巣のみならず，周囲組織や隣接臓器の一部を含めて所属リンパ節を一塊（*en bloc*）として摘出・郭清する根治手術（radical operation）が行われる．所属リンパ節よりも遠位のリンパ節郭清を行う拡大根治手術が行われることもある．術中所見と摘出標本からみて，腫瘍の遺残がないと判断される場合を根治度（radicality, curability）Aまたは遺残腫瘍[3]（residual tumor）R0，遺残がある場合を根治度Cまたは遺残腫瘍R2，根治度AにもCにも当てはまらない場合を根治度Bまたは遺残腫瘍R1という（図3）．一般に，根治度Aは予後が良く，根治度Cは遺残巣からの再発（recurrence）のために予後は不良である．比較的発見が早く局所に限局した悪性腫瘍には，臓器の機能を温存した縮小手術が行われ，センチネルリンパ節に転移がないと確信される場合には局所切除が行われる．乳がんの乳房温存手術や胸筋温存手術，消化管や気管・気管支がんの内視鏡的粘膜切除（EMR），局所切除や幽門輪温存手術，下部直腸がんに対する局所切除，肛門括約筋や自律神経温存手術などが縮小手術に相当する．最近では，手技的に胸部・腹部・頸部などほぼあらゆる部位の腫瘍に対して，内視鏡を用いた鏡視下手術（ビデオ補助下胸腔内手術VATS，用手補助下腹腔内手術HALSなど）が増加している．腫瘍の過進展あるいは全身状態が不良で根治手術が不可能な場合には，症状の軽減と緩和を目的とした姑息手術（palliative operation）が行われる．この姑息手術には，原発巣を切除する姑息切除と狭義の姑息手術がある．後者は幽門狭窄に対する胃空腸吻合術，閉塞性黄疸に対する内・外胆汁瘻造設術，直腸狭窄に

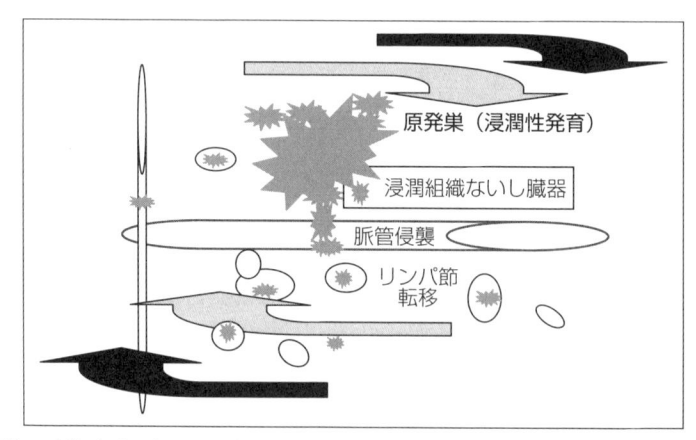

図3 手術療法の根治度（radicality）と遺残腫瘍（residual tumor）の程度
黒矢印範囲の切除が根治度A（遺残腫瘍R0），網かけ矢印範囲の切除が根治度C（遺残腫瘍R2），根治度AにもCにも当てはまらない根治手術が根治度B（遺残腫瘍R1）である．

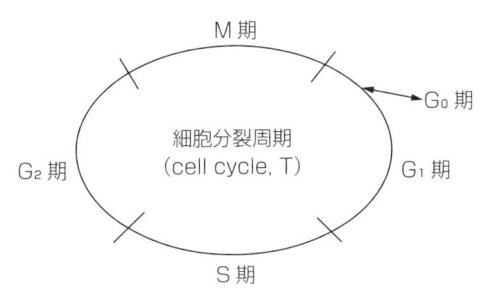

図4 細胞（分裂）周期と世代時間（generation time, T）
M期は細胞分裂期，G_1期はDNA合成前期，S期はDNA合成期，G_2期はDNA合成後期，G_0期は休止（期）細胞を示す．また，細胞分裂後次の細胞分裂までの時間を世代時間（T）という．

対する人口肛門造設術，膀胱や尿道狭窄に対する内・外尿瘻造設術などである．根治手術または姑息手術を目指したが，結果的に目的とした手術が行えなかった場合を単開腹術，単開胸術という．

放射線療法

放射線法は単独で行われる場合と手術療法や化学療法と併用される場合がある．単独で行われる場合は，①手術と同程度か，それ以上の効果が期待できる腫瘍（喉頭，上顎，舌，食道，子宮頸，皮膚がん，リンパ腫，肺小細胞がんなど），②手術療法は可能であるが，機能障害や美容上の欠陥が大きく，放射線の感受性がある腫瘍（頭頸部がんなど），③全身状態が不良あるいはその他の理由で手術ができない場合である．放射線に感受性がある細胞周期（cell cycle）（図4）は早期DNA合成期（S期）と分裂期（M期）であり，腫瘍細胞以外の照射野に存在する正常細胞も障害されるために，照射線量には限界がある．一般的には，治療線量は1回1.8〜2 Gy/day 計50〜60 Gyである．可能な限り副作用を軽減し，抗腫瘍効果を高めるために増感作用のある化学療法剤が併用されることもある．放射性物質を針状・粒状にして，腫瘍内または周辺に刺入・挿入する組織内照射や腔内照射も行われる．また，アイソトープ療法も行われ，この代表例は^{131}Iによる甲状腺がんの血行性転移に対する治療である．

化学療法

化学療法剤はアルキル化薬，代謝拮抗薬，抗腫瘍性抗生物質，微小管阻害薬，白金製剤，トポイソメラーゼ阻害薬，生物製剤（サイトカイン），分子標的治療薬，ホルモン類似薬（後述），非特異的免疫不活薬に分類されている[4]．一般に，抗腫瘍薬は特定の細胞周期に作用（代謝拮抗薬はS期，微小管阻害薬はM期に作用）する薬剤と細胞周期に関

表4 悪性腫瘍に対する化学療法剤の有効性

A. 治癒が期待できる（寛解率80％以上） 悪性リンパ腫，急性骨髄性白血病，急性リンパ性白血病，睾丸腫瘍，絨毛がん，など	C. 症状の緩和が期待できる（寛解率30〜60％） 食道がん，胃がん，非小細胞肺がん，大腸がん，膀胱がん，子宮頸がん，頭頸部がん，皮膚がん，など
B. 延命が期待できる（寛解率60〜80％） 乳がん，卵巣がん，子宮体がん，前立腺がん，小細胞肺がん，慢性骨髄性白血病，骨肉腫，など	D. 効果の期待が少ない（寛解率30％以下） 肝がん，膵胆道がん，腎がん，甲状腺がん，悪性黒色腫，脳腫瘍，など

C群は延命効果はないが，症状の緩和は期待できる．D群は延命効果は望めず，症状の緩和も期待し難い．

係なく細胞を障害する薬剤がある．細胞障害作用は腫瘍細胞以外，正常細胞にも及ぶために副作用が現れて，時に致命的となることがある．また，大部分の化学療法剤は単剤ではその効果は少なく，複数の抗腫瘍薬を組み合わせた多剤併用療法が一般的である．手術あるいは放射線療法を中心と考えた場合，これらの治療前・後に行う化学療法をそれぞれ新補助・補助化学療法（neoadjuvant・adjuvant chemotherapy）という．現在臨床応用されている化学療法剤をその有効性から，表4のとおりに分類できる[4]．A群は単独で治癒が期待できるため，化学療法が絶対的な適応となる．B群は治癒は期待し難いが，延命効果が期待できるので術後の再発予防目的や集学的治療として使用される．C群は延命効果は期待薄であるが，症状の緩和によるQOL改善目的で使用される．D群は延命効果は望めず症状緩和も期待し難いために，その使用は慎重に検討する必要がある（表4）．

IVR（interventional radiology）

画像誘導（X線透視）下に行う経皮的な治療の総称で，腫瘍の治療分野では動注化学療法，動注化学塞栓療法（TAE，主として肝臓がん），経皮的腫瘍内エタノール注入療法（PEIT，主として小肝臓がん），管腔臓器狭窄に対するステント挿入療法などがある．

内分泌（ホルモン）療法

現在では，ホルモン依存性悪性腫瘍に対する拮抗ホルモン療法が主体で，卵巣や副腎などのホルモン産生臓器を摘出する外科的内分泌療法は行われていない．拮抗ホルモン療法として，乳がんや子宮内膜がんに対する抗エストロゲン療法，前立腺がんに対する抗アンドロゲン療法がある．また，甲状腺がんに対する甲状腺刺激ホルモン（TSH）抑制のための甲状腺ホルモン療法が行われる．

温熱療法

 腫瘍細胞の熱に対する感受性は正常組織よりも高く，42～43℃に加温すると腫瘍細胞は急激に減少するという熱感受性差を利用した治療法で，現在では腹膜転移や四肢の還流温熱療法が行われている．腫瘍を選択的に加温する局所壊死療法として，超音波，マイクロウェーブ装置などが開発されて広く利用されている．

免疫療法および遺伝子療法

 腫瘍細胞は弱いながら抗原性を有し，生体はこの抗原に対して免疫反応より排除する機構がある．この排除機能を増強させて，抗腫瘍効果を期待する療法が免疫療法である．腫瘍に対する特異的免疫療法は開発段階にあり，現在のところ一般の臨床に利用されていない．現在臨床応用されている非特異的免疫療法剤として，生物的反応修飾物質（BRM）と呼ばれる細菌の細体成分（OK-432など），植物多糖体（PSK・クレスチンなど），低分子化合物（ベスタチン）などがある．また，さまざまな免疫反応を起こすインターロイキン・インターフェロンなどのサイトカイン治療も試みられているが，効果は限定的で補助療法として試験的に用いられている．がん抑制遺伝子P53などを用いた遺伝子療法も，試験的な研究として行われているに過ぎない．

終末期・緩和医療

 一般に，腫瘍症状が月単位で悪化していく時期から死に至る期間を終末期（terminal stage）と呼んでいる．終末期の主な症状と日常生活活動ADLの変化は図5のとおりである[5]（図5）．この期間は抗腫瘍療法のメリットよりもデメリットが大きく，緩和医療（palliative medicine）が優先すると判断される期間である．緩和医療では，抗腫瘍療法は積極的に行わず，主として痛み，倦怠感，食欲不振，呼吸困難などの身体症状と不安，うつ，譫妄などの精神症状に対する治療を行い，食事，排泄，歩行などの日常生活の自立を維持し，患者の死の受容と家族による死の看取りが優先して行われる．終末期患者には，①身体的な苦痛（疼痛，その他の身体症状），②心理・精神的な苦痛（不安，うつなど），③社会的苦痛（家庭・経済・仕事上の問題，人間関係など），④霊的（spiritual）苦痛（生きている意味や価値への問い，罪責感など）の全人的苦痛（total pain）を可能な限り軽減して，患者のQOLを良好な状態に保つために，多専門職者からなるチーム医療が必要である（図6）．
 ①痛みの治療：多くの終末期患者が身体的なさまざまな痛みを経験する．この痛みは②～④の苦痛の引きがねとなるため，その種類や強さを把握し適切な対応が求められる．患者と共に治療の目標を，第一段階として昼間の痛みの軽減と痛みに妨げられない睡眠の

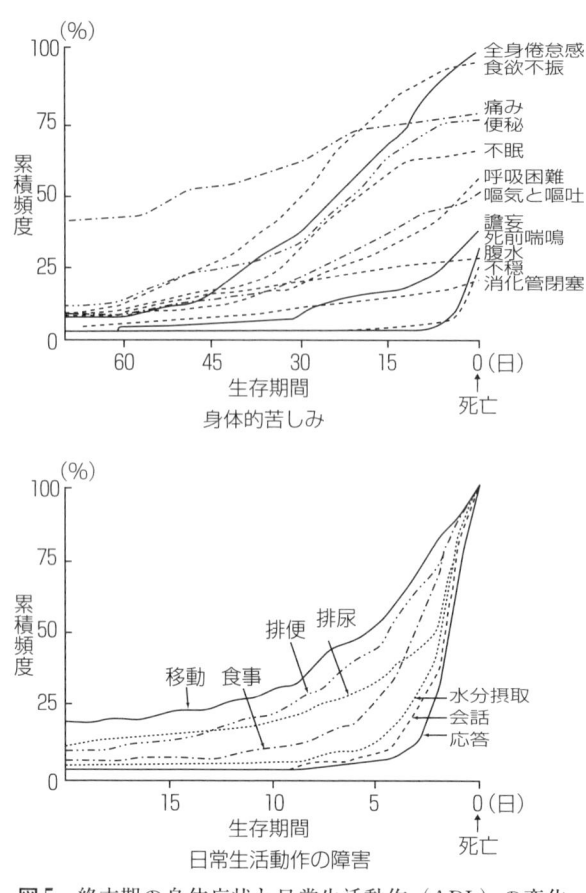

図5 終末期の身体症状と日常生活動作（ADL）の変化
（国立がんセンター内科レジデント・編集：がん診療レジデントマニュアル・第3版，p280, 医学書院, 2003. より改変）

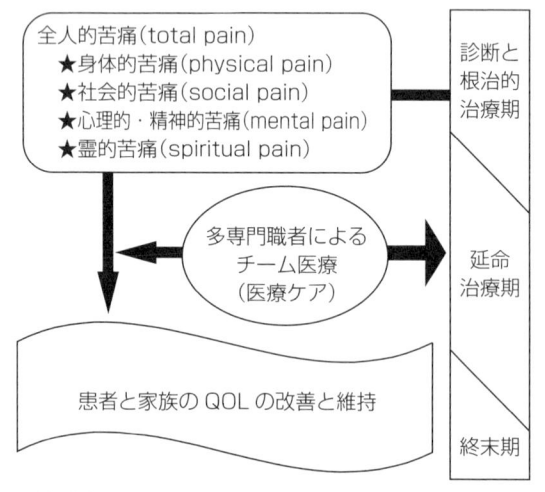

図6 悪性腫瘍患者の全人的苦痛と家族に対する医療支援・ケア

確保，第二段階として安静時痛の緩和，第三段階として体動時痛の緩和を設定し，除痛療法が行われる．除痛療法はWHO方式に従って，簡便な投与経路（by the mouth），定時投与（by the clock），段階的投与（by the ladder）（非オピオイド±鎮痛補助薬→弱オピオイド±非オピオイド±鎮痛補助薬→強オピオイド±非オピオイド±鎮痛補助薬），個々の患者に合った投与（for the individual）を行い，繰り返し再評価と適時調節を行う．

　②**その他の身体症状に対する治療**：死期が近づくほど，さまざまな症状が高率にみられる（図5）．いずれの症状に対しても原因を究明する必要があるが，終末期患者に対しては対症療法によって可能な限り全身状態を安定する必要がある．

　③**生活のケア**：食事・排泄・睡眠などが終末期患者に対しては大きな問題となる．食事は制限せず，好みの味付けで口に合う食事を心がける．排泄は「自力でしたい」というのが患者の共通した心情である．この心情を察知して支援する必要がある．不眠の原因となる痛み，発熱，咳，嘔気，嘔吐などの身体症状と精神的ストレスはできるだけ軽減・排除する必要がある．また，身体各部を清潔に保つことに配慮して，生活全般にわたり支援することも重要である．

　④**精神的ケア**：高頻度にみられる精神医学的な3大障害は譫妄，適応障害，うつ病である．これらは見逃されやすく，QOLの低下，治療耐用や生きる意欲の低下など，さらに家族や医療者の疲弊にもつながるので注意を要する．患者と医療者との触れ合いを十分とり，患者を孤独にしないよう心掛け，安楽と安寧を与える必要がある．

　家族に対する精神的ケアも重要であり，このケアには家族と医療者との十分な意思の疎通が基本となる．悲嘆に陥りやすい家族のケアには，十分な時間と場所を提供し，病名や症状，今後の経過予測などの情報提供ないしインフォームド・コンセントのみならず，家族と共に悩み，患者にとって何が最良であるかを率直に話し合うことが重要である．臨終時にどのように対応するかをも十分に話合っておく必要がある．

文献
1) 厚生統計協会・編集・厚生の指標，国民衛生の動向 2004年版．pp366-367，厚生統計協会，2004．
2) 高橋豊：転移の分子機構，外科ベーシックサイエンス．pp192-193，医学書院，1996．
3) UICC・国際対がん連合：TNM悪性腫瘍の分類・第6版日本語版．pp6-18，金原出版，2002．
4) 水島裕，他：今日の治療薬：解説と便覧．pp141-152，南江堂，2004．
5) 国立がんセンター内科レジデント・編集：がん診療レジデントマニュアル・第3版．p280，医学書院，2003．

（多淵芳樹，福田敦子，矢田眞美子）

II-5　臓器移植と人工臓器

　生体機能不全になった臓器を置き換えて救命する治療法を置換外科と呼ぶ．置換臓器として他者の臓器を用いる臓器移植（organ transplantation）と，人工臓器（artificial organs）を用いる方法がある．その両者は車の両輪であり，臓器移植を待つ間，人工臓器を用いて救命し，移植後の機能不全では再度人工臓器に命を委ねることになる．それを人工臓器の bridge use（橋渡し使用）あるいは bridge to transplantation と呼び，この2つの治療法は相互に補完し合う．臓器移植には，深刻なドナー不足という社会的問題と移植臓器の拒絶を制御するために免疫抑制を行わざるを得ないという問題がある．一方，人工臓器にも機能の代償能が十分でないことと生体適合性の問題がある．今後の再生医学の発展に期待されるが，再生医学は未だ臨床応用されるレベルにはない．

臓器移植

　臓器移植には，臓器提供者（ドナー）と患者（臓器受容者・レシピエント）が存在する．摘出するドナー臓器はいったん阻血状態になり，移植後に血流が再開するが，ドナー体内での温阻血があると生着しない臓器では，脳死下で保存液による臓器灌流後の摘出が必須となる．摘出後に血流が再開されるまでの時間（冷阻血時間）は，心臓4時間，肺8時間，肝臓・小腸12時間，腎臓・膵臓24時間であり，腎臓・膵臓は心臓死での移植も可能である．
　同種異系移植であるため主要組織適合性抗原に対する移植免疫によって拒絶反応が生じる．超急性拒絶は，宿主に既存抗体が存在する場合に生じ，血流再開後数分から数時間に，血栓形成，出血などの激しい臓器破壊が起こる．急性拒絶は，1～2週から数カ月間に生じ，Tリンパ球が移植抗原に反応し，マクロファージ，好中球，NK細胞，ADCC細胞などの細胞浸潤が生じる．臓器生検により組織学的に拒絶を判定し，作用機序の異なる免疫抑制剤の併用により，拒絶反応をコントロールする．免疫抑制剤は，感染症への抵抗を低下させるため，無菌室での管理が必要となる場合がある．また，免疫抑制剤は多様な副作用を生じることを念頭におき，対応する必要がある．慢性拒絶のコントロール法は確立されておらず，再移植が必要となる．
　欧米では移植医療はすでに確立されており，アメリカにおける臓器移植は，表1に示し

表1 アメリカにおける臓器移植の成績

		1年	5年	10年
心臓	患者生存率	85.1%	69.8%	50.0%
	グラフト生着率	84.4%	68.1%	46.4%
肺	患者生存率	77.4%	42.5%	22.7%
	グラフト生着率	76.2%	40.5%	17.5%
肝臓	患者生存率	86.4%	72.4%	59.4%
	グラフト生着率	80.2%	63.5%	45.1%
腎臓	患者生存率	94.0%	79.9%	59.4%
	グラフト生着率	88.4%	63.3%	36.4%
膵臓・腎臓	患者生存率	95.1%	82.6%	60.8%
	グラフト膵生着率	94.9%	84.3%	63.3%
	グラフト腎生着率	95.1%	83.9%	64.0%
膵臓	患者生存率	98.6%	77.8%	68.2%
	グラフト生着率	81.2%	32.4%	16.2%

(臓器移植ナーシング, Nursing Mook 17. 学習研究社, 2003. より)

表3 移植前後の多種多様な精神的問題

時期	身体的状況	精神的問題
移植までの待機	身体状況悪化, 移植を受けて, 生存できる可能性への疑問	不安, 孤独, 恐怖感 うつ状態50%
移植直後	入院管理	多幸感
移植回復期から遠隔期	継続的リハビリ, 投薬, 検査, ライフスタイル変化	情緒障害, 適応障害41% 依存性人格障害18% 譫妄, 50%以上, 不穏20% うつ病
	原因:免疫抑制剤, 臓器不全, 感染症, 各種合併症	移植後心的外傷後ストレス障害 (PTSD-T)

(臓器移植ナーシング, Nursing Mook 17. 学習研究社, 2003. より)

たように5年生存率が70～80%に達している臓器が多い. 臓器移植の対象となる原疾患は, 表2に示した. 詳細は成書[1]を参照されたい. 末期臓器不全患者に対する最終的な治療法として臓器移植は普及してきており, 身体機能の改善, QOL (quality of life), 社会的地位の向上が報告されている. しかし, 多くの患者は, 表3に示す移植前後の多種多様な精神的問題に直面しているのが現状である. 脳死ドナー家族, レシピエント, レシピエント家族はそれぞれ質的に異なる精神的問題を有しており, 看護師は, ①精神的変動の認識, 正確なアセスメントを行い, ②メンバー間の調整役となり, ③薬物療法と介入 (個人療法, 集団療法, 家族療法) に関する知識が要求される.

日本では, 1997年10月16日に「臓器の移植に関する法律」が施行され, 脳死ドナーか

表2 移植待機者の血液型別，原因疾患別状況）

心臓　待機者数75名

血液型別		原因疾患別		緊張度（Status）別	
A	34	拡張型心筋症	57	Status1	38
B	11	拡張相の肥大型心筋症	3	Status2	32
O	27	虚血性心疾患	8	Status3	5
AB	3	先天性心疾患	5		
		その他	2		
		（心筋症・薬物性心筋症など）			

肝臓　待機者数83名

血液型別		原因疾患別		予測余命別	
A	30	劇症肝炎	0	1カ月以内	0
B	25	先天性肝・胆道疾患	10	1～6カ月	30
O	22	先天性代謝異常症	10	6カ月～1年	31
AB	6	原発性胆汁性肝硬変	8	1年以上	22
		二次性胆汁性肝硬変	2		
		原発性硬化性胆管炎	5		
		C型ウイルス性肝硬変	17		
		B型ウイルス性肝硬変	13		
		アルコール性肝硬変	4		
		その他	14		

肺　待機者数105名

血液型別		原因疾患別		第1術式別	
A	46	原発性肺高血圧症	34	両側肺	69
B	19	肺リンパ脈管筋腫症	22	片肺（右または左）	30
O	34	アイゼンメンジャー症候群	10	片肺（右）	3
AB	6	その他の間質性肺炎	7	片肺（左）	3
		肺気腫	1		
		閉塞性細気管支炎	2		
		びまん性汎細気管支炎	3		
		気管支拡張症	7		
		肺サルコイドーシス	0		
		肺好酸球性肉芽腫症	3		
		特発性間質性肺炎	8		
		その他	8		

膵臓　待機者数118名

血液型別		原因疾患別	
A	43	I型糖尿病	118
B	29	II型糖尿病	0
O	33		
AB	13		

術式別	
膵腎同時移植	103
腎移植後膵移植	14
膵単独移植	1

腎臓　待機者数12,328名

血液型別	
A	4,763
B	2,553
O	3,875
AB	1,137

（日本臓器移植ネットワークによる，2005年3月31日現在）

らの臓器提供が可能となった．脳死で臓器を提供する場合，生前に本人が意思を書面で表示しており，家族がそれを拒まない場合にのみ可能と規定している．さらに「臓器の移植に関する法律の指針（ガイドライン）」では，民法上の遺言可能年齢などを参考に，15歳以上の意思表示を有効としている．脳死判定から臓器移植までの手続きと，善意で提供された臓器が公平・公正に配分されるシステムは，ドナー側とレシピエント側のいずれにも属さない中立の立場で任務を遂行する日本臓器移植ネットワーク（Japan Organ Transplant Network：http://www.jotnw.or.jp/）によって担われている．

移植コーディネーターは，ドナー側とレシピエント側を結ぶ唯一の存在であり，本人の意思，家族の意思を尊重し，移植医療がスムーズに行われるようサポートする．また，移植に関する正しい知識や情報を発信し，普及啓発を行う．日本とアメリカの移植数およびそれを担う医療スタッフの規模には表4のごとく大きな差が存在する．「臓器の移植に関する法律」施行後9年間の日本での脳死移植の件数は，2005年6月現在で37例に過ぎない．日本独自の死生観が移植医療の普及を妨げていると考えられるが，「臓器提供意志表示カード・シール」所有者のうち脳死移植に至る実情を図1に示した．日本においては，表5に示した脳死判定基準が用いられ，脳死判定ができる施設は，大学附属病院，日本救急医学会指導医指定施設，日本脳神経外科学会専門医訓練施設A項，救命救急センターとされている．

移植登録した症例の転帰を表6に示したが，登録の取り消し，死亡症例が多く，また生体移植（特に肝移植）が普及しつつあるのがわかる．特にウイルス肝炎の最終的な状態である成人肝硬変合併肝がんへの生体肝移植が本年より保険適応になったことから，生体肝移植の是非が議論されている．それは，生体腎移植と比べるとドナー手術もリスクを伴い，既に日本で1名のドナー死亡があり，海外では3/1000例とされることである．腎臓

表4　移植医療におけるアメリカと日本の比較

	アメリカ	日本
脳死ドナー	6,000例（年間）	23例（5年半）
生体ドナー	3,700例（腎：年間）	500例（腎：年間）
	500例（肝：年間）	400例（肝：年間）
移植システム	独立した移植チーム 豊富な移植スタッフ （精神科，コーディネーター）	外科の一部が兼務 限られた人材
ドナー移植コーディネーター	1,046人	66人
レシピエント移植コーディネーター	808人	31人

（臓器移植ナーシング，Nursing Mook 17. 学習研究社，2003. より）

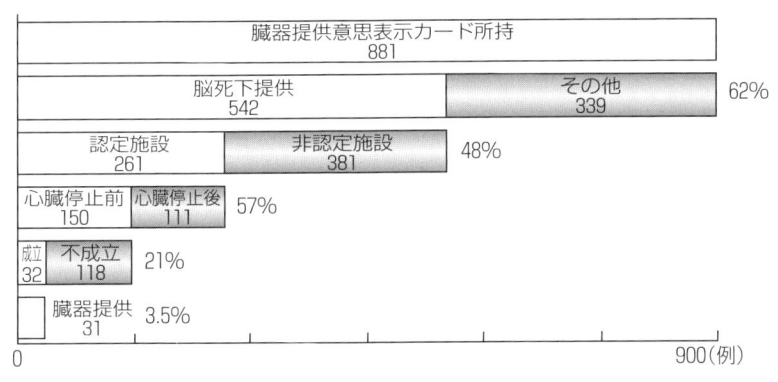

図1 臓器提供意思表示カード（シールを含む）による情報とその転帰
(日本臓器移植ネットワーク，2004年12月，組織提供は470例，腎臓提供は103例)

臓器提供意思表示カード所持 881
脳死下提供 542 / その他 339 / 62%
認定施設 261 / 非認定施設 381 / 48%
心臓停止前 150 / 心臓停止後 111 / 57%
成立 32 / 不成立 118 / 21%
臓器提供 31 / 3.5%

表5 脳死判定基準

法的脳死判定の項目	具体的検査方法	脳内の検査部位と結果
1 深い昏睡	顔面への疼痛刺激（ピンで刺激を与えるか，まゆげの下あたりを強く押す）[1]	脳幹（三叉神経）：痛みに対して反応しない 大脳：痛みを感じない
2 瞳孔の散大と固定		脳幹：瞳孔が直径4mm以上で，外からの刺激に変化がない
3 脳幹反射の消失 　咳反射 　角膜反射 　前庭反射 　対光反応 　咽頭反射 　眼球頭反射 　毛様脊髄反射	 のどの刺激（気管内チューブにカテーテルを入れる） 角膜を綿で刺激 耳の中に冷たい水を入れる 瞳孔に光をあてる のどの奥を刺激する 顔を左右に振る 痛みを与える	 咳こまない まばたきしない 眼が動かない 瞳孔が小さくならない 吐き出すような反応がない 眼球が動かない（人形の目現象） 瞳孔が大きくならない
4 平坦な脳波[2]	脳波の検出	大脳：機能を電気的に最も精度高く測定して脳波が検出されない
5 自発呼吸の停止	無呼吸テスト（人工呼吸器をはずして一定時間経過観察）	脳幹：（呼吸中枢）：自力で呼吸できない
6 6時間以上経過した後，同じ一連の検査（2回目）[3]	上記5種類の検査	状態が変化せず不可逆的（二度と戻らない状態）であることの確認

1) まゆ毛の下に三叉神経が通っていて，正常時に強く押すとかなり痛む．2) 正常時には神経細胞の情報伝達は電位の変化（脳波）によって表される．3) 絶対に過誤を起こさないための確認．
(日本組織移植学会・監修：移植コーディネーター概論．へるす出版，2004.より)

表6 移植を希望して日本臓器移植ネットワークに登録された待機患者の転帰

	心臓	肺	肝臓	腎臓	膵臓	小腸
分析時登録者数	75	91	83	12,328	118	0
待機	−	14	−	−	−	−
既登録者の転帰（一度登録された方が現登録からはずれた理由）						
死体移植済	27	22	28	1,538	20	1
取消	11	1	29	11,093	2	0
死亡	70	67	134	1,666	7	0
生体移植済	−	12	90	1,153	1	0
海外渡航	21	0	10	−	0	0
その他・不明	0	0	0	12	0	0
登録者累計	204	207	374	27,790	148	1

（日本臓器移植ネットワーク，2005年3月31日現在）

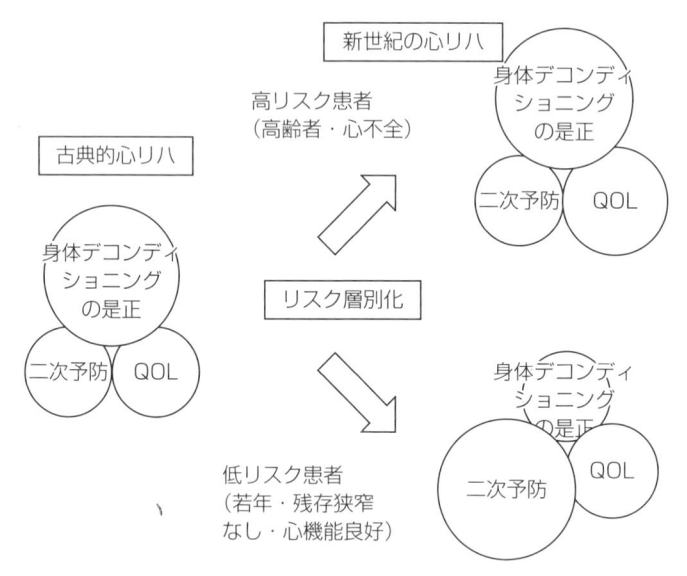

図2 心臓リハビリテーションの将来像

（後藤葉一：心移植後患者の心臓リハビリテーション．Therapeutic Research 23(7):1392-1403, 2002. より改変）

移植では，透析療法という人工臓器のbridge useが確立しているが，人工肝臓では未だ長期生存不可能であるため，そのbreak throughが期待される．

心臓移植，左心補助人工心臓離脱後の心不全や一般的な心不全患者のリハビリテーションの異同に関しては，後藤葉一のレビューを参照されたい[3]（図2）．

人工臓器

表7に世界で使用されている主要な人工臓器と臓器移植による臓器再建の現状を引用し

表7 世界における主要な人工臓器と臓器移植による臓器再建の現状

(2000年度, 1ドルを130円として換算)

	患者数		年増加率[1]	一人当りの年間医療費		総医療費
	新規	継続使用		初年度	初年以降	
透析維持	18万8千名	103万名	8%	850万円	840万円	8兆7千億円
心臓血管系						
人工心肺[2]	73万3千名	600万名	5%	420万円	90万円	8兆5千億円
人工弁	24万5千名	240万名	4%	780万円	60万円	3兆5千億円
ペースメーカー[3]	67万名	550万名	6〜7%	330万円	60万円	5兆7千億円
ステント[4]	175万名	250万名	20〜25%	270万円	56万円	6兆2千億円
人工関節[5]	128万5千名	700万名		420万円	13万円	5兆3千億円
股関節	61万名	−	2%			
膝関節	67万5千名	−	5%			
臓器移植[6]	4万8千名	27万5千名	1〜3%	2280万円	231万円	1兆7千億円
					合計	39兆6千億円

1) 新規導入者の増加率(ただし,透析のみ継続使用者), 2) 冠動脈バイパス手術などに使用, 3) 通常のペースメーカー85%, 埋め込み除細動器15%, 4) 冠動脈再狭窄阻止用具, 5) 片側のみ80%, 両側とも20%, 6) 心臓11%, 肝臓21%, 腎臓57%, その他11%

(Lysaght MJ et al: Demographic scope and economic magnitude of contemporary organ replacement therapies. ASAIO Journal 46:515-521, 2000. より)

た[5]. 人工臓器関連医療費は,世界の総医療費550兆円の7%,医薬品中の58%にあたる計算になり,大きな部分を占める.人工弁に要する費用は,臓器移植費の2倍に相当する.アメリカにおいては,5人に1人が人工臓器を使用している.

人工臓器は医学・生物学系と工学が共同して材料と機能を開発する医用工学(biomedical engineering)がその基礎を担い,動物実験や臨床応用に進む複合研究が必須であり,臓器の機能を理解し100%創造するという夢のある研究領域である.人工臓器を構成する材料は,生体内劣化(摩擦,屈曲による機械的劣化,溶出,吸着による物理化学的劣化,有機材料の加水分解反応による化学的劣化)に耐え,組織反応性が少なく,使用部位によっては抗血栓性表面が必要な生体適合性を有する材料(biomaterial)が用いられる.材料には,金属(ステンレス,チタンなど),有機物(再生セルロース,ポリプロピレンなど),無機物(ヒドロキシアパタイト,カーボンなど),それらの複合材料,生物材料(ブタ心臓弁,コラーゲンなど)がある.なお,抗凝固薬投与により出血性の合併症が危惧される高齢者などでの使用が問題である.

以下,いくつかの人工臓器に関して触れる.整形外科領域の人工関節は,完成度が高く,臨床応用が進んでいるので,整形外科の成書を読まれたい.

呼吸・循環器系人工臓器

開心術のための人工心肺装置(heart lung machine)は,酸素化した血液を全身に循環させる装置で,酸素化には人工肺が用いられ,ポンプ,モニターからなる.人工肺には,

重症呼吸不全に用いる extracorporeal membrane oxygenation（ECMO）という体外循環式の長期呼吸器補助も臨床応用されている．

人工心臓には，自己の心臓機能を補う補助心臓と完全埋め込み型の人工心臓がある．補助心臓のうち，大動脈内バルーンポンプ（intra-aortic balloon pumping：IABP）は，経皮的に大腿動脈から挿入留置した胸部大動脈内のバルーンを，心拍動に合わせて拡張，収縮させ冠血流を増加させるもので，開心術後の心機能低下などに頻用される．補助心臓（ventricular assist device：VAD，左心，右心，両心がある）は，心臓移植待機期間に用いられ，最長は4年を越える（表8）．

ペースメーカーは，心臓の電気活動を感受し，心臓を収縮させるもので，刺激電極には心筋電極とカテーテル電極がある．人工血管は，ダクロン，テフロン，ゴアテックスを材料とする中空管で，蛇腹加工が施されている．初期（数分）で血栓性膜が形成され，早期（1週間）に結合組織が肥厚し，半年で器質化し，人工血管は血管中膜の役目を果たす．最新の技術を用いても，内径6 mm以上は開存するが，内径4 mm以下は血栓形成し閉塞するため，内径3 mmの冠動脈には用いられない．人工弁は弁膜症に対する弁置換術で用いられる（図3）．機械弁，生体弁があり，機械弁では抗凝固薬投与を要し，生体弁では不要だが弁葉の破壊や石灰化が起こるため耐用年限が短い．

表8　人工心臓装着数と生存率

		種類	原理	臨床例	最長生存（年）
補助心臓	拍動流	BVS5000®（米）	空気圧	4,000	短期
		Thoratec®（米）	空気圧	2,076	1.6
		Heart MateIP®（米）	空気圧	1,306	2.0
		Berlin Heart®（独）	空気圧	620	
		MEDOS®（独）	空気圧	475	1.2
		Toyobo®（日）	空気圧	331	1.4
		Aisin-Zeon（日）	空気圧	155	0.5
		Novacor®（加）	電磁石	1,382	4.1
		Heart MateVE®（米）	モータ	2,098	2.9
		Lion Heart®（米）	モータ	34	2.2
	連続流	Micro-Med®（米）	軸流	178	1.2
		Jarvik 2000®（米）	軸流	36	1.7
		Heart MateII®（米）	軸流	10	0.4
		Incor®（独）	軸流	11	0.5
完全人工心臓（拍動流）		Jarvik®（米）	空気圧	203	1.8
		Cardio West®（米）	空気圧	227	0.9
		AbioCor®（米）	電気-油圧	11	1.4

（井街宏：新しい人工心臓と補助循環．最新医学58：1328-1340, 2003. より）

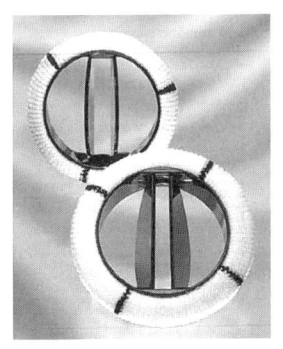

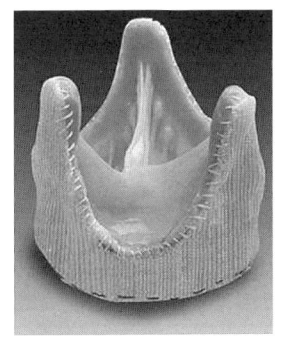

図3 人工弁
左：機械弁 ATS. MEDICAL 社 ATS Open Pivot® Heart Valve
右：生体弁（ブタ）ST. JUDE MEDICAL 社 Toronto SPV® valve

人工血液

酸素運搬能をもたせた溶液で，血液は使用期限が短いが，緊急輸血の常備用に開発され，また，血管内治療時の末梢組織酸素化補助としても用いられる．フルオロカーボンと修飾ヘモグロビンが酸素運搬体として用いられる．

代謝系人工臓器

血液浄化療法は，患者が自力で処理できない血液中の有害物質を除去し，救命するものである．体外循環装置と浄化用モジュールからなり，除去物質のサイズにより図4の方法が存在する．人工腎臓：腎不全患者の血中のK^+イオン，水分，尿素窒素などを除去する．血液透析（hemodialysis：HD），血液濾過（hemofiltration：HF），両者を併用する血液透析濾過（hemodiafiltration：HDF）があり通常週に3回施行され，10年を超える長期生存率も2割を超えている[8]．しかしQOLと医療費は腎移植の方が優れている．ICUでは，人工呼吸器と持続血液透析濾過（continuous hemodiafiltration：CHDF）により呼吸不全，腎不全をコントロールする．

人工肝臓は，肝不全に対して用いられ，血漿交換，透析濾過，血液灌流吸着がある．肝臓は代謝と合成を行う臓器である．培養肝細胞と体外循環を併用するハイブリッド型人工肝，あるいは生物学的肝補助法が試みられているが，無肝状態への生存期間は約1カ月に過ぎない[9]．高脂血症，関節リウマチ，重症筋無力症，高粘稠度症候群に対する血漿内のimmune complexなどのmacromoleculeの選択的除去療法や最近になって保険適応となった潰瘍性大腸炎に対する白血球除去療法などもある．

人工膵臓は，血糖に応じてインスリンを注入する装置である．生体の膵臓組織を利用するハイブリッド型や，組織移植に属する膵臓ランゲルハンス島の経門脈肝臓内移植などが，I型糖尿病患者のQOL改善を目的に臨床応用され始めている．

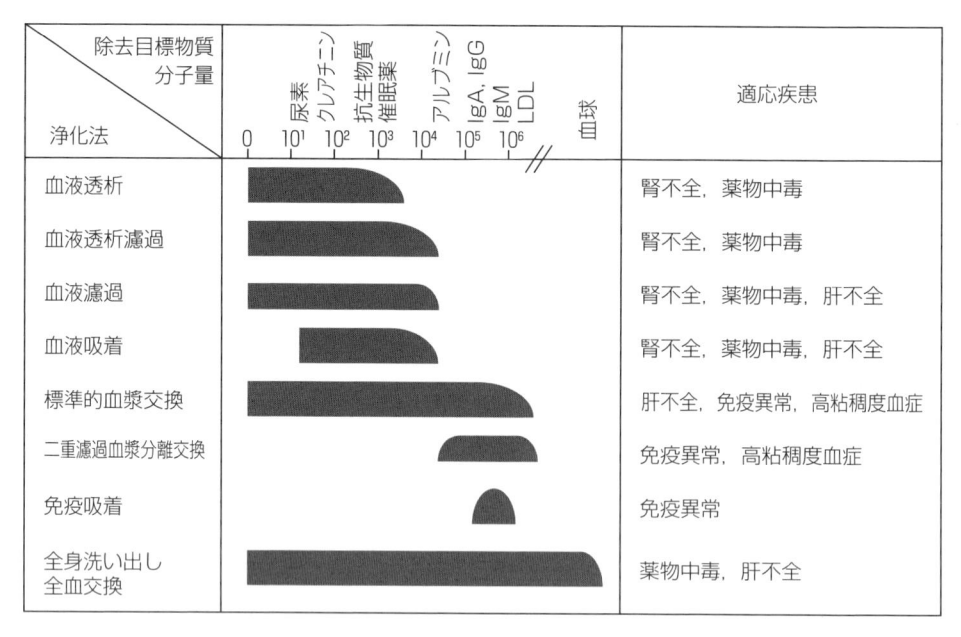

浄化法 \ 除去目標物質 分子量	尿素 / クレアチニン / 抗生物質・催眠薬 / アルブミン / IgA, IgG / IgM / LDL / 血球 (0 – 10¹ – 10² – 10³ – 10⁴ – 10⁵ – 10⁶)	適応疾患
血液透析	▬▬▬	腎不全, 薬物中毒
血液透析濾過	▬▬▬▬	腎不全, 薬物中毒
血液濾過	▬▬▬▬	腎不全, 薬物中毒, 肝不全
血液吸着	▬▬▬▬	腎不全, 薬物中毒, 肝不全
標準的血漿交換	▬▬▬▬▬	肝不全, 免疫異常, 高粘稠度血症
二重濾過血漿分離交換	▬▬	免疫異常, 高粘稠度血症
免疫吸着	▬	免疫異常
全身洗い出し 全血交換	▬▬▬▬▬▬	薬物中毒, 肝不全

図4 除去溶質の分子量スペクトラム
(阿岸鉄三:医工学的にみた血液浄化. クリニカルエンジニアリング 1:6, 1990. より改変)

感覚器系人工臓器

　新しいタイプの人工臓器として，感覚器の人工臓器がある．人工内耳は初めての感覚器の人工臓器である．側頭部皮下に埋め込まれる本体，蝸牛への挿入電極，音をマイクロフォンでとらえて分析し聴神経刺激パルスを指令する音声処理器(スピーチ・プロセッサ)，スピーチ・プロセッサの作動条件を患者に合わせて設定するパソコンからなる(図5)．補聴器が無効な先天性聾・後天性聾患者は会話能力を獲得できる．保険適応であり，1994年には世界3.3万人に用いられている．聴神経障害による難聴に対しても聴性脳幹インプラントが臨床応用されている．人工視覚には脳刺激型，網膜刺激型，視神経刺激型があり，1999年には脳刺激型を用いて，失明者が地下鉄駅を歩き，1.5 m離れて5 cmの字を読めたと報道されたが，脳への感染が問題である(図6)．網膜刺激型は，脳刺激型より安全性が高く，網膜が障害される網膜色素変性，加齢黄斑変性が適応とされる．

　これらの人工臓器は，欧米からの輸入製品が多く高額であることがあり，また，日本人の小柄な体格に合う日本発の人工臓器の開発に期待される．最新の人工臓器のレビューは「人工臓器」の33巻3号(2005)を参照されたい．

文献
1) 臓器移植ナーシング，Nursing Mook 17, 学習研究社, 2003.

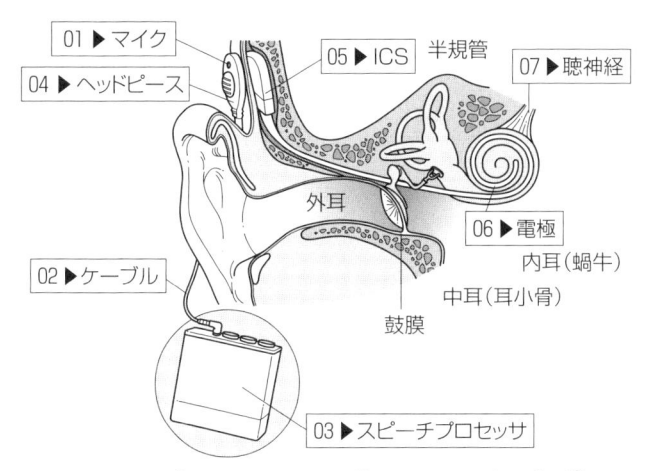

図5 人工内耳 GETZ BROS 社クラリオン人工内耳®

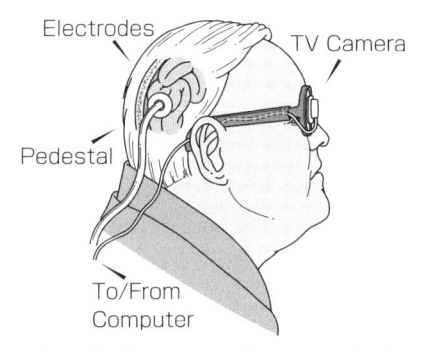

図6 人工視覚 脳刺激型人工眼（Dobelle 研究所，リスボン）

2) 日本組織移植学会・監修：移植コーディネーター概論．へるす出版，2004．
3) 後藤葉一：心移植後患者の心臓リハビリテーション．Therapeutic Research 23(7):1392-1403, 2002.
4) Lysaght MJ et al：Demographic scope and economic magnitude of contemporary organ replacement therapies. ASAIO Journal 46:515-521, 2000.
5) 筏義人：人工臓器物語．裳華房，2002．
6) 井街宏：新しい人工心臓と補助循環．最新医学58;1328-1340, 2003．
7) 阿岸鉄三：医工学的にみた血液浄化．クリニカルエンジニアリング1:6, 1990．
8) 峰島三千男：人工腎臓．人工臓器33:201-205, 2004．
9) van de Kerkhove MP et al：Clinical applicaton of bioartificial liver support systems. Ann Surg 240:216-230, 2004.

（宇佐美眞，布江田友理，中谷武嗣）

II-6 対象となる疾患と手術：消化器

　消化器の手術患者全例が術後リハビリテーションの対象となる．消化器領域の手術対象臓器は食道，胃，十二指腸，小腸，結腸，直腸から肛門に至る食物が消化，吸収，排泄の過程に通過する管腔臓器と，吸収された栄養素の代謝，老廃物の解毒，消化酵素，ホルモンの産生と分泌，血球の分解と免疫に関与する肝臓，胆嚢，膵臓，脾臓などの実質臓器に二分され，その他，腹壁，腹膜が取り扱われる．それぞれの臓器の手術対象疾患は，まず，第一に腫瘍性病変があげられ，それぞれの臓器のがんが主である悪性腫瘍と良性腫瘍に分けられる．次に虫垂炎，腹膜炎などの炎症性疾患，その他，臓器の損傷などの外傷，異物，血管性病変，先天性疾患などである．消化器の手術は開腹手術が中心となるが，早期離床を図ることが腸管機能の回復には重要である．さらに食道手術のように開胸操作が加わる場合は呼吸機能のリハビリテーションが求められる．

　消化器外科領域の手術対象疾患と代表的な術式について述べるが，主要手術に関しては日本消化器外科学会の難易度別手術分類を示した（表1）．

消化器の手術

食道の手術

　解剖：下咽頭に続き，胃に連続する食物の通過経路で，気道の入口である声門の背側に食道の入口（食道入口部）があり，脊椎の前方を尾側に下っていく．頸部では気管の背側を走行し（頸部食道），胸部では後縦隔を通り（胸部食道），横隔膜の食道裂孔から腹部食道を4〜5cm形成し食道胃接合部に至る．周囲に重要臓器があり，頸部では前方の気管，左右の頸動静脈，胸部上部では前方に気管，気管支，胸部中部以下では大動脈，胸部下部では左前方に心臓とそれに出入する大血管，胸部食道全体では両側に肺臓があり，手術の際に注意がいる．

　手術対象疾患：食道アカラシア，食道がん，食道悪性腫瘍，食道良性腫瘍，食道憩室，食道周囲膿瘍，食道狭窄，食道異物，食道気管瘻．

　代表的な手術：食道がんに対する食道切除再建術

　消化器外科の中で最も大きな手術のひとつである．アプローチとして，食道が胸部の後縦隔に位置する臓器であり，左方に大動脈弓があることより，右第4または5肋間を開胸

表1 消化器外科に包含される各種主要手術

手術難易度区分	低難度手術	中難度手術	高難度手術
食道	頸部食道周囲膿瘍ドレナージ	食道縫合術（穿孔、損傷） 胸部食道周囲膿瘍ドレナージ 食道異物摘出術 食道憩室切除術 食道良性腫瘍摘出術 食道切除術（切除のみ） 食道瘻造設 食道噴門形成術（他アカラシア手術）	食道切除再建術 食道バイパス術 食道気管支瘻手術 食道二次的再建術
胃・十二指腸	胃切開・縫合術 憩室、ポリープ切除術 幹迷走神経切離術 胃空腸吻合術 胃瘻造設・閉鎖術 幽門形成術 胃捻転手術 胃穿孔・破裂の修復術	胃切除術 選択的迷走神経切離術 胃悪性腫瘍手術（胃部分切除）	胃全摘術（噴門側胃切除を含む） 左上腹部内臓全摘術
小腸・結腸	腸切開・縫合術 腸重積整復術 小腸部分切除術 結腸部分切除術 虫垂切除術 小腸瘻造設・閉鎖術 人工肛門造設・閉鎖術 腸閉塞手術（腸管切除なし） 癒着剥離術	小腸悪性腫瘍手術 結腸半側切除術 結腸全切除術 腸回転異常症手術 腸閉塞手術（腸管切除あり） 小腸・結腸瘻閉鎖術（腸管切除） 結腸腫瘍摘出術 腹腔鏡下腸管癒着症手術	大腸全摘回腸肛門吻合術 巨大結腸症手術

表1 消化器外科に包含される各種主要手術（続き）

手術難易度区分	低難度手術	中難度手術	高難度手術
直腸・肛門	小腸憩室切除術 開腹結腸ポリープ切除術 痔核切除術 直腸周囲膿瘍切開術 痔瘻根治術 経肛門的直腸腫瘍摘出術 直腸脱手術	直腸切断術 直腸高位前方切除術 直腸脱手術（腹会陰式） 肛門悪性腫瘍切除術（単純） 肛門括約筋形成術（組織置換による）	直腸切断術（悪性） 直腸低位前方切除術 骨盤内蔵全摘術 肛門悪性腫瘍切除術（広汎）
肝	肝縫合術 肝膿瘍ドレナージ術 肝嚢胞開窓・縫縮 内瘻術 肝部分切除術 開腹肝バイオプシー	肝外側区域切除 胆腸消化管吻合術 肝嚢胞摘出術 食道静脈瘤手術	肝切除術（外側区域を除く区域以上） 肝移植術
胆	胆管切開術 胆嚢切開結石摘出術 胆嚢摘出術 胆嚢外瘻術 胆腸消化管吻合術 胆嚢瘻造設術	胆管切開結石摘出術 胆道再建術 胆道バイパス術 胆管形成術 十二指腸乳頭形成術 総胆管拡張症手術 内胆汁瘻閉鎖術 外胆汁瘻閉鎖術	胆嚢悪性腫瘍手術 胆管悪性腫瘍手術 胆道閉鎖症手術
膵	膵嚢胞外瘻術	膵縫合術 膵部分切除術 膵体尾部切除術	膵頭十二指腸切除術（悪性） 膵体尾部切除術（悪性） 膵全摘術

表1 消化器外科に包含される各種主要手術（続き）

手術難易度区分	低難度手術	中難度手術	高難度手術
膵		膵嚢胞消化管吻合術 膵管空腸吻合術 急性膵炎手術 膵石症手術 膵頭神経叢切除術 膵腫瘍摘出術	
脾	脾縫合術	脾摘出術 脾部分切除術	
内視鏡手術		消化管粘膜切除術 胃・十二指腸ポリープ切除術 十二指腸乳頭括約筋切開術 結腸ポリープ切除術 消化管良性腫瘍摘出術	
その他	腹部ヘルニア・鼠径ヘルニア手術 限局性腹腔内膿瘍手術 試験開腹術	急性汎発性腹膜炎手術 腹壁ヘルニア手術 横隔膜縫合術 食道裂孔ヘルニア手術 後腹膜腫瘍手術 腹壁・腸間膜・大網腫瘍切除 腹腔鏡下消化管穿孔部閉鎖術	横隔膜裂孔ヘルニア手術

（注）腹（胸）腔鏡下のものも含む
（有限責任中間法人日本消化器外科学会：消化器外科専門医修練カリキュラム I（新），日本消化器外科学会雑誌38:16-21, 2005.より）

表2 食道再建経路の長所と短所

再建経路	長所	短所
胸壁前	臓器壊死，縫合不全が起こっても，重篤化しにくい のちに発生した再建臓器のがんの治療が容易 2期的手術の再建経路で選択される	経路が一番長い 美容上の問題
胸骨後	距離が中間的 縫合不全発生率も中間的	心臓を圧迫して不整脈が起こることがある 縫合不全から縦隔炎をきたすことがある
後縦隔	距離が一番短かく，生理的 縫合不全が一番起こりにくい	縫合不全が起こると膿胸から重症化することがある 胃液の逆流が起こりやすい 術後に発生した胃がん，胃潰瘍の対処が困難 後縦隔再発の場合，食事摂取，放射線治療に支障をきたす

（宇佐美眞，細川順子・編集：消化器外科ケアマニュアル．p183，照林社，2000．より改変）

して食道に至り，食道（がん）の切除と転移の可能性のあるリンパ節を摘出（リンパ節郭清）する．次いで，上腹部を開腹し腹部のリンパ節を郭清するとともに食道再建のために胃管を作成する．頸部のリンパ節郭清を行った後，胃管を頸部まで挙上し頸部食道と吻合する（表2）．胃の手術後の場合，または胃に病変があれば結腸，小腸を再建に使用する（表3）．

手術時間8〜12時間，手術死亡率5％前後．経口摂取可能日数；術後7〜10日目．特徴的な合併症：肺炎，ARDSなどの肺合併症，縫合不全，反回神経麻痺．

胃・十二指腸の手術

解剖：胃は腹部食道から連続し（食道胃接合部），幽門輪を越えて十二指腸に至る食物

[用語解説]

消化器がん手術の切除範囲とリンパ節郭清
がんの進展には臓器に発生したがん自体が大きくなり，隣接した臓器に浸潤していく局所進展（食道がんの大動脈，気管，気管支進展，胃がんの膵臓進展，直腸がんの膀胱進展など）と転移があり，転移には血液の流れにのって肝臓，肺，骨などに転移する血行性転移，リンパの流れに沿ってがん近傍のリンパ節から順次転移していくリンパ行性転移とがん細胞が腹腔内（腹膜）に散布されていく播種性転移に分けられる．消化器がんに対する手術的治療（根治手術）の基本はがん局所から十分な距離を離して臓器を切除すること（他臓器進展していても合併切除可能な臓器なら同時に切除する）と，転移している可能性のあるリンパ節を摘出する（リンパ節郭清）ことであり，血行性転移，遠隔リンパ節転移，播種性転移があるものでは根治手術の対象とならない．

表3 食道再建臓器の長所と短所

食道再建臓器	長所	短所
胃	第一選択臓器 手術手技が簡便 血流が豊富で縫合不全が低率	胃に病変，胃切除の既往があれば使えない 胃液の逆流がある
結腸	長い再建臓器が作成できる 消化管液の逆流が少ない	血流に乏しく，臓器壊死，縫合不全が高率 手術手技が煩雑
空腸	手術侵襲が少ない	十分な距離の再建臓器をつくるには血管吻合が必要

の貯留，消化に関与する囊状の臓器で上腹部左から正中に位置する．右上方には肝臓，左上方には脾臓，下方には横行結腸，背側の後腹膜腔には膵臓が位置している．十二指腸は胃から連続する後腹膜に固定された後腹膜腔の臓器であり，上腹部正中やや右側から胃に連続し（球部または第1部），10 cm前後下降し（第2部），左方に向かい（水平部または第3部），正中やや左でトライツ靱帯を境として前方（腹腔内）に入り小腸（空腸）に連続する．十二指腸第2部にはファーター乳頭があり，同部に胆管と膵管が合流し，消化酵素が含まれている胆汁と膵液が食事刺激などにより十二指腸内に分泌される．

手術対象疾患：胃憩室，胃穿孔，胃ポリープ，胃粘膜下腫瘍，胃十二指腸潰瘍，胃がん，胃良性腫瘍，胃悪性腫瘍，マロリーワイス症候群，幽門狭窄．

代表的な手術：胃切除術

消化器外科の基本的手術で，上（中）腹部正中を開腹して手術を行う．胃の切除範囲により胃幽門側切除術，噴門側切除術，胃全摘術，胃局所切除術があり，悪性腫瘍（がん）の場合，進行度に応じてリンパ節郭清を行う．胃がんに対しては胃幽門側切除術または胃

図1 胃幽門側切除後の再建方法

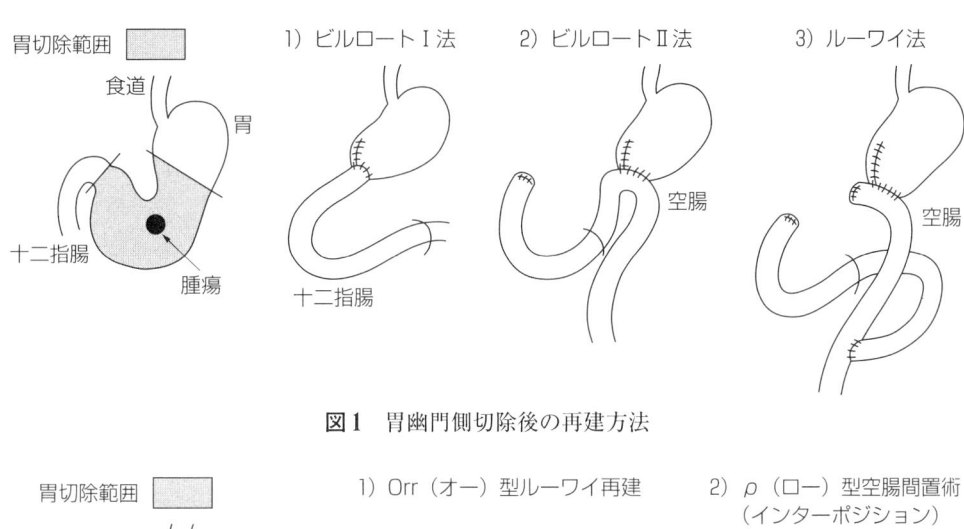

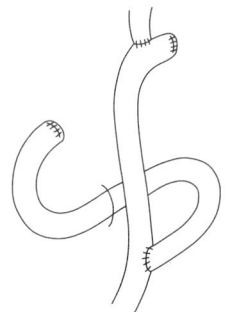

1) ビルロートⅠ法
2) ビルロートⅡ法
3) ルーワイ法

図2 胃全摘後の再建方法

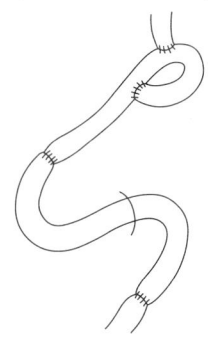

1) Orr（オー）型ルーワイ再建
2) ρ（ロー）型空腸間置術（インターポジション）

全摘術が選択される場合が多く，胃幽門側切除したのちビルロートⅠ法（残胃十二指腸吻合），ビルロートⅡ法（残胃空腸吻合）またはルーワイ法による再建が行われる（図1）．また，胃全摘術ではルーワイ法による再建または空腸間置法による再建が行われる（図2）．

進行胃がんに対する手術時間は4～6時間，手術死亡率1～2％．経口摂取可能日数；術後4～7日目．特徴的な合併症；逆流性食道炎，ダンピング症候群，縫合不全，吻合部狭窄．

小腸・結腸の手術

解剖：小腸は十二指腸がトライツ靱帯を越えたところから始まり，バウヒン弁のところで盲腸（結腸）に至る全長4～5mの臓器であり，小腸を2等分し前半を空腸，後半を回腸といい，主に栄養素の吸収を行うところである．結腸は小腸を取り囲むように走行するが，まず，右下腹部から始まり（盲腸），右側腹部を上行し肝下面に至り（上行結腸），上腹部を右から左へと胃の下方を横走し（横行結腸），左上腹部の脾臓の下極から下方へ下降する（下行結腸）．下腹部でS字状の結腸を形成し（S状結腸），下腹部正中の仙骨前面

で直腸に至るまでを結腸と呼ぶ．盲腸の下端に虫垂が存在する．結腸の主な働きは水分の吸収であり便塊が形成される．結腸と直腸をあわせて大腸と呼ぶ．

手術対象疾患：虫垂炎，結腸憩室炎，小腸潰瘍，小腸腫瘍，結腸ポリープ，結腸がん，結腸良性腫瘍，結腸悪性腫瘍，クローン病，潰瘍性大腸炎，巨大結腸症，腸重積，腸間膜血栓症，腸回転異常．

代表的な手術：小腸，結腸部分切除術

小腸，結腸の場合，小範囲の切除であれば機能障害はほとんどない．小腸腫瘍，結腸腫瘍では小腸を数cmから数十cm切除して端々または端側に吻合する．悪性腫瘍の場合，進行度に応じてリンパ節郭清を行い良性腫瘍に比べて腸管の切除範囲は大きくなる．

手術時間1～4時間，手術死亡率1～2％．経口摂取可能日数；術後3～5日目．特徴的な合併症；イレウス，縫合不全．

直腸・肛門の手術

解剖：直腸はS状結腸に続き仙骨，尾骨前方に位置する直線状の大腸の一部であり肛門に連続する．便塊の貯留とともに，肛門（括約筋）と連動して排便機能を行うところである．

手術対象疾患：痔瘻，肛門周囲膿瘍，脱肛，直腸がん，直腸腫瘍，肛門がん．

代表的な手術：直腸切除（切断）術

直腸の手術は大部分が悪性腫瘍に対するものである．直腸がんに対する手術は大きく3種類に分かれる．①直腸切除術—a）前方切除術；中下腹部を開腹し直腸を部分切除してS状結腸と残っている肛門側の直腸を吻合する．b）ハルトマン手術；直腸を部分的に切除して肛門と一部直腸は盲端として温存し左下腹部に人工肛門を造設する．②直腸切断術—c）マイルス手術；直腸だけでなく肛門も切除し永久的人工肛門を左下腹部に造設する（図3）．a）b）c）の選択はがんの進展状況，患者の全身状況を考慮して選択されるが，以前はがんが肛門から7cmの位置以下なら直腸切断術（人工肛門）を選択する場合が多かったが，最近では根治性を損なわずに，かつ人工肛門を回避する方向であり，肛門から4cm以下であっても人工肛門にならない場合もある．

手術時間4～6時間，手術死亡率1～2％．経口摂取可能日数；術後4～7日目．特徴的な合併症；排尿障害，イレウス，縫合不全，出血．

肝臓・胆嚢・膵臓・脾臓の手術

［肝臓］

解剖：肝臓は生体内最大の臓器で重量は成人男性で1,000～1,500gあり，右上腹部の横隔膜の下方に位置し右肋骨弓下，正中の剣状突起下にその下縁を触知する場合がある．肝

1) 直腸切除術
直腸切除範囲 ▬

a) 前方切除術

b) ハルトマン手術

腫瘍　直腸

肛門

吻合

人工肛門

盲端

2) 直腸切断術
直腸切除範囲 ▬

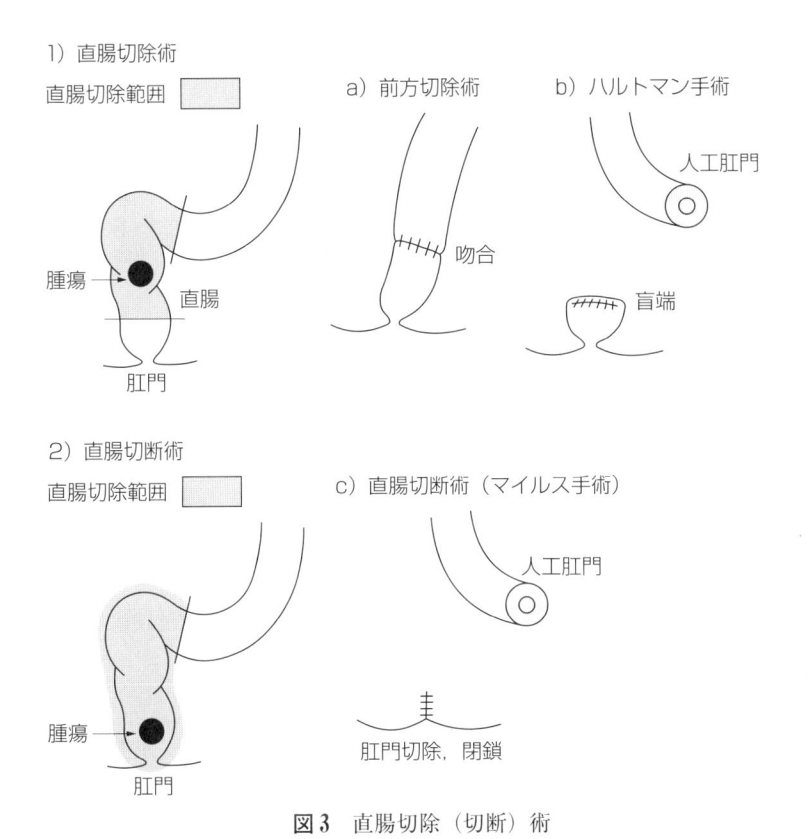

c) 直腸切断術（マイルス手術）

腫瘍

肛門

人工肛門

肛門切除，閉鎖

図3　直腸切除（切断）術

臓に向かう主な血行は腹腔動脈から分枝する肝動脈と腸管の血行が集まった門脈であり，流出する血行は下大静脈に流入する肝静脈が主で，他に短肝静脈がある．また，肝臓で産生された消化酵素である胆汁が総胆管に流入し最後にはファーター乳頭から十二指腸に注がれる．肝臓はカントリー線（下大静脈と胆囊床を結ぶ線）を境に右葉と左葉に分かれ，さらに脈管の支配領域から8亜区域に分けられ，手術の際，脈管の支配領域を考慮した切除が必要である．

手術対象疾患：肝外傷，肝血管腫，肝膿瘍，肝囊胞，肝良性腫瘍，原発性肝がん，転移性肝がん，食道胃静脈瘤．

代表的な手術：肝切除術

肝臓の手術術式は，その病変に必要な肝臓切除範囲の決定とその患者の肝予備能とのバランスにより決められる．肝切除術の対象疾患は多くが肝細胞がんであり，そのベースにはHBVまたはHCVのウイルス感染症が存在している場合が多く，慢性肝炎または肝硬変に至っている例も多い．そこでその人がもつ肝予備能を的確に把握し手術可能かどうか，どこまで肝切除が可能かを判断する．たとえば正常な肝臓の持ち主であれば肝臓全体

の3/4を切除しても残りの肝臓が再生し支障がない場合もあるが，腹水がたまったような肝機能低下例では開腹手術すら不可能な場合がある．術式は右（左）葉切除，区域切除，亜区域切除，部分切除など切除範囲によって名づけられるが，要は解剖を理解し脈管の支配領域に沿って切除していく．

手術時間3～8時間，手術死亡率1～5％．経口摂取可能日数；術後3～5日目．特徴的な合併症；出血，肝不全，胆汁漏．

［胆嚢］

解剖：肝下面の肝右葉と左葉の境界部に存在し西洋梨様の外観を呈し内腔には胆汁が貯留されている．肝臓で産生された胆汁は胆管から胆嚢にいったん貯留され，食事刺激などで，胆嚢が収縮し総胆管からファーター乳頭を経由して十二指腸内に分泌され，食物の消化に関与する．

手術対象疾患：胆嚢結石，総胆管結石，胆嚢炎，胆管炎，胆道損傷，良性胆道狭窄，肝内結石，肝内胆管がん，肝門部胆管がん，先天性総胆管拡張，胆道閉鎖症，膵管・胆道合流異常症，胆嚢がん，胆管がん，胆嚢ポリープ，乳頭部狭窄，乳頭部良性腫瘍，乳頭部がん．

代表的な手術：胆嚢摘出術

消化器外科の中で最も基本的な疾患のひとつである胆石症に対して胆嚢摘出術が行われる．胆嚢の中に発生した結石をとるだけではなく胆嚢ごと摘出するのが基本的な方法であり，胆嚢がなくなることの障害はほとんどないと考えられている．この術式は現在，腹腔鏡下に行われることが標準的となっている．

手術時間1～2時間，手術死亡率1～2％以下．経口摂取可能日数；術後1～3日目．特徴的な合併症；胆管損傷，胆汁漏．

［膵臓］

解剖：第一腰椎の前方を正中やや右側から左上腹部の脾臓に向かう後腹膜腔に位置する臓器で胃の背側にあり膵臓の右端（膵頭部）は十二指腸第2部左縁と一体となる．膵臓はホルモン（糖尿病に関係するインスリンなど），消化酵素を産生する臓器であり膵臓で産生された消化酵素は膵管からファーター乳頭を経由し十二指腸に分泌され食物の消化に関与する．

手術対象疾患：膵嚢胞，膵外傷，急性膵炎，慢性膵炎，膵腫瘍，膵がん，膵内分泌腫瘍，膵嚢胞線腫．

代表的な手術：膵頭十二指腸切除術

消化器外科の中で最も大きな手術のひとつであり，上中腹部正中切開にて開腹する．対象が膵頭部領域の悪性腫瘍，慢性膵炎などであり，悪性腫瘍の場合，切除範囲が大きくなり，リンパ節郭清も必要となる．また，膵頭部背側を門脈が走行することから，腫瘍が門

a）ウィップル法　　　b）チャイルド法　　　c）今永法

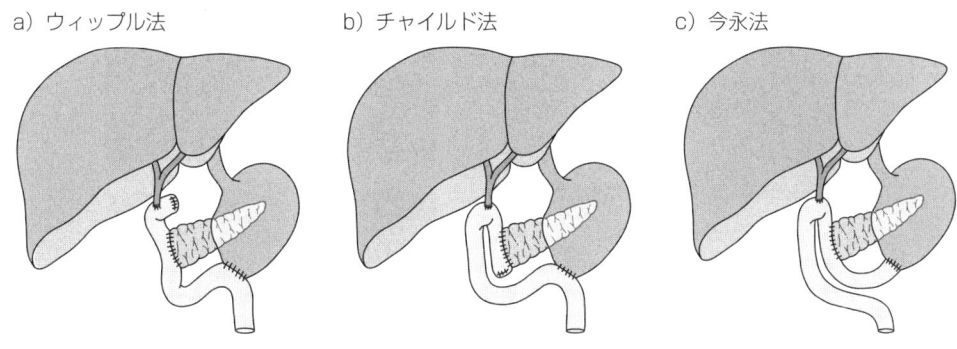

図4　膵頭十二指腸切除後の再建法
(宇佐美眞, 細川順子・編集:消化器外科ケアマニュアル. p206, 照林社, 2000. より改変)

脈に進展しているような例では門脈を合併切除することがある．切除するためには膵臓を膵体部で切離し，さらに胆管，胃を切離し膵頭部と十二指腸を一塊として切除する．再建はウィップル法，チャイルド法，今永法などがある（図4）．

手術時間6～12時間，手術死亡率5％前後．経口摂取可能日数；術後4～7日目．特徴的な合併症；膵空腸縫合不全，膵液漏，腹腔内膿瘍，高血糖．

［脾臓］

解剖：上腹部左方，横隔膜直下の胃の左上背側に位置する手拳大，紫青色の臓器で胃とは胃脾間膜で固定され，脾門部（内側中央部）には膵臓の尾側端が接続する．下極には結腸の脾弯曲部が固定されている．

手術対象疾患：脾破裂，特発性門脈圧亢進症，脾腫瘍．

代表的な手術：脾臓摘出術

上腹部正中切開にて開腹し，脾臓を後腹膜腔より遊離し，膵尾側とともに脱転する．脾動静脈を脾門部のところで膵尾部を傷つけないように切離し摘出する．最近では腹腔鏡下手術が普及しているが，大きな脾臓を体外に出すのに工夫がいる．

手術時間1～2時間．経口摂取可能日数；術後1～3日目．特徴的な合併症；出血，膵液漏．

その他の手術

手術対象疾患：腹部ヘルニア，鼠径ヘルニア，イレウス，腹膜炎，腹腔内膿瘍，急性腹症．

腹腔鏡下手術

腹腔鏡下手術は本邦では1990年に胆嚢摘出術が行われてより，現在では腹腔鏡下で行

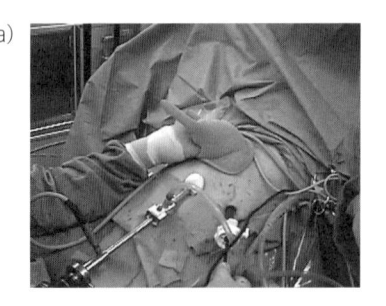

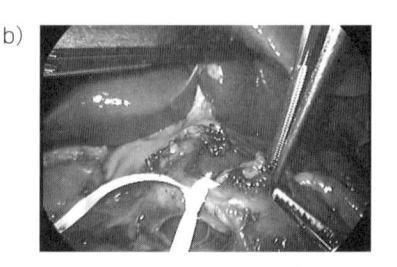

a) 手術外観；気腹したのち，内視鏡，操作鉗子，手指を挿入して手術を行う
b) 術中モニター画面1；胆嚢摘出術
c) 術中モニター画面2；結腸切除術
  （写真提供：海星病院，市原隆夫）

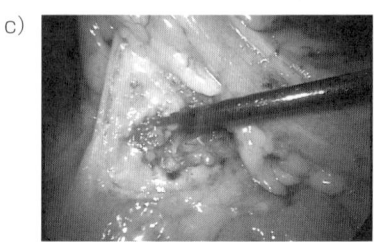

図5 腹腔鏡下手術の外観と術中モニター画像

うことが胆嚢摘出術の標準術式となっている．さらに，近年の機器の開発，技術の向上により，あらゆる消化器の手術で腹腔鏡下手術の導入が行われようとしており，我々も胆嚢摘出術だけではなく，結腸切除術，胃切除術などでその適応を決めて腹腔鏡下手術を選択している（図5）．すなわち，従来の開腹手術では腸管機能が回復し経口摂取が始まるのが数日後であるのに対して，腹腔鏡下手術では腸管機能がすみやかに回復し，翌日から経口摂取が可能で数日で退院できる場合ある．しかし，「胃がん治療ガイドラインの解説」（日本胃癌学会・編集：金原出版，2001），「食道癌治療ガイドライン」（日本食道疾患研究会・編集：金原出版，2002）の中では，いまだ臨床研究という言葉で記載されており，内

［用語解説］

消化器がん治療ガイドライン

ひとことでがん治療といってもそのがんの進行度，施設の考え方，医師の考え方はさまざまであり，治療を受ける側だけでなく，行う側にとっても治療方針に迷うことがある．そこでがん治療の標準化，施設間による差をできるだけなくす目的で，これまでの科学的データに基づいた適正な治療方針として，治療ガイドラインが作成されてきた．消化器がん領域では，まず，日本胃癌学会によって2001年3月に胃癌治療ガイドライン（金原出版）が刊行されたのを皮切りに，日本食道疾患研究会によって食道癌治療ガイドライン（2002.12，金原出版），さらに2005年には肝癌診療ガイドライン，大腸癌治療ガイドライン（それぞれ2005.2，2005.7，金原出版）が医師用に刊行され，順次，一般向けのものが出版されていく予定である．治療する側としてはガイドラインに則した治療法を選択する必要があり，ガイドラインからはずれる場合は十分なインフォームド・コンセントが必要である．

視鏡外科技術の習熟度の問題，悪性腫瘍においてリンパ節郭清がどこまでできるのか，視野を確保するため気腹することによりがん細胞を散布させるのではないかなど，今後の検討課題も存在する．

文献
有限責任中間法人日本消化器外科学会：消化器外科専門医修練カリキュラムⅠ（新）．日本消化器外科学会雑誌 38：16-21, 2005.

（生田　肇）

II-7　対象となる疾患と手術：心臓血管

虚血性心疾患

狭心症，心筋梗塞

急性心筋梗塞の死亡率は人口10万人当たり男性46.6，女性42.3であり，労作性狭心症は1000人当たり男性8.13人，女性9.18人という報告があるが，正確な発症頻度の把握はされていない．

心臓は酸素・栄養を十分に含んだ血液を全身の臓器・組織へ送るポンプで，心臓自体の組織も血液が必要であるが，心臓への血液供給は心房・心室からではなく，心臓の出口である大動脈弁直上から分枝して心臓表面を走行する直径1～3mm程度の冠状動脈から血液を得ている．

この冠状動脈が狭窄し，心筋に血液が十分に供給されない状態が狭心症であり，冠状動脈が閉塞し，心筋への血液供給が途絶えることで心筋細胞が壊死した状態が心筋梗塞である．

原因はさまざまであるが，主に高血圧症，高脂血症，糖尿病，喫煙，ストレスなどの危険因子が考えられている．

治療には，薬物治療，心臓カテーテル治療，冠状動脈バイパス術などがあり，個々の治療のみということはなく，集約的な治療がされている．また，冠状動脈病変は徐々に動脈硬化が進行することで生じるので，これら治療後に狭窄病変の進行や，新たな狭窄が出現することは珍しいことではない．治療効果を維持するためには，危険因子である基礎疾患の治療，生活習慣の是正が必要不可欠である．

冠状動脈バイパス術：冠状動脈の狭窄・閉塞部分より末梢にグラフト血管を吻合してグラフトを介して血流を末梢血管へ供給できるようにするのが，冠状動脈バイパス術の目的である．胸骨の裏側を頭側から尾側へ走行する内胸動脈，胃の周囲にある右胃大網動脈，前腕の橈骨動脈，下肢内側を縦走する大伏在静脈などを採取してグラフト血管として用いる．

かつては人工心肺装置を使用して，心停止下にバイパスグラフトを吻合していたが，現在は，人工心肺装置を使用せずに心拍動下にバイパスグラフトを吻合するオフポンプ冠状

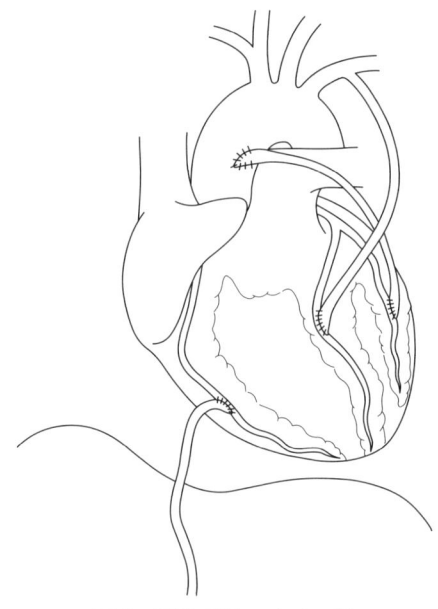

図1　冠状動脈バイパス術

動脈バイパス術が増えている（図1）．

心筋梗塞合併症

　心筋梗塞では，心筋が壊死することによりポンプ機能が低下するだけでなく，発症早期に壊死心筋の断裂が生じることがある．心室中隔の心筋が断裂すると心室中隔穿孔，乳頭筋が断裂すると急性の重症僧帽弁閉鎖不全，左心室自由壁の心筋が断裂すると左心室破裂が生じる．慢性期には梗塞部の左心室壁が瘤状を呈する左心室瘤が生じ，不整脈，心拍出量の低下，壁在血栓の原因となる．

［心室中隔穿孔］

　急性心筋梗塞の約1～3％に合併するといわれており，心筋梗塞発症後1週間以内に生ずることが多い．根治には外科的修復以外にはない．

　心室中隔パッチ閉鎖法：右心室あるいは左心室壁を切開して，心室中隔の穿孔部にダクロンなどのパッチを縫い付けて穴を塞ぎ，心室切開縁にフェルトなどの帯を当てて縫合閉鎖する方法である．

　梗塞部パッチ除外法（infarct exclusion technique）：上記方法では心筋梗塞部に縫合糸が刺入されるために脆弱な梗塞心筋が裂開し，縫合部よりの出血が大きな問題であった．そこで，梗塞部左心室を切開し，穿孔部周囲の梗塞心筋に針糸を刺入せずに，穿孔部から離れた健常心筋に大きな牛心膜パッチを縫い付けて，心筋梗塞部ごと穿孔をパッチで

覆ってしまうという方法が考案され，現在は広く行われている．

[虚血性僧帽弁逆流（乳頭筋断裂）]

急性心筋梗塞の0.9〜5％に合併するといわれており，内科的治療のみによる予後は非常に悪く，30〜50％は24時間以内に死亡するとの報告もある．

人工弁置換術：僧帽弁の支えとなっている腱索が付着する乳頭筋が心筋梗塞となり断裂して生じる急性の僧帽弁逆流であるので，人工弁を縫着して逆流を制御する．人工弁置換術の詳細は弁膜症の項に譲るものとする．

[左心室破裂]

心筋梗塞発症後2週間以内に発症することが多く，1週間以内の発症がほとんどである．

心筋梗塞部左心室壁に亀裂が入り血液が噴出して急速に心嚢内に血液が充満して心タンポナーデとなりショックになるものである．救命はきわめて困難で，たとえ救命できても循環補助するまでに時間を要することが多く，低血圧による低酸素脳障害など重篤な後遺症を遺すことになる．経皮的心肺補助装置（percutaneous cardiopulmonary support：PCPS）を装着して手術室へ搬送し，緊急開胸し，心嚢切開により心タンポナーデを解除する．そして，左心室破裂部をパッチで補填して修復する．出血点が小さく滲み出るようなタイプでは，手術開始までの時間的余裕があり心外膜側から牛心膜パッチなどを当ててフィブリン糊で接着して修復する．

[左心室瘤]

広範な心筋梗塞後約1〜2カ月後頃に形成される．自然歴予後は5年以内に約9割が心

[用語解説]

心タンポナーデ
限られたスペースである心嚢内に大量の心膜液（漿液，血液）貯留もしくは急激に心膜液貯留が生じた場合に，心膜腔内圧が上昇して心臓の拡張障害をきたし，心拍出量低下を生じた状態をいう．静脈圧上昇，動脈圧低下，心音の微弱，頻脈，奇脈などの身体所見を認める．

経皮的心肺補助法（percutaneous cardiopulmonary support：PCPS）
人工心肺装置は心臓外科手術の補助循環装置として開発され，手術室で使用されてきたが，現在では，経皮的に送血カニューラ・脱血カニューラを大腿動静脈にそれぞれ挿入して，簡易的な人工心肺装置と接続して使用可能な経皮的心肺補助法（percutaneous cardiopulmonary support：PCPS）が開発・使用されている．ベッドサイドでの重症心不全に対する補助循環治療，重症呼吸不全に対する血液ガス交換治療（extracorporeal membrane oxygenation：ECMO）として用いられている．

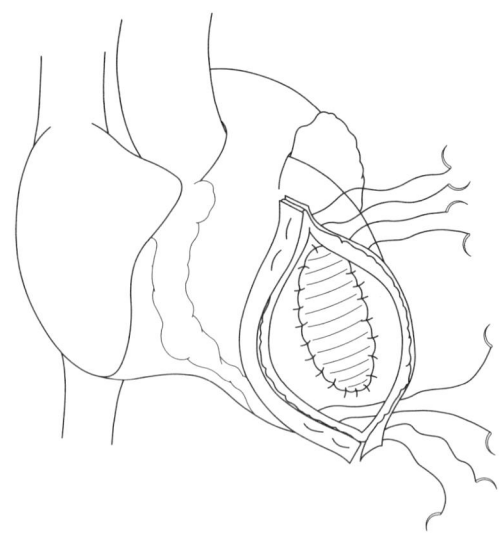

図2 左心室形成術（Dor手術）

不全，心筋梗塞再発，血栓症などで死亡するとの報告がある．

心内膜パッチ形成術（Dor手術）：左心室瘤壁を切開し，瘤の入り口にあたる心筋梗塞部と健常心筋の境界部を縫縮し，パッチを縫着し瘤壁を閉じる．心室性不整脈がある場合には，この梗塞境界部起源であることが多いので，境界部への凍結凝固が有効となる（図2）．

弁膜症

心臓は左右に心房と心室があり，心室の入り口には房室弁（僧帽弁，三尖弁），出口には半月弁（大動脈弁，肺動脈弁）の血液逆流防止弁がある．この弁の機能不全を弁膜症といい，狭窄，逆流，および両者の合併した病態を呈して心不全の原因となる．

臨床的に問題となり治療の対象となることが多い，僧帽弁，大動脈弁，三尖弁について説明する．

僧帽弁

左心房と左心室の間にあり，前後2枚の弁尖からなるのが僧帽弁である．僧帽弁は，この弁尖，弁尖が付着する弁輪，弁尖を支える腱索，腱索が付着する乳頭筋からなっている．

［僧帽弁狭窄症］

僧帽弁弁口は本来約4~6 cm^{2}であるが，リウマチ熱などの後遺症により前後尖交連部の癒合，腱索の癒合，弁尖の肥厚により可動性が低下することで弁口が狭小化することが

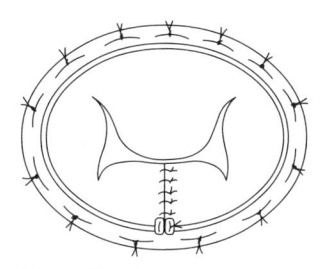

図3 僧帽弁形成術（矩形切除法および人工弁輪形成術）

多い．僧帽弁狭窄症の原因のほとんどを占めるリウマチ熱罹患率の激減により，最近は非常に少なくなっている．

僧帽弁直視下交連切開術：僧帽弁狭窄症でも弁下組織の癒合が軽度である場合に，交連部の癒合を切開して狭窄を解除する．

僧帽弁人工弁置換術：弁尖・弁下組織の癒合が強度であり可動性に乏しい場合は，自己弁尖を切除して人工弁を縫着する．人工弁には金属からなる機械弁と牛あるいはブタの組織からなる生体弁がある．

［僧帽弁閉鎖不全症］

原因としては，非リウマチ性，特に粘液変性による弁尖逸脱がほとんどを占め，感染性心内膜炎，虚血性逆流が続き，形成術がまず選択される．弁尖・弁下組織の破壊・癒合が著しいリウマチ性や感染性心内膜炎では人工弁置換術が選択される．

僧帽弁形成術：術式は一様ではなく，逆流原因，病変部位などによっても術式が異なる．

前尖逸脱の場合は，延長あるいは断裂した腱索に代わるePTFE糸などによる人工腱索を再建する方法が，現在広く用いられるようになった．また，逸脱範囲が交連部に寄っている場合などは，弁尖縫合術も選択される．

後尖逸脱の場合は，逸脱範囲弁尖を矩形に切除し，その部分の弁輪を縫縮し弁尖を縫合する矩形切除法が多く用いられ，逸脱範囲が広い場合は，矩形切除法にスライディング法や人工腱索再建を組み合わせて修復する．交連部よりの逸脱には弁尖縫合術も選択されている．最近では人工腱索再建のみによる形成も行われている．

形成術においては，多くの場合，弁輪拡大を矯正し，再発を予防する意味から人工弁輪を縫着する（図3）．

大動脈弁

大動脈弁は左心室の出口にあり3枚の弁尖（半月弁）からなっている．正常の大動脈弁口面積は3～4 cm^{2}である．

［大動脈弁狭窄症］

大動脈弁口面積が0.75～1.0 cm^{2}以下，平均左室—大動脈圧較差50 mmHg以上が手術適応となる．原因としては，加齢変性，リウマチ性，先天性があるが，加齢変性に伴う石灰

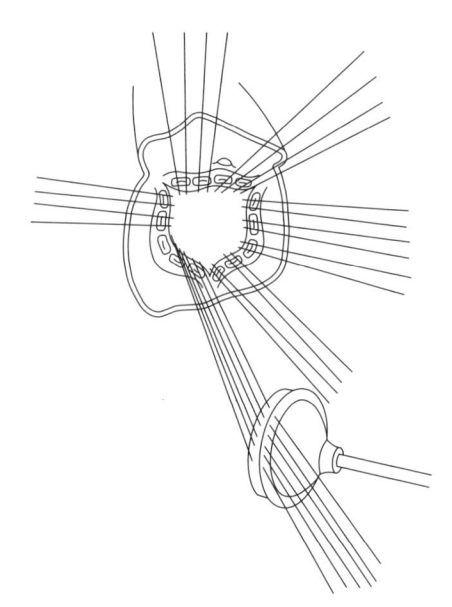

図4 大動脈弁置換術

化弁が多い．狭心症が出現してからの平均余命は5年，失神では3年，心不全では2年という自然予後の報告がある．

自己弁を切除し人工弁を縫着する大動脈弁置換術が行われる（図4）．弁輪が狭い場合は，弁輪を拡大しておいて人工弁を縫着するNicks法やManouguian法が行われる．

［大動脈弁閉鎖不全症］

大動脈弁尖そのものに異常がある場合と，大動脈基部に異常があり弁接合が不良になるものとがある．急性の大動脈弁閉鎖不全で循環不全を伴うものは緊急手術の適応となる．慢性の大動脈弁閉鎖不全ではSellers III度以上であれば手術適応となる．左心室機能低下例での予後は不良であり，手術遠隔期予後も不良であるため，無症状でも左心室拡大や心室機能低下傾向であれば手術適応となる．

自己弁を切除し人工弁を縫着する大動脈弁置換術が一般的である．大動脈弁輪拡張症など大動脈基部に原因がある場合は，Bentall法や，自己弁を温存した大動脈基部再建法であるreimplantation法やremodeling法が行われる（図5）．

三尖弁

三尖弁は前尖，中隔尖，後尖の3尖からなり，感染性心内膜炎，先天性を除けば，三尖弁単独の疾患は少なく，僧帽弁疾患の進行に伴う二次性の三尖弁閉鎖不全が多い．

［三尖弁閉鎖不全症］

僧帽弁疾患では，左心房圧の上昇を認め，進行すると肺動脈圧の上昇による右心室負荷の状態となる．これによる右心室拡大に伴う，三尖弁輪拡大が生じて弁接合が不良となる．

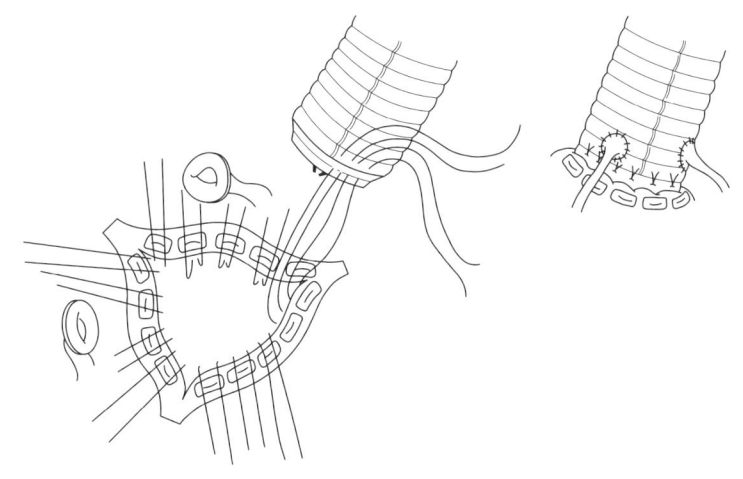

図5 Bentall手術

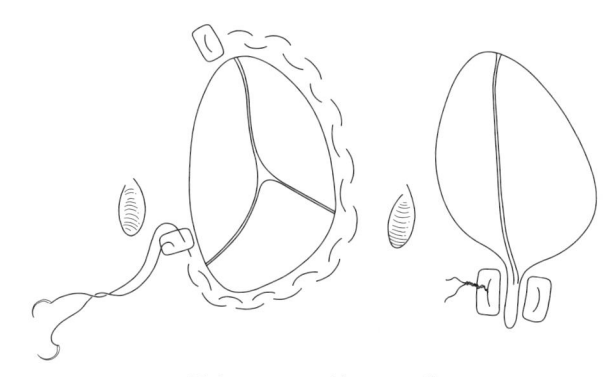

図6 DeVega法,Kay法

拡大した弁輪を縫縮する三尖弁輪形成術が行われる．中隔尖部弁輪を除く前尖から後尖部弁輪にマットレス縫合をおいて縫い締めるDeVega法，後尖部弁輪を縫縮し前尖と中隔尖の二尖弁化するKay法，人工弁輪を縫着することが一般的であるが，三尖弁弁尖自体の変性が著しく弁接合が得られない場合は人工弁置換術を行うこともある（図6）．

大動脈疾患

胸部大動脈瘤

大動脈が動脈硬化により拡張するものであり，高血圧症，糖尿病，高脂血症などの動脈硬化を促進する成人病の増加，高齢化などに伴い急速に増加している疾患である．無症状のことが多く，ある程度拡大すると大動脈瘤周囲の神経，気管，食道などを圧排することで，嗄声，胸背部痛，呼吸困難感，嚥下困難感などの症状が出現する．また，他の動脈硬化性疾患である虚血性心疾患，脳梗塞，閉塞性動脈硬化症などを併せもっていることも珍

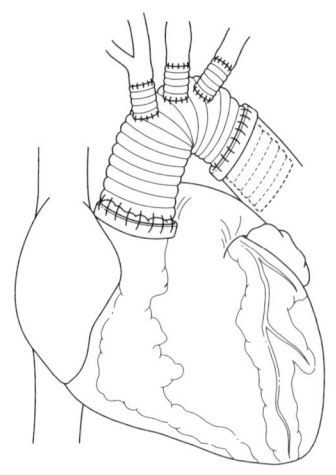

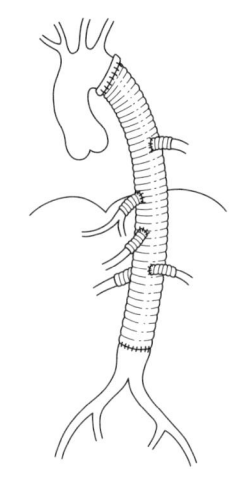

図7　大動脈弓部人工血管置換術　　図8　胸腹部大動脈人工血管置換術

しくなく，手術リスクが高くなる要因となる．

　大動脈真性瘤（腹部も含む）の発生頻度は0.63％で，胸部瘤は0.25％という報告がある．胸部大動脈瘤の自然予後は，発見後の生存率で1年87％，3年68％，5年50％，10年30％という報告がある．

　手術の適応は，紡錘状動脈瘤では瘤径が5.5 cm以上，あるいは0.5 cm/年以上の速度で拡大する場合としている．より破裂する危険性の高い囊状動脈瘤では瘤径が5.5 cm以下でも手術の適応となる．

　上行大動脈瘤，弓部大動脈瘤では，人工心肺装置を用いた超低体温循環停止法，逆行性脳灌流法，選択的脳灌流法などの脳保護・臓器保護を行いながら人工血管置換する（図7）．大動脈閉鎖不全を伴う場合は，Bentall法や，自己弁を温存した大動脈基部再建法であるreimplantation法やremodeling法が同時に行われる．下行大動脈瘤の場合も，脊髄障害を防止するために，体外循環を用いて肋間動脈の再建を伴う人工血管置換術を行う．胸部から腹部大動脈まで進展する場合も珍しくなく，腹腔動脈，上腸間膜動脈，腎動脈などの分枝再建を同時に行う（図8）．

［用語解説］

超低体温循環停止法
主に胸部大動脈手術時の脳保護法として広く行われている補助手段である．人工心肺装置には熱交換機能が付加されており，血液の冷却・加温が可能であるため，20℃前後まで体温を下げることにより，脳・心臓をはじめとする全身の臓器保護を行い，血液灌流を一定の時間は完全に停止する．血行再建が終了後は全身の血液灌流を再開して徐々に血液を加温することで，体温を36℃まで復温する．

図9　DeBakey分類

図10　Stanford分類

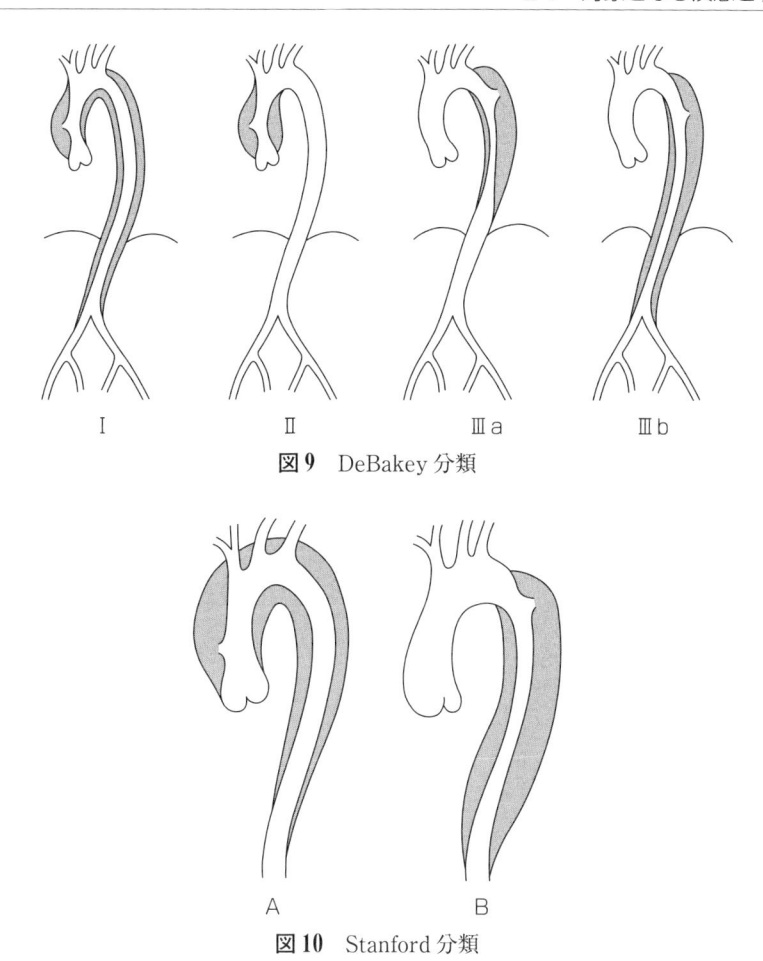

大動脈解離

大動脈の血管壁は，内膜，中膜，外膜の三層構造であるが，内膜に亀裂が入り，血液が中膜へ流入すると，大動脈内圧により中膜がはがれていく．この状態を大動脈解離という．突然，経験したことのない胸部，背部の激痛で始まる．解離の進展部位・範囲により多彩な病態，合併症を呈する．破裂によるショック・心タンポナーデ，動脈分枝の閉塞による臓器灌流障害（冠状動脈閉塞による心筋梗塞，弓部分枝閉塞による脳神経障害，腸管壊死，腎梗塞，上下肢血行障害など），大動脈基部解離に伴う大動脈弁閉鎖不全による心不全などがある．

解離進展部位による分類として，DeBakey分類，Stanford分類が汎用されている（図9，図10）．DeBakey I型，II型，Stanford A型は，緊急手術の適応である．

急性A型大動脈解離に対する内科的治療のみの予後は，発症48時間以内に50％が死亡，14日以内の死亡率は80％にも及ぶ．

手術術式，補助循環，臓器保護手段は，真性瘤と同様である．

不整脈

不整脈といっても種類が多く，手術手技も多岐にわたる．また，近年では電気生理学検査の進歩，カテーテルアブレーションの進歩により，不整脈に対する外科治療の役割も変わりつつある．ここでは，日常行われる頻度の高い代表的な手術手技を紹介する．

メイズ手術

心房粗動，心房細動は，心房内に電気的興奮伝播の回帰回路が存在するために，随所で小さな電気興奮の旋回が生じて，心房筋が無秩序に収縮している状態である．致死性不整脈ではないが，心房内の血液うっ滞により血栓が形成され，これによる塞栓症が問題となる．

メイズ手術原法は，改良が重ねられており，施設により術式が若干異なるが，心房筋を切開，凍結凝固，電気焼灼して電気的興奮伝播のブロックラインを作成し，リエントリー回路を断ち切り，洞結節から房室結節への興奮伝播経路を定まったものにする手術である．原法は右心房と左心房の両方にブロックラインを形成するが，最近では左心房側のみのメイズ手術も多く行われている．心房細動消失率は，僧帽弁疾患に合併する心房細動の場合約80％である．

ペースメーカー植え込み術

洞不全症候群，房室ブロックなどの徐脈性不整脈の治療の中心となっている手術である．局所麻酔下に，経静脈的にリード電極を心房，心室内へ挿入・留置し，前胸部にペースメーカー本体を植え込む．電気刺激を心筋へ与えることで，心拍を確保する．

埋め込み型除細動器植え込み術

抗不整脈薬による治療が困難な致死性不整脈（心室細動，心室頻拍）に対しては，埋め込み型除細動器による治療が選択される．導入当初は，開胸による電極縫着が必要であったが，システムの開発・改良によりペースメーカーと同様の経静脈式のリード電極植え込み方式になった．リードと本体の間で通電することで，除細動を行う．診断・適応の変遷，植え込み手技の簡便化により，植え込み数が年々増加している．

先天性心疾患

先天性心疾患の種類は非常に多く，それに対する手術手技も多岐にわたる．そこで，今

> [用語解説]
>
> カテーテルアブレーション
> 心臓カテーテルを経皮的に心臓内へ挿入し，不整脈の心内電位を詳細に測定してマッピングし，不整脈の発生焦点あるいは電気的興奮伝播経路を高周波焼灼することで治療する．
>
> ペースメーカー
> 徐脈性不整脈の治療器械であり，電池，IC回路などが組み込まれた本体と電気刺激を心筋へ伝えるリード電極からなる．植え込み型は重量20～30gで皮下に植え込まれる．電池寿命は，使用頻度などにより患者さまざまであるが，約5～8年である．電池がなくなった場合は，植え込み部を切開して本体ごと新しいものと交換する．電磁干渉を受けることでペーシング不全や緊急ペーシングモードなどへの設定変更が生じることがある．

回は頻度の高い代表的な手術手技を紹介する．

心房中隔欠損症

心房中隔は発生学的に一次中隔と二次中隔の2枚の膜からできており，二次中隔欠損がほとんどを占める．最近は，小児期に診断され治療されることがほとんどであるが，症状が軽いので成人まで見つからずに経過することがある．成人まで経過した場合は，右心負荷が長年継続的に加わった結果として，心房細動などの不整脈，右心室機能低下に伴う，右心不全，肺高血圧症，二次的三尖弁閉鎖不全症などを合併することがある．

二次中隔欠損症は全先天性心疾患の約7～13％である．

欠損孔が小さな場合は直接縫合閉鎖することもあるが，自己心膜，牛心膜，テフロンパッチなどを縫着して閉鎖するのが一般的である．

心室中隔欠損症

心室中隔の一部の形成不全であり，最も頻度の高い先天性心疾患である．欠損した部位により分類されており，膜様部欠損が多い．左心室から右心室へ動脈血が短絡するため，肺血流量が増加し，肺うっ血を呈する．これが長く続くと肺高血圧となり，手術時期を失すると肺血管病変が進行し，不可逆的な肺高血圧症となる．

発生頻度は，新生児1,000人当たり2人で，小児先天性心疾患で最も多く，約20％を占める．

テフロン，ダクロン，牛心膜パッチによる欠損孔閉鎖が小児期に行われる．

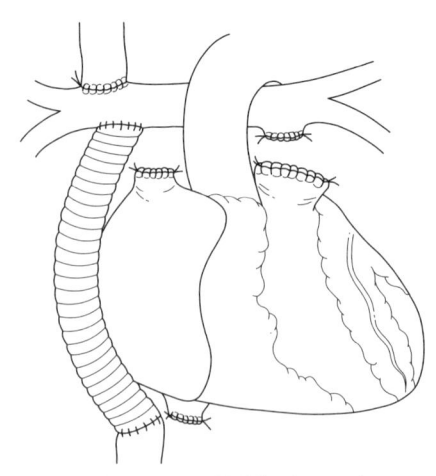

図11 Fontan 型手術(TCPC)

ファロー四徴症

心室中隔欠損,肺動脈狭窄,大動脈騎乗,右室肥大を伴う心奇形であり,右心室より左心室への短絡量,肺動脈狭窄の程度,動脈管開存の有無などによりさまざまな病態や予後を呈する.病型により高度のチアノーゼを呈する.

先天性心疾患の5〜10%,チアノーゼ性先天性心疾患の60〜70%を占める.

心室中隔欠損閉鎖と肺動脈狭窄に対する形成術を行う.肺動脈の発育が不良な場合などは,一期手術としてBlalock-Taussig手術などの動脈肺動脈短絡手術を行い,肺動脈の発育を待って二期的根治術を行うこともある.

完全大血管転位症

大動脈が右心室,肺動脈が左心室から起始する異常であり,心室中隔欠損の有無などで分類されている.出生時よりチアノーゼで気づかれる.

全先天性心疾患の約5%を占める.

さまざまな手術方法があるが,左心室が体循環心室となる再建術式が多く用いられている.大動脈および肺動脈を離断して心室との正常な位置関係に大血管を吻合するJatene手術,人工血管を用いて大血管と心室とをバイパスするRastelli手術がある.

フォンタン(Fontan)型手術

単心室症,肺動脈閉鎖症,三尖弁閉鎖症などに対する機能修復術である.右心室の役割をする心室がない,あっても右心室として十分な機能を有しない,本来の右心室を体循環心室として使用せざるを得ない場合などに選択される.上下大静脈からの灌流血を肺循環

図 12 人工心肺

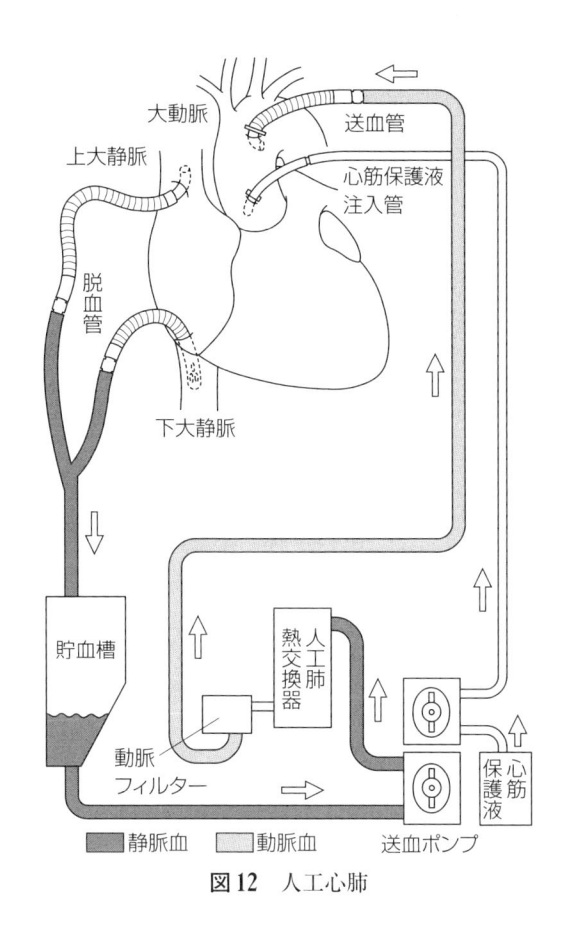

心室を介さずに直接肺動脈へ流す．原法は，右心耳を利用して肺動脈へ吻合するものであるが，改良・工夫がなされており，人工血管を用いた心外導管を用いる手術（total cavopulmonary connection：TCPC）も広く行われている（図11）．

人工心肺

　生体において心臓および肺は，全身から還流してくる静脈血（酸素を消費された血液）を，右心房・右心室という貯血槽兼ポンプを介して肺へ送り，血液の脱炭酸ガス化および酸素化をして，左心房・左心室というもうひとつの貯血槽兼ポンプで全身に動脈血（酸素を多く含んだ血液）を送血する循環系の中枢である．この心臓・肺循環機能を代行する機械が人工心肺装置（cardiopulmonary bypass：CPB）である．人工心肺装置は，炭酸ガスと酸素のガス交換をする人工肺と，血液駆出を司るポンプから構成されている（図12）．

心臓・大血管手術では，この人工心肺装置を装着して，心臓・肺機能を代行させ，心臓を停止させている間に，修復手術を行う．

〔吉川雅治，上田裕一〕

II-8　対象となる疾患と手術：呼吸器

肺，胸郭の基本的な解剖，生理

　肺臓は胸郭という陰圧に保たれた左右別のケージ（胸腔）の中に収納されたガス交換を行う臓器である（図1）．隣接する心臓から拍出される血液量のすべてを左右の肺で引き受けるので心と肺の機能は互いに密接に影響しあう．肺の疾患と手術を理解するには解剖と機能—換気と循環と拡散—の知識が必要である．

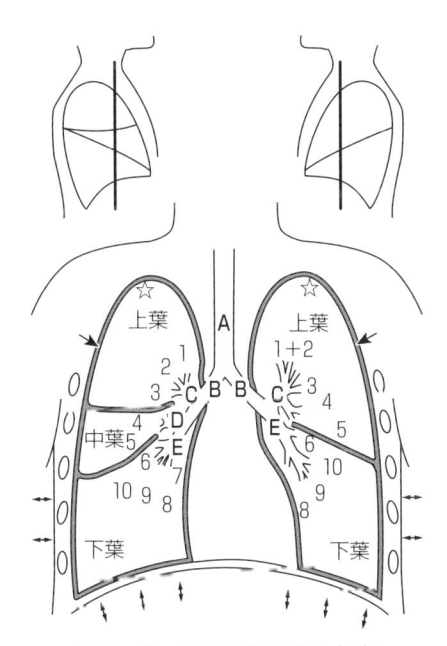

図1　肺，胸郭の基本的な解剖

　Aは気管，Bは左右の主気管支，Cは上葉支，Dは中葉支，Eは下葉支である．右上葉は3区域に，右下葉は5区域に分かれ，右全体で10区域，左全体で9区域（数字で示す．左に7はない）となる．上図左右は側面から見た各葉の位置関係で実線の断面が下図となる．各葉の位置関係が理解される．片矢印のトーン部分は胸腔であるが，実際にこのようなスペースがあるわけではない．胸膜肺摘除術はこの空間に入ることなく壁側胸膜の外から肺もろとも切除する術式である．両端矢印，☆印は本文参照．

解剖

図1の片矢印で示すトーン部分は胸腔であるが，健常時には肺の表面を覆う臓側胸膜と胸壁の裏打ちをする壁側胸膜は相接するのでこのような間隙はない．この空間に空気が入れば気胸，血液が溜まれば血胸，膿が溜まれば膿胸，乳糜が溜まれば乳糜胸となる．横隔膜と胸壁の呼吸運動を両端矢印で示す（図1）．この動きによって肺における換気が行われる．

機能

[換気について]

最大吸気から最大呼気までの肺活量（VC）と，その後に残って吐き出すことのできない残気量（RV），両者を併せた全肺気量（TLC），安静時一回換気量（TV）の関係を理解することが重要である（図2）．

[肺循環について]

両側の肺には当然ながら体循環に駆出される心拍出量と同量の血液量が注がれる．それにもかかわらず肺の血圧（肺動脈圧）は体血圧の約1/10に過ぎない．体血圧150 mmHgの時，肺動脈圧はわずか15 mmHgということになる．肺循環は動力源であるポンプ（右心室）の力とこれを運搬する経路（肺動脈）とガス交換機能を果たす肺毛細血管とこれを集める経路（肺静脈）からなる．このいずれにおける障害も肺の機能低下をきたす．

換気のあるところに肺循環が及ぶこと，換気の多いところには血流も多く流れること，

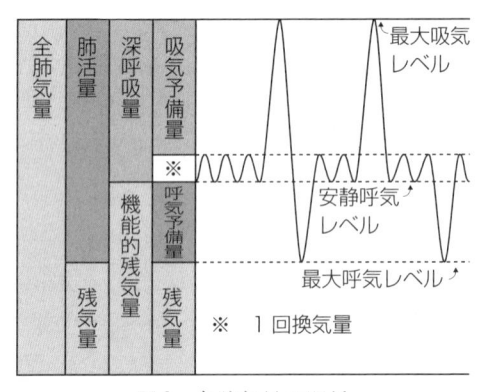

図2　各肺気量の関係

170 cm，65 kg，50歳，男性の正常平均値として肺活量 VC 3,500 ml，残気量 RV 2,500 ml，全肺気量 TLC 6,000 ml，1回換気量 TV 400 ml の値を記憶すると便利である．RV/TLC（残気率）は重要で，この例によれば約40％となる．青年男子はこの値が約20％であることが注目される．
145 cm，40 kg，70歳の女性は TV 350 ml，VC 800 ml でも静かな日常生活が可能である．

[用語解説]

胸腔と腹腔

肺や心臓の胸部臓器を収める胸腔と胃や腸の腹部臓器を収める腹腔は共通点も多いが，相違点も少なくない．胸腔と腹腔などの体腔内面はともに発生学的に中皮細胞で被われている．上皮細胞で被われている消化管や気道は外界に通じて常に細菌や異物に曝されているが，体腔は本来，無菌スペースである．このスペースが問題である．正常では中皮細胞同士が相接して可動性をもつが両者間にスペースという間隙はない．同様の構造は関節腔や心囊腔にもみられる．

以上が共通点であるが，この2つの体腔は一方が肋骨という固い組織で囲まれて大気圧に耐えるのに対し，他方は柔らかい腹の皮で覆われて大気圧がそのまま腔に伝わるという相違点をもつ．このことが病的状態に陥った時の経過と治療法を決定的に変える．胃切除後にはそれまで胃が存在していた空間を心配する必要はない．大気圧に押されて他臓器が寄ってきてその空間を埋める．が，胸腔はそうはいかない．いったい，この空間はいかにして治癒過程をとるのであろうか．そしてまた，炎症物質の場合はどうか．腹腔ではドレーンを入れておけば大気圧に押されて出てくるが，胸腔はそうはいかない．

すなわち換気と血流が均等に分布することが肺臓の機能—ガス交換—のために重要である．換気のないところに血流があっても同部の血液は酸素化されず，逆に換気があっても血流が及んでいなければいくら換気が行われても無効な換気となる．酸素化されない血液が一定量を超すと低酸素血漿となる．

肺機能を規定するもうひとつの重要な因子は拡散能である．これは肺胞中のガスと血液，赤血球中とのガス（酸素と炭酸ガス）の授受を表す指標であるが，詳細にわたるのでここでは割愛する．

手術

アプローチ

胸腔鏡補助下手術（video-assisted thoracoscopic surgeryまたはvideo-assisted thoracic surgery・共に略語はVATS）：光学機器の発達による鏡視下手術の出現は外科全般にわたる近年の大きな進歩で，多くの呼吸器外科手術もその恩恵を受けた．本法によって小さな創からの手術操作が可能となり，開胸術—肋骨幅の暴力的開大—による宿命的な術後疼痛から開放された．従来から行われていた後側方切開—15 cm前後の皮切，呼吸筋の切離，10 cm前後の開胸幅—に比べると侵襲は大幅に軽減し，本法の与えた患者と社会への貢献は計り知れない（図3，図7）しかしいうまでもなく手術の本質はアプロー

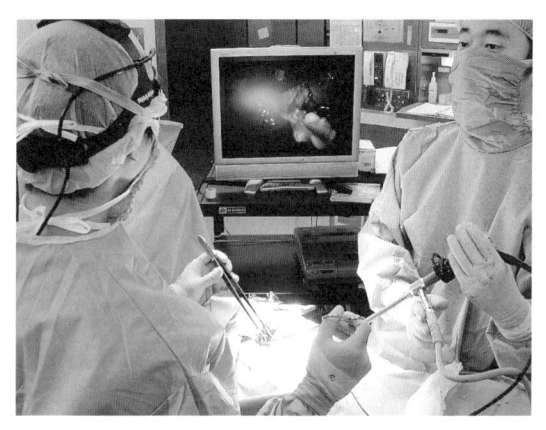

図3　胸腔鏡補助下手術
本法には創からの直視を多用する方法と術野の直視をまったく加えない方法（100％モニター視）の2種類がある．筆者は前者を好む．理由は本文を参照．兵庫県立成人病センターでは肺葉切除の5割余り，区域切除の7割余りが本アプローチで行われている．

チにあるのではなく，腔内における手術の質にある．手術の質低下のないことが本法評価の大前提である．

　方法として，創を「指は入るが手拳の入らない大きさ」までとし胸腔鏡の支援下に直視を多用する方法と，創からの直視をまったく加えない100％モニター視法の2種類がある．筆者は腫瘍への触診と複眼視を有し，安全性により優れ，しかも後者に劣らない低侵襲を享受する前者を支持する．

　後側方切開：多くの胸部病変に用いられるので標準開胸法とも呼ばれる．肩甲骨の後上方から斜め下，前腋下線に向かう皮切を加える．筋切離も大きいので，一時的ではあるが術後疼痛と呼吸筋力の低下が大きい．前項「胸腔鏡補助下手術」や次項「前方切開，腋下切開」よりも広い術野を得るので今なお本切開法はきわめて重要である．

　前方切開，腋下切開：上記切開よりも術野は狭いが筋切開を最小限に抑えた切開法で，「胸腔鏡補助下手術」と「後側方切開」の中間的存在である．小型肺がんの増加した今日，上記切開法よりも使用頻度が高くなった．

　胸骨正中切開：胸骨を縦に左右に切離する．心臓，縦隔の病変に用いられる．肺機能に与える影響や術後の疼痛は少ないが，外見上はよくめだつ傷となる．

　胸骨横断切開：左右の胸腔を同時に開く，特殊な開胸術である．

肺の切除術式

　肺摘除術：片側の肺をすべて切除するので肺全摘術とも呼ばれる．肺摘除後の残存肺はそれまで両側に流れていた心拍出量の全量を引き受けることになる．そのため運動時の心拍出量増加による血管抵抗に心臓（右心臓）が耐えられなくなると，安静時に症状がなく

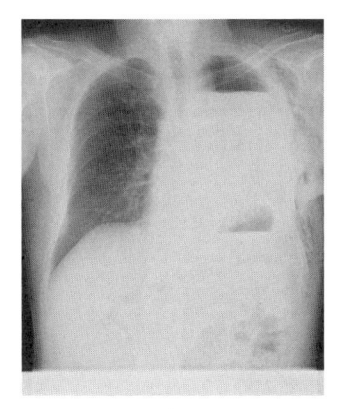

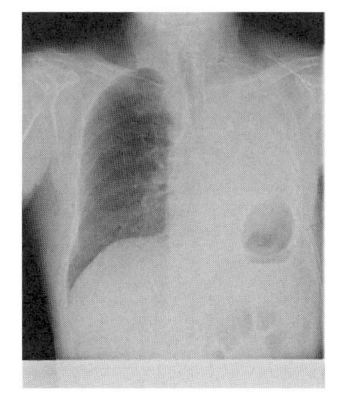

図4　肺摘除後の胸部写真
A：術後6日目．左胸腔内には術後の滲出液で液面が形成されている．この液面は徐々に上昇してやがて腔を満たす．
B：その半年後．左胸腔内の滲出液は次第に器質化し容積を減らす．Aに比べ，心陰影が左に寄り，胃泡の位置が上がっていることに注意．本文参照．

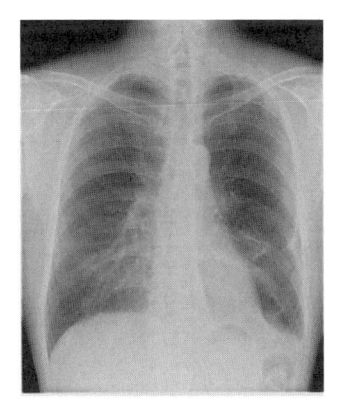

図5　左S8区域切除の術後胸部写真
まだ14日目であるが，切除の影響はきわめて小さいことがわかる．

ても心悸亢進，運動制限の症状が出る．右肺摘除の影響は左に比べてより大きいが，その理由は肺活量が右＞左であること（左肺は心臓の容積分だけ少ない）と術後における心臓の右胸腔偏位が考えられる．

　肺摘除後には胸腔という大きな空間が残る．これは人体における術後の状況の中では他に比較しにくい特異な現象である．生体はこの空間を消すためにさまざまに適合し，治癒過程をとる（図4）．

　肺葉切除術：右の3葉，左の2葉のうちのいずれかの葉を切除する術式である（図1）．肺がんでは最も適用頻度が高い．

　肺区域切除術：葉を構成する区域を切除する術式で（図1，図5），小型肺がんの発見頻

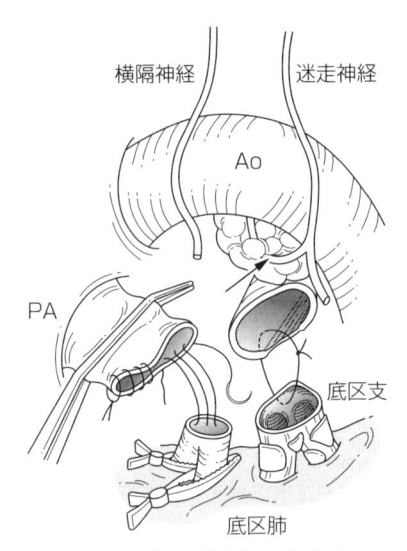

図6 気管支形成術の特殊型
病変部の肺葉や区域を切除しその末梢肺を温存する術式である．図は左上葉の腫瘍が下葉の一部に及んだためそれらを切除し残された下葉の一部（＝底区）が中枢部と縫合された．このように肺動脈も管状に切除されると"ダブルスリーブ"と呼ばれる．矢印は左反回神経．Ao：大動脈，PA：左肺動脈．
（坪田紀明：イラストレイテッド肺癌手術．医学書院，2003．より改変）

度が増えるにつれて脚光を浴び始めた．

楔状（部分）切除術：解剖学的な構造を無視した切除である．転移性肺腫瘍や肺良性腫瘍によく用いられる．早期肺がんの中のごく一部に適用する試みがある．

核出術：肺実質は取らずに病変部だけをくりぬく手術である．肺過誤腫などの良性腫瘍に適用される．

管状（スリーブ）切除術：病変部の切除に際し，これよりも末梢にある正常部分を温存して中枢健常部分と吻合する術式である．気管支を吻合して再建すれば気管支形成術と，肺動脈を再建すれば肺動脈形成術と呼ぶ．本法を用いることによって切除量の減少─肺摘除から肺葉スリーブ切除に，葉切除から区域スリーブ切除に─を図ることができる．本法は肺機能の低下を抑え，したがってQOL維持に貢献する有力な方法である．両方の形成術が同時に行われるとダブルスリーブと呼ばれる（図6）．気管分岐部に切り込んで左右どちらかの肺摘除を行い，温存肺の主気管支を気管に吻合すればスリーブ肺摘除となる．

胸膜肺摘除術：胸壁直下で壁側胸膜を破ることなく（図1），すなわち胸腔に入ることなく肺もろとも一側肺を全切除する．胸膜中皮腫に用いられる侵襲のきわめて大きい手術である．

外科的疾患と術式

肺腫瘍

[原発性肺がん]

概説：肺がんの臨床像は以前と様変わりしてきた．数年前に胃がんの発生率を追い抜き，全臓器の悪性腫瘍の中で最も死亡率が高く，今やわが国で最も恐ろしい疾患となった．10年前には肺がんの約3割にしか手術適応がなく，残りの7割の症例は初診時，すでに手術時期を逸し，保存療法の対象となっていたが，ここ数年では手術例が4割を超えるようになってきた．診断機器の発達によって，より早い時期に腫瘍が見つかり始めたからである．その結果，手術例の中に占める進行がんの比率が減って1期肺がんが増え，結果として手術症例全体の生存率が向上した．術後5年生存率は早期がんで90％，1期80％前後，2期50％前後，3期20％前後となる．また進行がんの減少は拡大手術の減少となって外科療法の安全性を高めることにもなった．過去20年間の兵庫県立成人病センターにおける原発性肺がん手術症例は2,167例（男／女：1,543/624）でそのうち気管支形成術は231例（11％）である．今日，手術はきわめて安全に行われ，当センターにおいても直死率（術後1カ月以内の死亡）5例（0.23％）の成績を得た．肺がんの激増は発生頻度に因るのか，発見手段の改善に因るのか，おそらくその両方であると思われるが，高齢者に増加傾向が強いのは平均寿命の延長も関与しているであろう．

病期と組織分類：病期には手術前に得られる臨床病期と術後の組織学的検討を加えた病理病期があり，それぞれ他臓器の腫瘍と同様，1期，2期，3期，4期に分けられる．当然，両分類は若干の食い違いを見せるが，その相違は少ないほうがよい．1期の前に早期がんを区別する時もある．2期までは手術が第1選択で，4期には化学療法が選ばれる．3期の一部に手術が行われたり，放射線療法や化学療法後に手術が行われることもある．図7に兵庫県立成人病センター呼吸器外科における病期別手術成績を示す．

化学療法も近年大きな進歩を遂げた．ゲフィチニブ（イレッサ®）の登場と分子標的薬剤の開発は本法の今後の飛躍に期待をもたせるが，未だ生存率を大きく変えるには至らない．

肺がんは病理組織学的に大きく分けて扁平上皮がん，腺がん，小細胞がん，その他，に分類される．小細胞肺がん以外を非小細胞肺がんとひとまとめに呼ばれることも多い．腺がんが最も多い．小細胞がんの悪性度が最も高く手術適応になる機会は少ないが，化学療法によく反応する．

肺がんに対する手術術式：

・**標準切除**：肺がんに対して"標準的"に用いられるのでこう呼ばれる．一般に葉切除

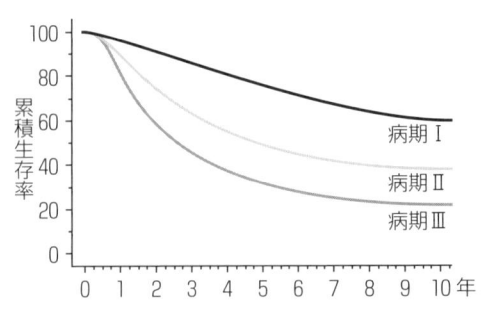

図7　兵庫県立成人病センター呼吸器外科における原発性肺がん完全切除例の病期別予後．他病死などの全死亡を含む（1985～2004）

を指すが，肺摘除も含まれる．
- 縮小切除：切除量が上記よりも縮小された範囲，すなわち区域切除，部分切除を指す．葉切除に耐えられない時に適用される消極的適応と，葉切除に耐術であるが，敢えてこれを実施する積極的適応あるいは意図的適応に分けられる．今，早期がんに対する積極的な区域切除の適応が討論の的になっている．
- 拡大切除：肺の切除と共にこれに隣接する臓器，たとえば肋骨や肋間筋を含む胸壁，横隔膜，食道の筋層なども同時に切除する術式である．場合によっては補助循環下に左房や大動脈切除なども行われる．

［転移性肺腫瘍］

　他臓器に原発した腫瘍が肺に転移してきた場合に原発性肺がんと区別してこう呼ばれる．肺以外に転移巣が見つかっておらず，一側でかつ単発の時，手術のよい対象となるが，複数個でも切除されることがある．部分切除で対処されることが多いが，大きさによっては当然，他術式も選択される．

　その他の悪性腫瘍には悪性リンパ腫，肉腫などあるが，稀なので省略する．

［肺良性腫瘍，良性腫瘤］

　悪性に比べ良性腫瘍の頻度は低く，症状を伴わない場合は手術適応に乏しいが，良悪の鑑別が難しい場合には，切除されて，その後に良性と判明することも珍しくない．代表的腫瘍は過誤腫で，部分切除や核出術が選ばれる．

　その他には各種の炎症性腫瘤が肺がんとの鑑別疾患として切除されることがある．

気腫性疾患

［気胸］

　胸腔内に空気の存在する状態をいう．原因によって次の2疾患に分けられる．
- 自然気胸：ブラ，ブレブの破裂によって肺が虚脱する．好発部位は肺尖部（図1中☆

印で示す）であるが，他の部位にもできる．小部分の虚脱では症状に乏しく，自覚されない時もある．若年男子に多いが，他年齢層にも起こる．
- **続発性気胸**：肺がんや，肺膿瘍など，他の肺疾患による胸膜の破綻によって起こる．特殊な病態として，月経周期に一致して発生する月経随伴気胸がある．外傷後にも気胸が発生する．

両者とも，多くの場合，胸腔鏡下のブラ，ブレブ切除術で対応することができる．

［巨大ブラ］

肺胞壁の破綻によって生じた気腫にチェックバルブ現象が働き，年余をかけて巨大化して本疾患となる．これが健常部分を圧迫し，片側胸腔の半分以上を占め始めると呼吸困難症状が現れる．対側肺の機能が良好であれば自覚症状が現れ難いこともある．
- **ブラ縫縮術**：ブラによる圧迫症状が出現すれば切除の対象となる．下記の疾患，手術と類似するが，別疾患に対する別手術，と理解した方がよい．

［肺気腫］

気腫性変化が肺全体にびまん性に生じ，進行すれば呼吸困難症状が現れる．肺容量減量手術（lung volume reduction surgery：LVRS）や，時には肺移植術の対象となる．
- **肺移植術**：片肺移植と両肺移植がある．ドナーによって脳死移植，生体移植に分けられ，さまざまな原因によって不可逆性の機能不全に陥った肺に対して行われる．

炎症性疾患，その他

［肺結核］

肺結核の発生は依然として続いており，注意を忘れないが，外科的な処置を要する結核性病変は大変少なくなった．わずかに残っていた陳旧性膿胸も徐々に減っている．結核病巣の肉芽様変化である結核腫は肺がんとの鑑別が困難となって切除されることがある．

［気管支結核］

気管支結核が狭窄や閉塞を残して治癒すると，これによる症状が発生する．病変が左右の葉気管支，区域支に起こればその末梢肺に炎症や無気肺が生じる．肺葉切除，気管支形成術の対象となり，今後も結核の外科的疾患として重要である．

［気管支拡張症］

気管支が嚢状に拡張しそこが感染の場となる．繰り返す炎症と多量の喀痰が特徴である．小児期に罹患した重篤な呼吸器疾患の後遺症として成人になってから発症するが，そのような社会環境を脱した本邦では本疾患の発生は激減した．

内科的に対処できなくなれば手術が考慮される．病巣が限局していると症状は葉切除で劇的に改善するが，多発性に両側広範囲にあれば外科治療の対象とならない．

［肺膿瘍］

肺がんや肺炎から二次的に本疾患に進展する．内科的な治療が奏功しない時，肺葉切除が選択される．糖尿病の合併が本症発生の危険因子である．

［肺動静脈瘻］

肺動脈血が毛細血管を経ずに肺静脈に注ぐ先天性疾患である．当然シャントとなって動脈血酸素分圧を下げるが，少量であれば臨床症状を呈さない．シャントを介した動脈系への慢性的な血流異常は血栓などを生み他疾患の遠因となるので切除の対象となる．

その他に肺分画症や気管支閉鎖症，気管支嚢胞などの先天性疾患があるが，割愛する．

胸膜，胸壁，胸腔の疾患

［びまん性胸膜中皮腫］

胸水貯留に因る呼吸器症状を主症状として発病する胸膜発生の悪性腫瘍である．以前は早期発見されることは稀で不治の病の観があったが，胸腔鏡検査の発展と共に胸膜肺摘除の適応となる早期例も見つかり始めた．しかしながら侵襲の大きい外科療法を実施してもなお予後の厳しい疾患である．本疾患の発病には潜伏期20～30年といわれるアスベスト暴露歴が大いに関係するので，本邦においてはこれからの増加が懸念される．腹膜に発生すれば腹膜中皮腫と呼ばれやはり根治は難しい．

［用語解説］

中皮腫

大きな社会問題となっているびまん性中皮腫は，胸膜に発生する腫瘍性疾患である．根治を目的とした場合，肺臓を丸ごと含んだ胸膜肺摘除術が選択される．病変の少ない肺にとってはまったく迷惑な話である．そこで胸膜は切除しても肺は取らない手術やYAGレーザーによる胸膜焼灼，あるいは胸腔温熱療法や腔内抗がん剤灌流など，さまざまな方法が試みられてきたが，いずれも一時的な症状緩和を得るにすぎない．予後の期待できる治療法は今のところ胸膜肺摘除しかない．新しい抗がん剤の報告が出始めたが，どこまで期待できるか今のところ不明である．

本疾患は，中皮細胞のあるところならどこでも発生する．頻度は低いが，腹膜中皮腫はもちろんのこと，先に述べた心嚢にも発生する．胸膜肺全摘除の理論に従えば腹膜中皮腫には腹膜もろとも腹腔内臓器を全摘除しなければならない．全心膜を含んだ心嚢内臓器摘除？　そんなことはあり得ない．胸膜中皮腫にだけに適用されるこの手術は胸腔内に一度も入らないで進行する．肺表面には一度も触れることなく手術が終わるので無実の肺には本当に申し訳ない手術である．

［限局性胸膜中皮腫］

良性のことが多いが，時に悪性を呈するので注意を要す．最近の研究で胸膜発生に疑問が示され，本疾患名よりも solitary fibrous tumor of the pleura（SFT）と呼ばれることが多い．

［膿胸］

肺炎後膿胸：肺炎の合併症として胸腔内に浸出液が貯留し，これが膿性となった状況である．発生初期はドレナージにて対処可能であるが，慢性期になると次の肺剥皮術が選ばれる．

結核性膿胸：陳旧性膿胸とも呼ばれる．

- **肺剥皮術**：肺表面にできた異常な線維性肥厚膜を剥がし，肺の再膨張を促す．
- **開窓術**：胸腔内に貯溜した膿汁を体外に排除するために胸壁に窓を開ける手術である．急性増悪期，重篤な時期に用いられることが多い．
- **胸郭成形術**：肋骨を切除して膿胸腔をつぶす手術である．結核性膿胸が減少したので適用頻度は減少した．

気管支と膿胸腔が連絡をもつ有瘻性膿胸，連絡のない無瘻性膿胸と分類されることもある．前者は重篤になりやすく治療もより困難である．

そのほかの結核に対して用いられる手術は割愛した．

［胸壁腫瘍］

肋骨，肋間筋や胸壁の結合織，脂肪織など，胸壁を構成するあらゆる組織から発生し，良性，悪性共に切除の対象となる．肋骨切除が一定面積を超えると換気能が低下する．これを避けるため，部位によっては固い支持組織による胸壁欠損部の補塡が必要となる．しかし実際には原発性胸壁腫瘍よりも他臓器からの転移性腫瘍の頻度がより高く，これらは原則として切除の対象にはならない．

縦隔疾患

左右の肺の間を縦隔と呼び，胸骨側を前縦隔，背骨側を後縦隔，その間を中縦隔と区分し，それぞれに好発腫瘍がある．前縦隔腫瘍が最も多彩であり，臨床的にも重要な部位である．

1. 前縦隔には多様な胸腺関連腫瘍が発生する．その中で最も頻度の高い腫瘍は胸腺腫である．この腫瘍は当初は良性腫瘍の性格を有してゆっくりと増大するが，やがて他臓器に浸潤する悪性腫瘍である．胸腺は重症筋無力症の発生と関連があるので腫瘍化していない胸腺も切除の対象となる．そのほかにもさまざまな悪性腫瘍が重篤な症状を伴って発生するが，比較的稀なのでここでは省略する．
2. 中縦隔には気管支嚢腫，食道嚢腫，心膜嚢腫などの先天性の嚢腫が好発する．

[用語解説]

dumbbell type tumor
神経原性腫瘍の中の特殊型である．多くの成人神経原性腫瘍は無症状で切除に急を要しないが，椎体のすぐ傍にある脊髄神経節から発生する神経節細胞腫には注意が必要である．本腫瘍は良性ではあるが，椎間孔を通って脊髄腔に達すると脊髄圧迫症状を引き起こす．したがってその恐れがある時には切除の対象となり，脊髄に対する十分な注意のもとに手術が実施される．なお，本疾患の名称は椎間孔によって生じたくびれ（亜鈴，dumbbell）に由来する．

重症筋無力症
骨格筋の疲れ易さを主症状とする自己免疫疾患である．主な病態は，1）神経と筋肉との接合部におけるアセチルコリンリセプターに抗体が結合し，リセプターの数が減少する，2）筋肉の反復使用によりアセチルコリンの数が消費され筋肉の収縮不全を起こす，の2点である．症状としては眼瞼下垂，複視，閉眼障害，四肢脱力感などがあり，進行すると嚥下や咀嚼の障害，さらには呼吸困難などが現れる．治療法として抗コリンエステラーゼ剤の内服や胸腺摘出が行われる．約1/4の症例に胸腺腫の合併がみられる．

3．後縦隔に発生する主な腫瘍は神経原性腫瘍である．

上記2，3の腫瘍は良性であることが多く，その場合には胸腔鏡補助下の摘出が試みられる．小児に発生する神経原性腫瘍はその半分以上が悪性である．

文献
正岡昭・監修，藤井義敬・編集：呼吸器外科学・3版．南山堂，2003．
渡辺洋宇，藤村重文，加藤治文：臨床呼吸器外科・第2版．医学書院，2003．

（坪田紀明）

II-9　対象となる疾患と手術：乳腺

　日本の乳がんは罹患率，死亡率ともに世界の中でも低率の国に属するが，近年，生活様式の欧米化に伴い日本人乳がんの罹患率は急増し，年間約40,000人の女性が乳がんに罹患している．乳がん罹患率は今後も増加し，2015年には年間約48,000人の女性が乳がんに罹患すると予測されており，この数字は結腸がんの58,000人に次いで第2位であり，年齢調整別罹患率では56.9となり，部位別では第1位となることが予測されている．一方で，乳がんは他のがんと比較して予後が良いため，死亡率は高くなく，その部位別順位は，胃がん，肺がん，結腸がん，肝がんに次いで5位にある．しかし，全乳がん患者の30％ががんの転移再発で死亡することを考えると，乳がんの早期発見による適切な治療が重要となる．

　乳房は，出産時に乳汁を分泌する皮膚の付属器官である（図1）．その中には「乳腺」とよばれる腺組織と脂肪組織などが存在する．

　乳腺組織は，15～20の「腺葉」に分かれ，さらに各腺葉は多数の「小葉」に枝分かれしている．小葉は乳汁を分泌する小さな「腺房」が集まってできている．小葉や腺房が乳管で連絡し合い腺葉を形成し，最終的には主乳管となって乳頭に達する．通常，乳がんは乳管から発生し，乳管内にとどまるものを非浸潤性乳管がん，乳管外に浸潤するものを浸

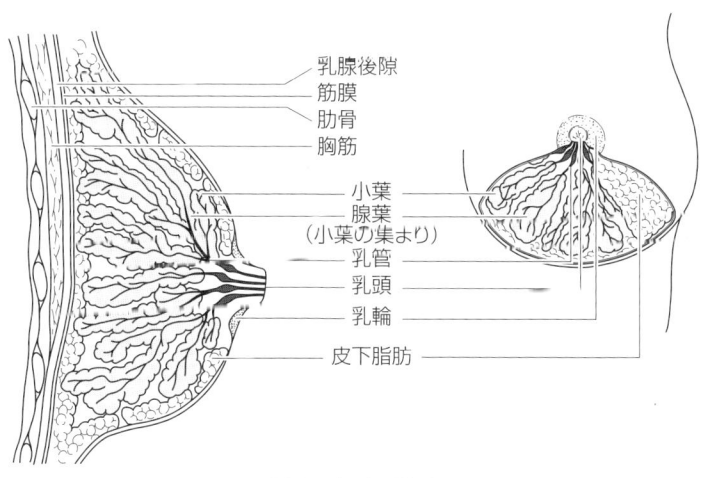

図1　乳房の構造
（霞富士雄，園尾博司・編集：All about Breast Cancer. 企業作成，教育用スライド．より改変）

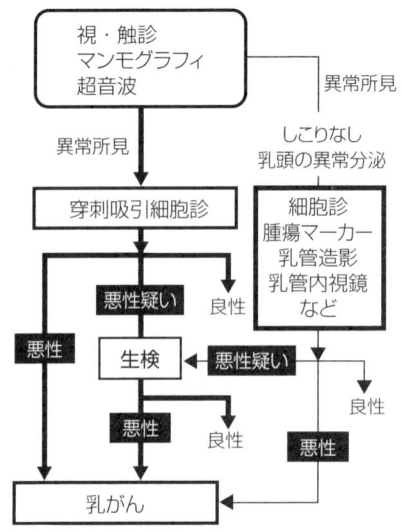

図2 検査（診断までの手順）

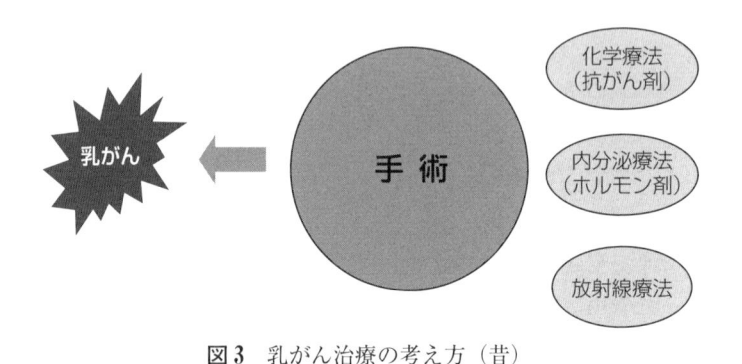

図3 乳がん治療の考え方（昔）

潤性乳管がんという．また，小葉から発生するがんは小葉がんと呼び，近年，増加傾向にある．

乳がん患者のほとんどが，乳房のしこりを自覚して外来を受診する．また，最近では，マンモグラフィ併用乳がん検診が始まり，腫瘤非触知の早期乳がん患者が増加しつつある．現在，多くの診断機器がある中で，乳がんの診断には，まず，視・触診，マンモグラフィ，超音波が使用される．さらに，確定診断を得るために，穿刺吸引細胞診，針生検，切除生検が施行される．乳がんの確定診断が得られれば，次には腫瘍進展範囲，病期決定目的に，CT，MRI，骨シンチなどが施行される（図2）．

わが国の乳がんの治療は約20年ぐらい前までは，他のがんと同様，手術偏重の治療方針がとられ，乳房切除および所属リンパ節郭清が標準治療とされた（図3）．その中でも大胸筋，小胸筋を合併切除する「定型的乳房切除術」はその名前のとおり画一的に施行さ

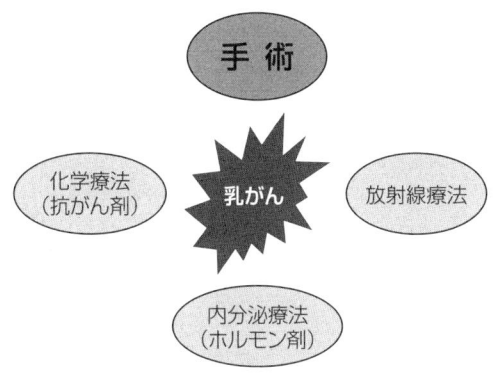

図4 乳がん治療の考え方（今）

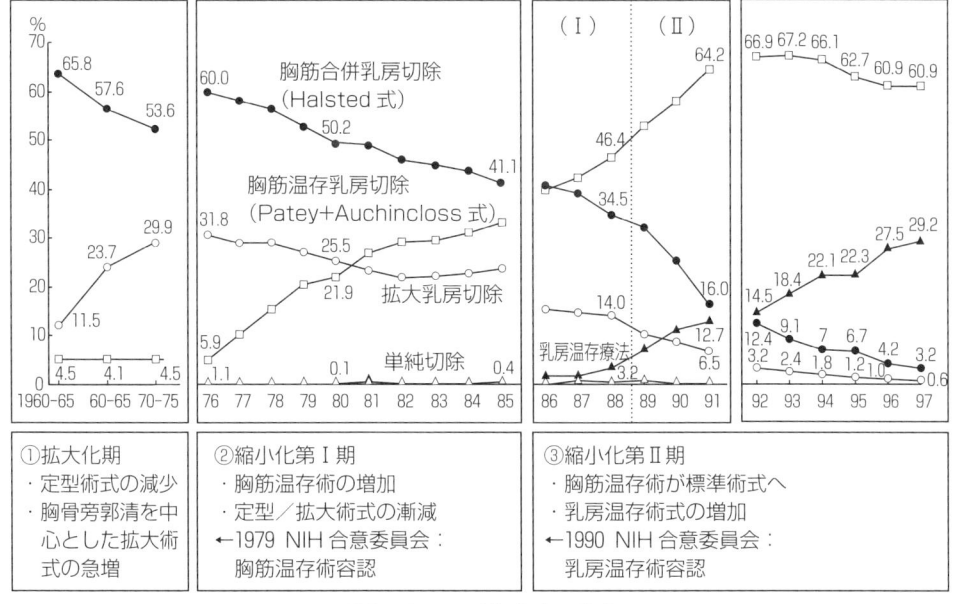

図5 乳がん手術術式の推移
（外科治療74：85，1996．より改変）

①拡大化期
・定型術式の減少
・胸骨旁郭清を中心とした拡大術式の急増

②縮小化第Ⅰ期
・胸筋温存術の増加
・定型／拡大術式の漸減
←1979 NIH合意委員会：
　胸筋温存術容認

③縮小化第Ⅱ期
・胸筋温存術が標準術式へ
・乳房温存術式の増加
←1990 NIH合意委員会：
　乳房温存術容認

れ，さらに胸骨傍リンパ節を郭清する「拡大乳房切除術」が予後を改善する可能性を求めて施行されていた．局所を可能な限り切除すれば予後改善が期待できるとの考えから，術後の患側上肢リンパ浮腫や運動知覚障害などはやむを得ない後遺症として無視されていた．その後，縮小手術の予後が定型手術や拡大手術とかわらないという世界の臨床試験結果を受けて，胸筋温存乳房切除術が始まり，さらには乳房温存手術へと縮小手術全盛の時代を迎えた．

近年，乳がんの治療法は大変革をとげ，乳がんを「全身病」とする考えから，乳がん治療における局所療法としての手術の重要性は薄れつつある（図4，図5）．しかし，乳がんの手術は一般外科医が片手間に行って良いものでは決してなく，乳がんに関する高度な知

```
乳房内のがんをどのように切除するか？
 ・乳房切除範囲  ━━▶  乳房切除
                     乳房部分切除

局所リンパ節をどのように切除するか？
 ・リンパ節  ━━▶  腋窩リンパ節郭清
                  センチネルリンパ節生検
```

図6　現在の標準手術治療

```
・局所コントロール（局所再発を減らす）
・予後因子の確認（補助療法の選択）
```

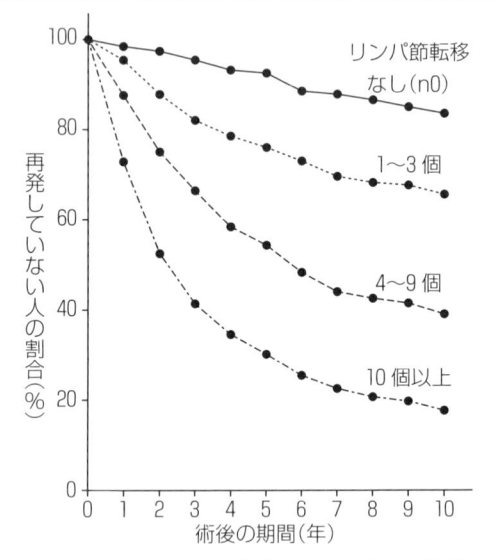

[グラフ：縦軸 再発していない人の割合(%)、横軸 術後の期間(年)
リンパ節転移なし(n0)、1〜3個、4〜9個、10個以上]

国立がんセンター中央病院（1962〜1991年：4592例）

図7　腋窩リンパ節郭清の目的

```
・リンパ液貯留
・上腕のリンパ浮腫
・腋窩の疼痛
・上腕の知覚麻痺
```

図8　腋窩リンパ節郭清のデメリット

識と技術をもった乳腺専門医が乳がんの治療の一環として行うべきものであると考える．

現在の乳がんの標準手術術式は，乳房切除範囲とリンパ節郭清範囲で決定される（図6）．腋窩リンパ節郭清の目的は，局所コントロールと予後因子としてのリンパ節転移の有無の確認である．特に，リンパ節転移個数はその後の治療の内容を決定する重要な情報となる（図7）．しかし，腋窩リンパ節郭清には，リンパ浮腫や腋窩，上腕の知覚障害といった後遺症が起こる可能性がある（図8）．やむを得ず発症する患側上肢リンパ浮腫や運動知覚障害の治療を行うためには，乳がんの手術手技を理解し，各患者の受けた手術内

[用語解説]

乳癌の所属リンパ節

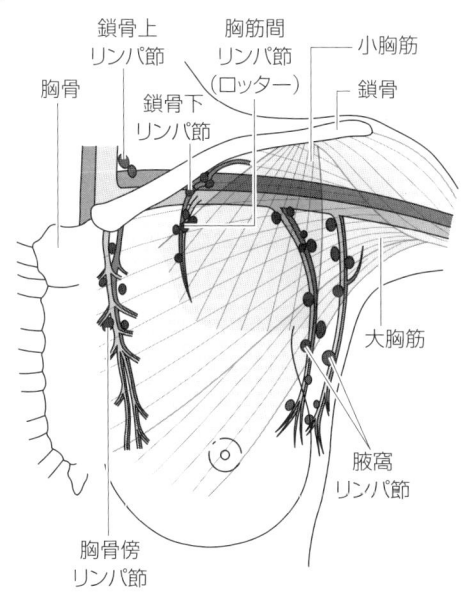

乳癌の所属リンパ節には
1) 腋窩リンパ節
2) 鎖骨下リンパ節
3) 鎖骨上リンパ節
4) 胸骨傍リンパ節

の4つがある（図）．なかでも，腋窩リンパ節は乳房のリンパ流の3/4が流入するといわれ，この部位のリンパ節への転移の有無，転移リンパ節個数が予後と関連する．さらに腋窩リンパ節は，小胸筋を境に，外側をレベルⅠ，腹側・背側をレベルⅡ，内側をレベルⅢ（＝鎖骨下リンパ節）と分類している．

容を理解しておく必要がある．具体的には，乳房切除範囲と腋窩リンパ節郭清範囲，神経温存状況などである．

乳房切除術

現在，乳房切除術が行われる場合，ほとんどが胸筋温存乳房切除術であり，腋窩リンパ節郭清法の違いを除いてペイティ（Patey）法，オーチンクロス（Auchincloss）法，児玉

[用語解説]

胸筋温存乳房切除術

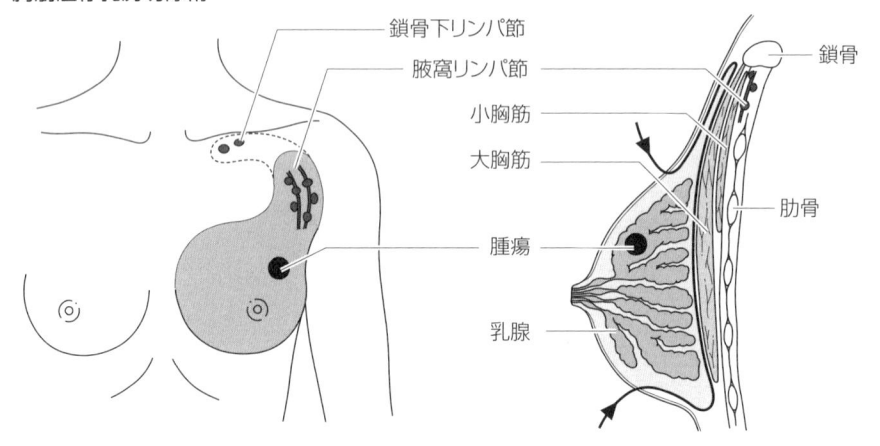

切除術の種類と切除範囲
　オーチンクロス（Auchincloss）法：Bt＋Ax（レベルⅡ）
　ペイティ（Patey）法：Bt＋Ax＋Ic＋Mn（レベルⅢ）
　児玉（Kodama）法：Bt＋Ax＋Ic（レベルⅢ）
　　Bt：乳房，Ax：腋窩リンパ節，Ic：鎖骨下リンパ節，Mn：小胸筋

■長所
・胸筋を残すため，手術した後，脇の下がへこむことがなく，皮膚に肋骨が浮き出ることもあまりない．
・胸筋を切除する手術に比べて，腕や肩の筋力低下や運動障害の程度が少なくなる．

■短所
・胸筋合併乳房切除ほどではないが，腕のむくみを生じることがある．
・腕や肩の運動障害を回復させるためには，術後の十分なリハビリテーションが必要．
・胸筋の神経が保存されていないと，胸筋を残しても，後になって筋肉の萎縮が起こる．

図9 乳房切除範囲

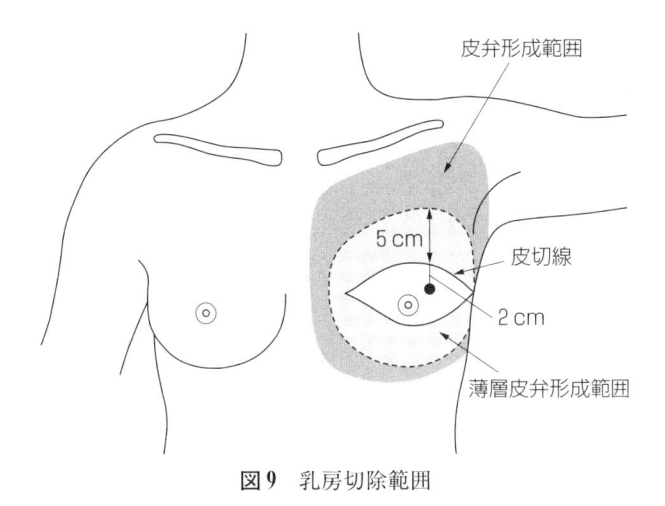

(Kodama) 法は共通の手技と考えられる．ここでは，乳房切除術の手技を簡単に解説する．

皮膚切開，皮弁形成

皮膚切開は腫瘍縁より約2cm離してスチュワート（Stewart）の横切開で行う（図1）．腫瘍と乳頭の位置関係によっては，斜切開を用いることもある．いずれの場合も切開線が腋窩にかからないように配慮し，皮切範囲は必要最小限度にする．

＊皮切両端は最後に縫合した時に「ドッグイヤー（dog ear）」とならないように，紡錘形にデザインする（図9）．

皮膚切開線から約5cmは薄層に皮弁を形成し，上方は鎖骨下縁，内方は胸骨正中，外方は広背筋前縁，下方は乳房下窩を越えた線まで皮弁を形成する．

＊腋窩の部分は皮膚切開線からの距離にかかわらず薄層剝離の範囲に含める．これは，腋窩部分では胸筋前リンパ節（prepectoral lymph node）が表面近くにあることと，あまり脂肪を付けると日常生活で腕を下におろして前後左右に動かす時に段差になった部分が擦れて不快を感じるからである．

大胸筋筋膜切除，乳房切除

薄層剝離予定線まで皮弁作成が進んだら，徐々に皮弁を厚くしさらに奥へと皮弁を作成し，全周で筋肉に達する．頭側，内側では大胸筋，尾側では前鋸筋，外側では広背筋に達する．鎖骨下縁の位置より大胸筋筋膜を乳房側に付着させて，大胸筋を損傷しないように乳房を外翻していき，大胸筋外縁まで乳房を剝離する．この際，胸骨縁では内胸動静脈の穿通枝が2，3本出ているので，損傷しないように結紮切離する．

[用語解説]

ドッグイヤー（dog ear）
紡錘状に皮膚切除した両端はそのまま縫合すると，まさに「犬の耳＝dog ear状」に正中側，外側ともに持ち上がった形となる可能性がある．切除皮膚の両端の角度の問題と皮弁上下の距離の差が原因と考えられる．縫合前に両端皮膚をしゃくりあげて切除し，dog earの盛り上がった部分をなくす．

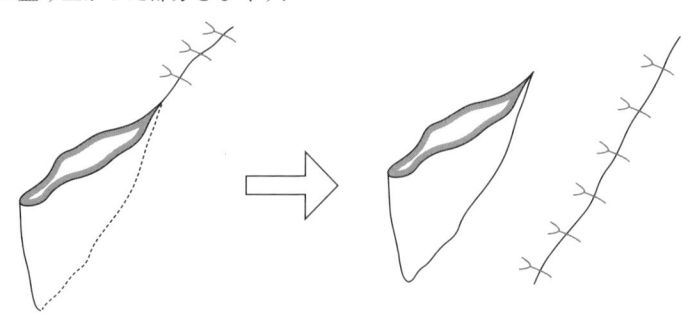

側胸処置

さらに尾側から外側へ乳房の剥離を進め，前鋸筋筋膜を剥離，広背筋外側縁まで達する．この際，前鋸筋からの貫通枝は丁寧に結紮切離し，また，腹直筋鞘を剥離しないように注意する．

下胸筋神経温存

大胸筋外縁に沿って剥離を進めていくと，大胸筋頭側1/4のところで大胸筋外側支配血管および下胸筋神経を確認することができる．血管に沿って深胸筋膜を切開し，下胸筋神経をよけながら頭側へ剥離を進めると，腋窩静脈との合流部に達する．この際，胸筋外縁血管より外側に分岐する小血管を丁寧に結紮切離しておく．

腋窩郭清（図10）

オーチンクロス（Auchincloss）法に準じた手技を解説する．

①腋窩動静脈の露出：小胸筋外側で深胸筋膜を切開し，先に露出した腋窩血管に沿って内側に郭清を進める．上肢を内旋挙上して両胸筋の緊張をとり，胸肩峰動静脈外側縁まで達し，そこから外側に向けてレベルIIリンパ節を郭清してくる．この際，小胸筋を貫通する中間胸筋神経の温存に留意する．

②胸筋外縁血管，下胸筋神経周囲の郭清：胸筋外縁血管，下胸筋神経周囲の脂肪織を剥離し，レベルII郭清と合流して外側に向かう．腋窩静脈に伴走する細い上腕内側皮神経の温存に留意しながら，胸腹壁静脈，外側胸動静脈を確認する．

③胸腹壁静脈，外側胸動静脈切除：胸腹壁静脈，外側胸動静脈をおのおの根部にて結紮

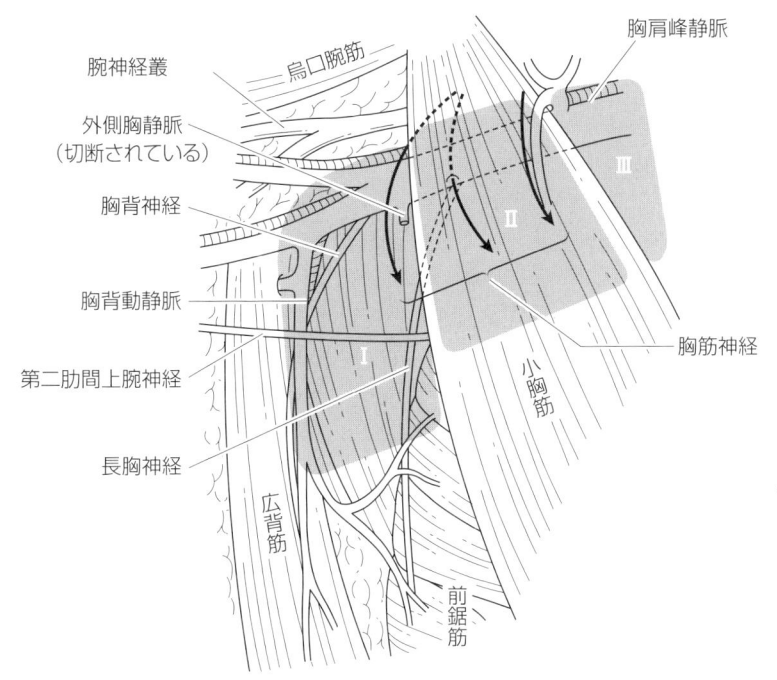

図10 腋窩リンパ節のレベル分類と血管神経分布
血管神経分布が見やすいように大胸筋は除かれている．
(霞富士雄, 植野映・編集：乳癌の手術, 南江堂, 1993.より改変)

切離する．

　④**ハイポイント処理**：前鋸筋筋膜上で腋窩組織を包み込むようにして前鋸筋を胸背動静脈前鋸筋枝の高さまで露出する．ここで長胸神経を確認する．頭側では胸背神経と長胸神経が鋭角に接する部位まで長胸神経を露出し，内側長胸神経と外側胸背神経の間を十分広げ，腋窩静脈下で到達できる最上端で両神経の間の脂肪織とリンパ管が帯状になった組織索を挟み結紮切離する．

　⑤**第二肋間上腕神経温存**：肋間神経より分岐し胸壁より上腕内側皮下まで腋窩を横走する肋間上腕神経は1～3本認められ，特に第二肋間上腕神経は最も太く起始部付近で外側胸静脈と直行する．前記の前鋸筋露出過程で第二肋間上腕神経を確認し，これを周囲組織より剝離して温存する（→損傷時：上腕内側知覚障害を引き起こす）．

　⑥**長胸神経温存**：長胸神経前縁で脂肪を含む結合織を切離し，神経を後背側に落とし込む．この神経の遊離は胸背動静脈前鋸筋枝流入部背側部直下にほぼ一致する長胸神経下部前鋸筋分布部まで行う（→損傷時：翼状肩を引き起こす）．

　⑦**腋窩深部郭清**：腋窩静脈の下面を広背筋白色腱鞘まで露出し，胸背動静脈，およびやや内側より合流する胸背神経に沿ってこれらの広背筋枝と前鋸筋枝の分岐部までの腋窩組織を内外側より肩甲下筋膜上で一塊に郭清する．

ドレナージチューブ

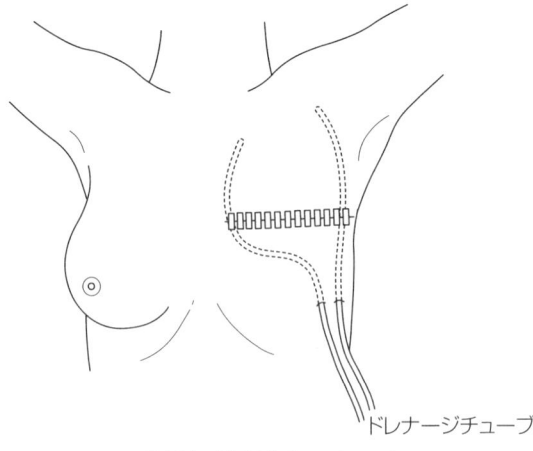

図11 閉創とドレナージ

止血，ドレナージ

手術創内を生食水にて洗浄し，出血がないことを確認した後，前胸部皮下および腋窩部にドレーンを挿入留置する．

閉創

損傷した創縁皮膚は切除した後，4-0吸収糸（PDSIIなど）で真皮縫合し，テープ（Steri-Strip）固定する（図11）．

乳房温存手術

切除範囲マーキング

手術体位をとった後，超音波装置を用いて腫瘍進展範囲，切離予定範囲をマジックにてマーキングする．通常，腫瘍外縁より2cm離れた部位までを切離予定範囲とし，切離予定線に沿ってキシロカインゼリー入りインジゴカルミンを注入する．

皮膚切開（図12）

皮膚切開線は，Langer線に沿った弧状切開，放射状切開，乳房下縁に沿った斜切開，乳輪縁から連続した横切開などがあるが，腫瘍の部位，大きさ，あるいは施設間によって採用する方法に差がある．個々の症例に応じて残存乳房の変形が最も少ない方法を選択するべきである．

腫瘍の摘出（図13）

皮切に続いて皮下脂肪織を切開し，切離予定線を確認しながら切離予定範囲全体を皮膚

[用語解説]

乳房温存療法の適応

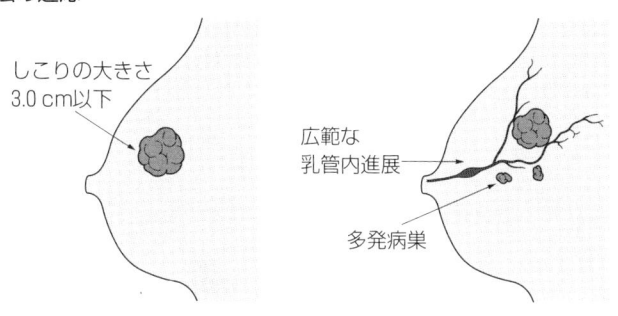

乳房温存療法ガイドラインによる適応（1999年）
1. 腫瘍（しこり）の大きさが3cm以下
2. 各種の画像診断で広範な乳管内進展を示す所見（マンモグラフィで広範な悪性石灰化を認めるものなど）のないもの
3. 多発病巣のないもの
4. 放射線照射が可能なもの．したがって以下のものは原則として適応から除外する
   a) 重篤な膠原病の合併症を有するもの
   b) 両側胸部の放射線既往照射のあるもの
   c) 患者が照射を希望しない場合
5. 患者が乳房温存療法を希望すること

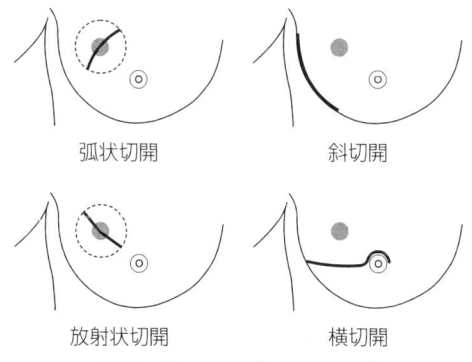

弧状切開　　斜切開

放射状切開　　横切開

図12　乳房温存術の皮膚切開

から切離する．乳頭対側より乳腺の切離を開始し，大胸筋筋膜まで達した後，鉗子にて筋膜を持ち上げ，裏側より切離予定範囲全体の筋膜と大胸筋の間を切離する．腫瘍を含めた切離予定部を把持し切離予定線に沿って乳腺を切離し，摘出する．

＊乳房温存術は，乳がんを含めた乳房の一部を切除することにより，乳がんを取りきる方法であるが，残った乳房にがんが再発しないためには，

　1) 初回手術でがんを取り残さない

図13　乳房温存術切除範囲

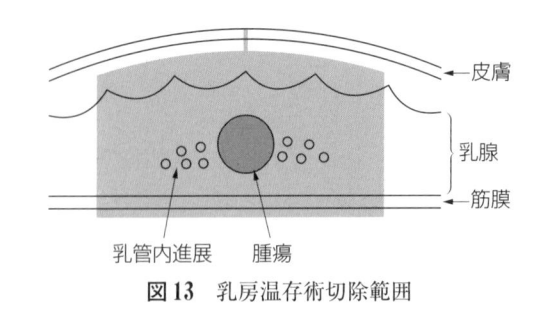

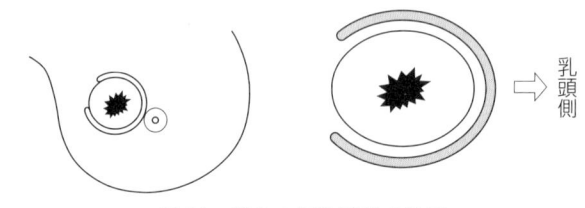

図14　術中の切除断端の検索

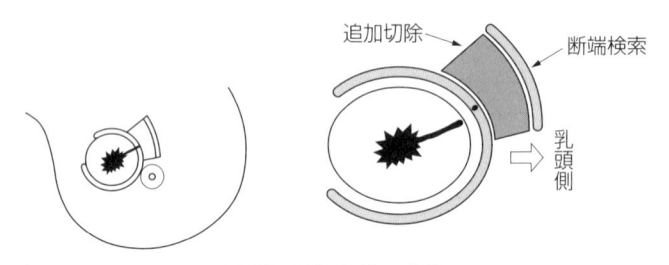

図15　追加切除の方法

2）残った乳房に放射線照射を行う

ことが必要である．1）を確実に行うために各施設でさまざまな工夫がなされている．

[切除断端の検索]

部分切除された乳房のさらに外側をリンゴの皮を剝くように3～5 mm幅で追加切除し，切除断端にがんが及んでいないかを迅速病理診断で調べる（図14）．

この結果，断端にがんの進展がみられないならがんが取りきられたと判断し，温存術は終了となる．

しかし，この切除断端にがんの進展がみられた時にどのように対処するかを決めておく必要がある．

断端陽性部を約1 cm幅で追加切除し，さらにその外側を同様の方法で3～5 mm幅で追加切除しがんの有無を再度，迅速病理診断で調べるのが追加切除の方法である（図15）．

断端が陰性になるまで同じ操作を繰り返すが，実際には追加切除を加えれば加えるほど，残る乳房は少なくなり，変形を余儀なくされる．したがって，どこまで乳房温存を希望し，追加切除を行うのかを術前に患者とよく相談し決定しておく必要がある（図16）．

[用語解説]

迅速病理診断
切除した乳腺はホルマリン液で固定した後分割し薄く切ってプレパラート標本を作り（永久標本），病理医が時間をかけて検鏡し診断する．しかし，手術中に急いで診断するためには，リンパ節や切除乳腺を急速冷凍で固めて標本を作り病理医が短時間で診断する．これが術中迅速病理診断である．永久標本に比べ標本の質が劣り，なおかつ短時間での診断となるため，診断の精度は術後病理診断より劣る．したがって術中迅速病理診断で断端陰性と判断されても術後病理診断で断端陽性となる可能性がある．

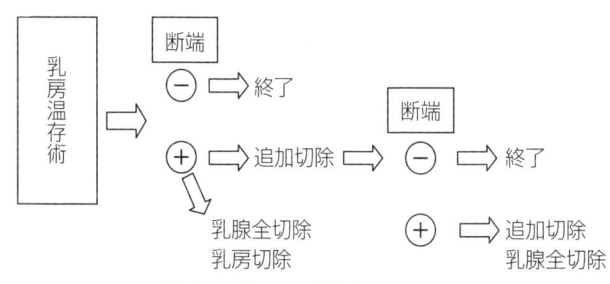

図16 術中断端検索のシェーマ

［術後放射線療法］

乳房温存術をがんの取り残しなく行えても，残った乳房内には5〜10％の頻度で再発が起こる．これは，乳房内の多発か，切除前にすでにがんが血管やリンパ管にはいって乳房内に広がっていた結果と考えられる．そこで，残った乳房に予防的に放射線照射を行うことで，乳房内の再発を1〜2％にまでおさえることができる．このような考えのもと，乳房温存術後には基本的には必ず放射線照射を行う．2 Gy／回，計50 Gyという量で，毎週月曜〜金曜，週5日，5週間を要す．

副作用は主に照射部位のみに生じ，放射線性皮膚炎，ちょうど日焼けの強いものが一番多く，よく心配されるような全身のダメージや免疫力の低下などは起こらない．

［永久標本での断端陽性例の対応］

術後永久標本で切除断端にがんの進展が認められた時には，以下の3つの方法で対処する．

1) 追加切除（再手術）：追加部分切除
2) 追加切除（再手術）：乳房切除
3) 放射線照射

断端陽性部位，範囲など病理組織診断と照らし合わせて主治医との相談で対処法を決定する（図16）．

センチネルリンパ節生検

乳がん手術における腋窩リンパ節郭清の必要性

乳がんは乳房に発生するが,がんである以上,乳房から飛び出して体のほかの部位に転移する可能性がある.明らかに骨シンチやCTで転移が確認される場合は別にして,まだ「しこり」として確認できない,細胞レベルでの転移(微小転移)が起こっている場合に,これを確認する方法はまだない.しかし,腋窩リンパ節の転移状況が微小転移の有無とよく相関することがわかっている.なぜなら,腋窩リンパ節転移の多い人はそれだけ高率に微小転移が存在し,術後その発育が再発という形で現れるからである.この腋窩リンパ節転移の状況を術前に正確に調べる方法はなく,実際に摘出しないと転移の有無はわからない.したがって,従来,乳がんの手術では,乳がんを切除すると同時に腋窩リンパ節をすべて摘出する方法が標準とされ,腋窩リンパ節の転移状況に応じて術後の補助療法(抗がん剤や内分泌療法)が決定されてきた.しかし,腋窩リンパ節郭清には,上肢のむくみやリンパ液の貯留,運動障害,知覚異常や疼痛を特徴とする神経障害といった合併症を起こす可能性があるため,不必要な腋窩リンパ節郭清を省略できる,転移のない症例を選択する方法が探求された.

センチネルリンパ節とは?

腋窩リンパ節をすべて切除せずに,その一部を切除して調べることで情報を得ようという試みがなされるようになった.乳腺の組織にはリンパ管がネットワーク状に張りめぐらされており,それらのリンパ管を通じて乳腺内に発生したがんからのリンパ流が最初に行き着くリンパ節をセンチネルリンパ節(見張りリンパ節)といい,通常,腋窩リンパ節の一部がそれにあたる(図17).

センチネルリンパ節生検とは?

乳がんの手術の際,このリンパ節を調べて,がんの転移がなければ,95%の信頼度で,ほかのリンパ節にも転移がないと考えられている.

乳がんセンチネルリンパ節の同定は,現状では放射性物質を使用したリンパ節シンチグラフィ法と青色色素を注入する色素法の併用が最も検出率に優れるとされている.これらの方法によるセンチネルリンパ節検出にはさまざまな欠点や限界がある.シンチグラフィ法では,特別な器具を要するうえに,リンパ節の正確な位置の同定が難しく,さらに放射性物質の取り扱いの管理を要し,核医学施設や核医学専門医を有さない多くの病院では施行できない現状がある.また,青色色素法では,脂肪に富む腋窩ではリンパ管が染まらず

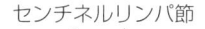

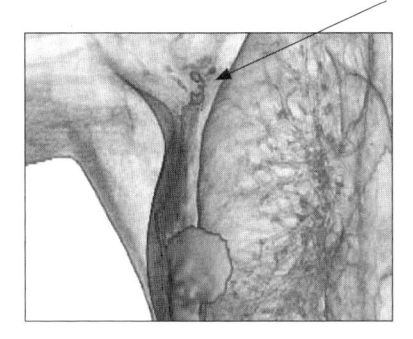

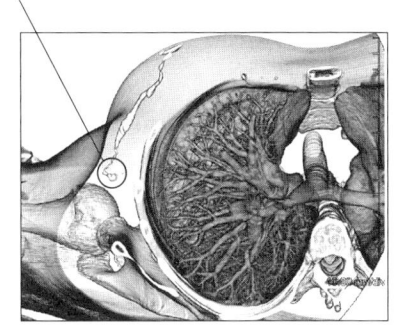

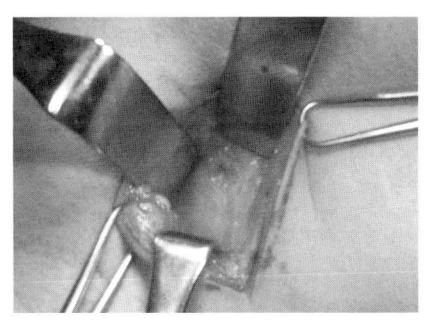

図17　センチネルリンパ節の同定

術中にセンチネルリンパ節をみつけるのに難渋する例も多いのが現状である．

CTイメージガイド下乳がんセンチネルリンパ節生検

そこで新たに考案されたのが，CTを使用し，日常診療に使用される静注用水溶性造影剤の皮下注入により，安全で簡単かつ短時間にセンチネルリンパ節の同定を行う方法である．具体的には，静注用水溶性造影剤イオパミロン®を乳輪部の皮下に2ml注入し，注入前と注入5分後に，乳房―腋窩―鎖骨上窩を含む範囲で2mm厚CTを撮影する．長軸横断像および三次元画像により，造影剤注入部の腫瘍周辺と乳輪近傍から流出するリンパ路が流入するセンチネルリンパ節を確認し直上皮膚にマーキングを行い，これを指標にしてセンチネルリンパ節生検を施行する．本法により，乳腺および腫瘍部からのリンパ路が鮮明にCT上に視覚化され，腫瘍部または乳輪近傍組織から直接にリンパ流を受けるセンチネルリンパ節を客観的に描出できる．センチネルリンパ節が鎖骨下リンパ節や胸骨傍リンパ節である場合も描出される．静注用水溶性造影剤を皮下注射することの安全性は確認されており，侵襲も非常に少ないと思われる．

文献
1) 日本乳癌学会・編集：臨床・病理　乳癌取扱い規約・第15版，金原出版，2004.
2) 霞富士雄：乳癌手術アトラス．医学書院，1998.
3) 幕内雅敏・監修：乳腺外科の要点と盲点．文光堂，1998.
4) 霞富士雄，植野映・編集：乳癌の手術，南江堂，1993.

（高尾信太郎）

略　　語

ADL　activity of daily living　日常生活活動
AMC　arm muscle circumference　上腕筋周囲径
ARDS　adult respiratory distress syndrome　成人呼吸促迫症候群
ASO　arteriosclerosis obliterans　閉塞性動脈硬化症
CABG　coronary artery bypass graft　冠状動脈バイパス術
CHDF　continuous hemodiafiltration　持続血液透析濾過
COPD　chronic obstructive pulmonary disease　慢性閉塞性肺疾患
CPB　cardiopulmonary bypass　人工心肺装置
CRPS　complex regional pain syndrome　複合性局所疼痛症候群
DIC　disseminated intravascular coagulation　播種性血管内凝固症候群
DPC　diagnosis procedure combination　診断群分類
ECMO　extracorporeal membrane oxygenation　血液ガス交換治療
EMR　endoscopic mucosal resection　内視鏡下粘膜切除
EN　enteral nutrition　経腸栄養
HD　hemodialysis　血液透析
HDF　hemodiafiltration　血液透析濾過
HF　hemofiltration　血液濾過
HPN　home parenteral nutrition　在宅中心静脈
IABP　intra-aortic balloon pumping　大動脈内バルーンポンプ
ICT　infection control team　感染管理チーム
IVH　intravenous hyperalimentation　経静脈栄養法，高カロリー輸液
IVR　interventional radiology　画像支援治療
LBM　lean body mass　除脂肪体重
LOS　low cardiac output syndrome　低心拍出量症候群
LVRS　lung volume reduction surgery　肺容量減量手術
MMP　matrix metalloproteinase　基質分解酵素
MOF　multple organ failure　多臓器不全
MRI　magnetic resonance imaging　磁気共鳴映像法
MSW　medical social worker　医療ソーシャルワーカー
NLA　neurolept analgesia　ニューロレプト無痛法
NST　nutritional support team　栄養サポートチーム
PCA　patient-controlled analgesia　自己疼痛管理
PCPS　percutaneous cardiopulmonary support　経皮的心肺補助法
PEG　percutaneous endoscopic gastrostomy　経皮内視鏡的胃瘻造設術

PEIT　percutaneous ethanol injection therapy　経皮的腫瘍内エタノール注入療法
PET　positron emission tomography　陽電子放射断層撮影法
PIP　proximal interphalangeal　近位指節間関節
PPN　peripheral parenteral nutrition　末梢静脈栄養
PTCA　percutaneous transluminal coronary angioplasty　経皮的冠動脈形成術
QOL　quality of life　生活の質
ROM　range of motion　関節可動域
RSD　reflex sympathetic dystrophy　反射性交感神経性ディストロフィー
RV　residual volume　残気量
SFT　solitary fibrous tumor of the pleura　限局性胸膜中皮腫
SIRS　systemic inflammatory response syndrome　全身性炎症反応症候群
SLE　systemic lupus erythematosus　全身性エリテマトーデス
SLR　straight leg rising　下肢伸展挙上
SNP　single nucleotide polymorphism　一塩基多型
TAE　transcatheter arterial embolization　冠動脈塞栓術
TCI　target control infusion　標的濃度調整持続静注
TCPC　total cavopulmonary connection　両大静脈肺動脈吻合
TIVA　total intravenous anesthesia　完全静脈麻酔法
TLC　total lung capacity　全肺気量
TPN　total parenteral nutrition　中心静脈栄養
TSF　triceps skinfold thickness　上腕三頭筋部皮下脂肪厚
TV　tidal volume　安静時一回換気量
VAC　vacuum assisted closure　持続陰圧吸引療法
VAD　ventricular assist device　補助心臓
VAT　video-assisted thoracic surgery　胸腔鏡補助下手術
VC　vital capacity　肺活量
VIMA　volatile induction and maintenance of anesthesia　完全吸入麻酔法

索　引

【ア】

悪液質　151
悪性腫瘍　147
亜酸化窒素（nitrous oxide）　105
安静臥床　45
安静時一次換気量（TV）　202
異化　3
遺残腫瘍　154
移植コーディネーター　164
移植免疫　161
イソフルラン　105
一塩基多型（SNP）　123
医用工学　167
インフォームド・コンセント　121
ウイルヒョウリンパ節　149
埋め込み型徐細動器植え込み術　196
Wound bed preparation　136, 140, 144
栄養アセスメント　7
栄養管理　54
栄養サポートチーム（NST）　8
腋窩郭清　65
腋窩静脈　220
嚥下障害　84
炎症性サイトカイン　123
大浦・堀田スケール（OHスケール）　90

【カ】

オーチンクロス法　218
温熱療法　96

咳嗽　18
開窓術　211
外側胸動静脈　220
カウザルギー　62
下胸筋神経　220
核出術　206
拡大切除　208
拡大乳房切除術　215
過誤腫　208
下側肺障害　11
カテーテルアブレーション　196
過用　81
がん遺伝子　147
眼窩下神経ブロック　114
眼窩上神経ブロック　112
管状（スリーブ）切除術　206
冠状動脈　187
冠状動脈バイパス術　187
関節可動域運動　49, 66
関節拘縮　89
完全吸入麻酔法（VIMA）　106
完全静脈麻酔法（TIVA）　106
完全大血管転位症　198
冠動脈バイパス術　27
　──クリニカルパス　31

肝不全　123
がん抑制遺伝子　147
緩和医療　73, 157
緩和ケア　74
　──入院管理料　86
　──病棟　74
気管支拡張症　209
気管支結核　209
利き手交換　58
基質分解酵素（MMP）　149
楔状（部分）切除術　206
気道確保　109
基本動作練習　50
急性呼吸促迫症候群（ARDS）　12, 52
急性腎不全　123
胸郭成形術　211
胸筋温存乳房切除術　215
胸筋前リンパ節　219
胸肩峰動静脈　220
胸腔鏡補助下手術（VATS）　203
鏡視下手術　123
狭心症　187
胸腺腫　211
胸背神経　221
胸背動静脈前鋸筋枝　221
胸腹壁静脈　220
胸部大動脈瘤　193
胸膜肺摘除術　206
局所麻酔　104
拒絶反応　161
巨大ブラ　209
筋弛緩薬拮抗剤　108

筋力増強運動　49
筋力低下　83
クラッシュ症候群　61
Kulenkampf's method　114
K式スケール　90
経腸栄養（EN）　5
経皮内視鏡的胃瘻造設術
　　（PEG）　7
外科侵襲　4, 121
ケタミン　107
血圧コントロール　43
血液浄化療法　169
血液透析（HD）　169
　　──濾過（HDF）　169
血液濾過（HF）　169
血管新生因子　149
血行性転移　178
ゲフィチニブ　207
嫌気性代謝閾値（AT）　39
肩甲下筋膜　221
顕性出血　151
原発性肺がん　207
原発巣　149
降圧療法　44
光線療法　96
広背筋　219
　　──枝　221
硬膜外麻酔　104, 112
呼吸介助手技　17
呼吸不全　52
呼吸理学療法　46
姑息手術　154
児玉法　218
根治手術　154
根治度　154

【サ】

サイトカイン　151

細胞周期　155
細胞診　153
坐骨神経ブロック　117
左心室破裂　188
左心室瘤　188
残気量（RV）　202
三尖弁閉鎖不全症　192
酸素飽和度（SpO$_2$）　14
三大栄養素　7
シーティングクリニック　96
しこり　151
持続陰圧吸引療法（VAC）
　　144
自動調整能　52
集学的治療　125, 153
重症筋無力症　211
終末期　157
　　──リハビリテーション
　　77
縮小手術　154, 208
術後黄疸　123
主乳管　213
小胸筋　220
小細胞がん　207
静脈麻酔　104
小葉　213
　　──がん　214
上腕内側皮神経　220
褥瘡　141
　　──患者管理加算項目　89
　　──ケアアセスメントツー
　　ル（DESIGN）　91
　　──対策未実施減算項目
　　89
　　──ポケット　89
植皮　70
除脂肪体重（LBM）　3
処置用カテーテル　128
ショック腎　123

深胸筋膜　220
心筋梗塞　187
真性ケロイド　136
神経原性腫瘍　212
人工臓器　161
　　──の橋渡し使用
　　（bridgeuse）　161
人工肝臓　169
人工血液　169
人工血管　168
人工視覚　170
人工心肺装置　167, 199
人工膵臓　169
人工腸管　6
人工内耳　170
人工弁　168, 191
心室中隔欠損症　197
心室中隔穿孔　188
浸潤　149
浸潤性乳管がん　214
　　非──　213
新生物　147
心臓弁膜症　27
心タンポナーデ　189
心内膜パッチ形成術　189
心肺運動負荷試験　36
心房中隔欠損症　197
新補助化学療法　156
水治療法　96
スキサメトニウム　108
Stanford分類　195
スチュワートの横切開　219
生検　153
星状神経節ブロック　115
成人呼吸促迫症候群（ARDS）
　　123
生体肝移植　164
生体材料　167
生体適合性　167

脊髄くも膜下麻酔 104, 111
脊髄障害 53
脊髄損傷 96
世代時間 149
摂食条件 84
接着分子 149
セボフルラン 106
腺がん 207
前鋸筋 219, 221
　――筋膜 220
　――枝 221
仙骨座り 93
全身性炎症反応症候群（SIRS） 123
全人的苦痛 157
全身麻酔 104
　――の4要素 103
剪断力 89
センチネルリンパ節 149, 226
　――生検 65, 226
全肺気量（TLC） 202
腺房 213
腺葉 213
臓器移植 161
早期がん 153
臓器受容者（レシピエント） 161
臓器提供者（ドナー） 161
創傷治癒過程 134, 140
　一次治癒 134
　二次治癒 134
増殖因子 149
僧帽弁狭窄症 190
僧帽弁形成術 191
僧帽弁直視下交連切開術 191
僧帽弁閉鎖不全症 191

【タ】

体位呼吸療法 16
体位ドレナージ 15
体位変換能力 89
大胸筋 219
　――筋膜 219
大動脈解離 195
大動脈内バルーンポンプ（IABP） 168
大動脈弁狭窄症 191
大動脈弁閉鎖不全症 192
多臓器不全（MOF, MODS） 123
多発がん 153
短期ゴール 82
断端形成術 57
チオペンタール 106
窒素死 3
中間胸筋神経 220
中止基準（リハビリテーションの） 81
中心静脈栄養（TPN） 5
在宅中心静脈栄養（HPN） 6
超音波治療 96
長胸神経 221
聴性脳幹インプラント 170
重複がん 153
対麻痺 53
TNM悪性腫瘍分類 152
定型型乳房切除術 214
低心拍出量症候群（LOS） 24
デコンディショニング 45
転移 149
　――性肺腫瘍 208
　医原性―― 150
　播種性―― 178

電気刺激療法 96
同化 3
糖尿病 137
DeBakey分類 195
Dor手術 189
ドレナージチューブ 128

【ナ】

内胸動静脈 219
内視鏡手術 124
二酸化炭素分圧（$P_{ET}CO_2$） 14
日本臓器移植ネットワーク 164
乳房温存手術 215
ニューロレプト無痛法（NLA） 107
ネオスチグミン 108
膿胸 211
　結核性―― 211
　無瘻性―― 211
　有瘻性―― 211
脳血管障害 52
脳死判定基準 165
脳死判定施設 164

【ハ】

肺移植術 209
倍加時間 149
肺活量（VC） 202
肺区域切除術 205
肺結核 209
排痰困難 83
肺摘除術 204
肺動静脈瘻 210
肺動脈圧 202
肺膿瘍 210

肺剥皮術　211
肺葉切除術　205
肺容量減量手術　209
ハフィング　18
バランス麻酔　103
パンクロニウム　108
反射性交感神経性ディストロフィー（RSD）　62
播種性血管内凝固症候群（DIC）　123
BISモニター　101
PS（Performance Status）　152
肥厚性瘢痕　136
微小転移　226
必要カロリー量　54
皮膚剥脱損傷　60
びまん性胸膜中皮腫　210
病的骨折　81
病的骨突出　89
表面麻酔　104
病理病期　207
微量養分　7
ファロー四徴症　198
フェンタニール　107
フォンタン型手術　198

腹臥位療法　16
複合性局所疼痛症候群（CRPS）　62
腹直筋鞘　220
不顕性出血　151
浮腫　89
不整脈　24
ブラ縫縮術　209
ブレーデンスケール　90
プロポフォール　106
ペイティ法　218
ペースメーカー　168
　　──植え込み術　196
ベクロニウム　108
ペンタゾシン　108
Bentall法　192
扁平上皮がん　207
蜂窩織炎　71
放射線照射　225
補助化学療法　156
補助心臓（VAD）　168
ホスピス　74

【マ】

麻酔維持　101, 105

麻酔導入　105
末梢静脈栄養（PPN）　5
末梢神経ブロック　104
慢性創傷　136
慢性閉塞性肺疾患（COPD）　8
ミダゾラム　107
見張りリンパ節　226
メイズ手術　196
免疫増強経腸栄養製剤　9
免疫抑制剤　161
モビライゼーション　18

【ラ】

Langer線　222
ランプ負荷試験　39
良性腫瘍　147
リラクゼーション　15, 66
臨床病期　207
リンパ行性転移　178
リンパ節郭清　177, 178, 226
リンパ浮腫　71, 83, 215
肋間上腕神経　221
肋間神経ブロック　116
腕神経叢ブロック　114

外科領域リハビリテーション最新マニュアル　　　　　　　定価はカバーに表示

2006年9月20日　第1刷発行

編集者	宇佐美　眞
発行者	木下　攝
印　刷	横山印刷株式会社
製　本	永瀬製本所
ＤＴＰ	Kyodoisho DTP Station
発行所	株式会社協同医書出版社

　　　　　〒113-0033　東京都文京区本郷3-21-10
　　　　　電話 03-3818-2361　ファックス 03-3818-2368
　　　　　郵便振替 00160-1-148631
　　　　　http://www.kyodo-isho.co.jp/　E-mail：kyodo-ed@fd5.so-net.ne.jp
　　　　　ISBN4-7639-1047-7

JCLS〈(株)日本著作出版権管理システム委託出版物〉
本書の無断複写は著作権法上での例外を除き禁じられています．複写される場合は，そのつど事前に
(株)日本著作出版権管理システム（電話 03-3817-5670, FAX 03-3815-8199）の許諾を得てください．